JN037299

心も体も健康になれる

3STEP冷凍コンテナごはん

時短料理研究家　ろこ 著
精神科医　和田秀樹 監修

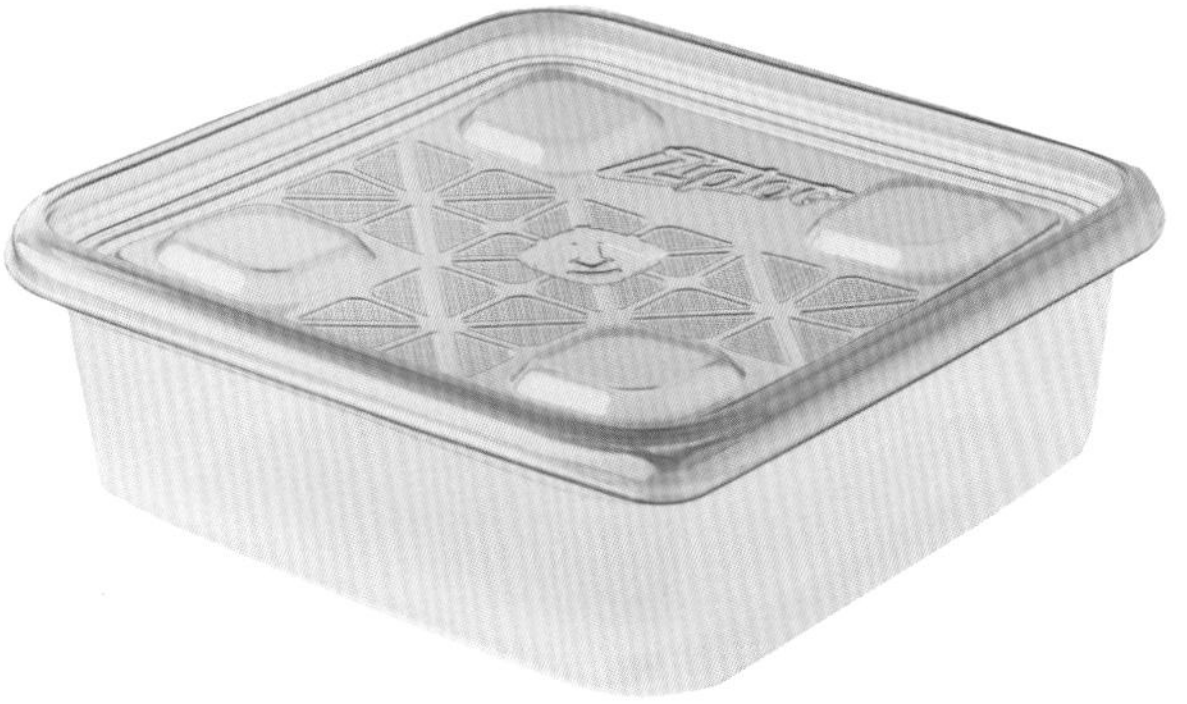

徳間書店

はじめに

こんにちは。時短料理研究家のろこです。

食べたい時に数分で、できたてのひと皿が完成する「冷凍コンテナごはん®」。メディアでご紹介させていただくと、シニア世代の方や健康志向の方の食生活にもマッチしていると、たくさんの声をいただくようになりました。


「高齢者向けの冷凍コンテナごはんの本がほしい」

「1人分の食事を作るのが面倒」

「火を使うと鍋を焦がしてしまうようことが多くなった」

「元気になれるシニア食生活を送りたい」

「50代になり、健康が気になってきた」

「健康診断で不安要素があり、食生活を見直したい」

「遠くに暮らしている70代の親へごはんを送りたい」などなど。


健康と向き合う方々の食の悩みを、SNSを通して寄せられるメッセージや訪問調理先で相談されるうちに「冷凍コンテナごはん」を通して少しでもお役に立てたら……と思うようになりました。

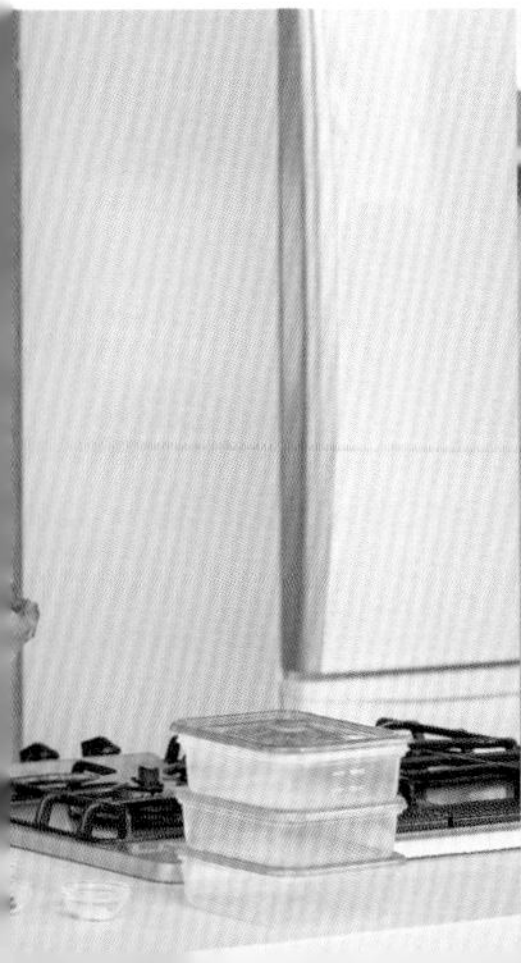
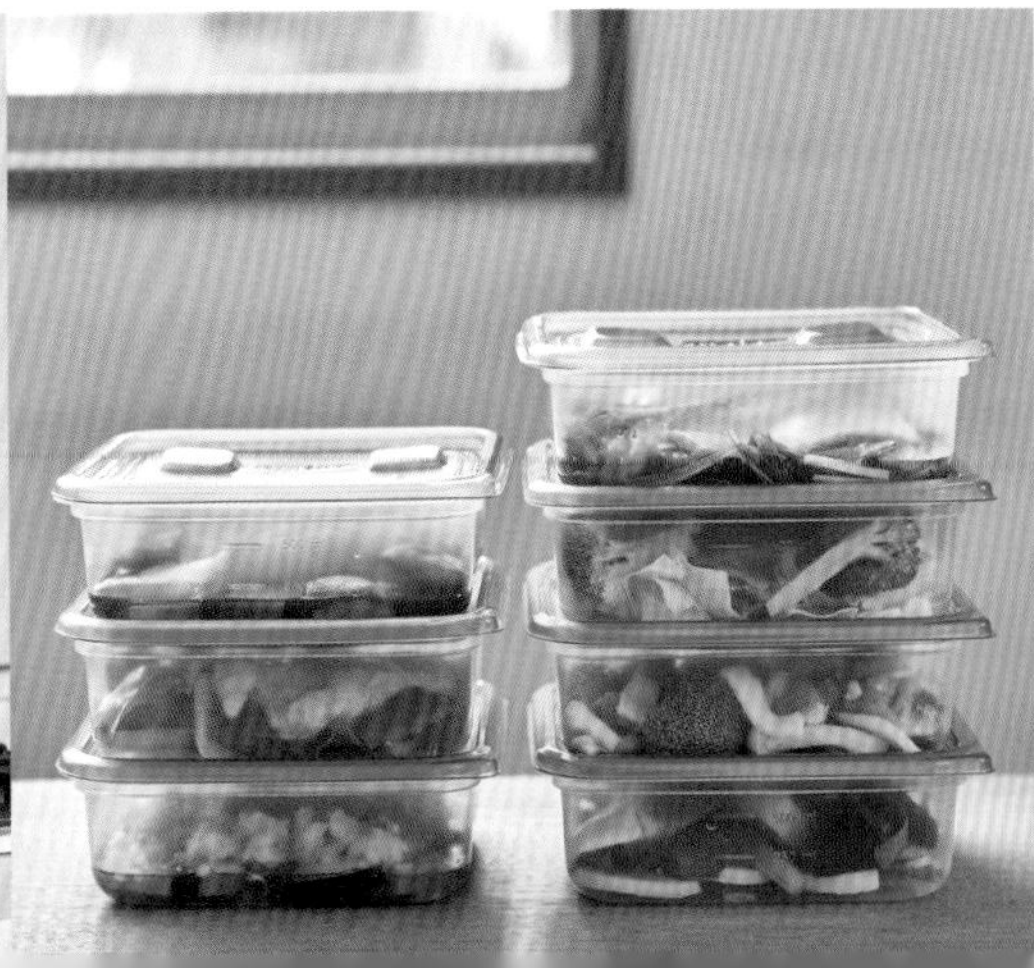
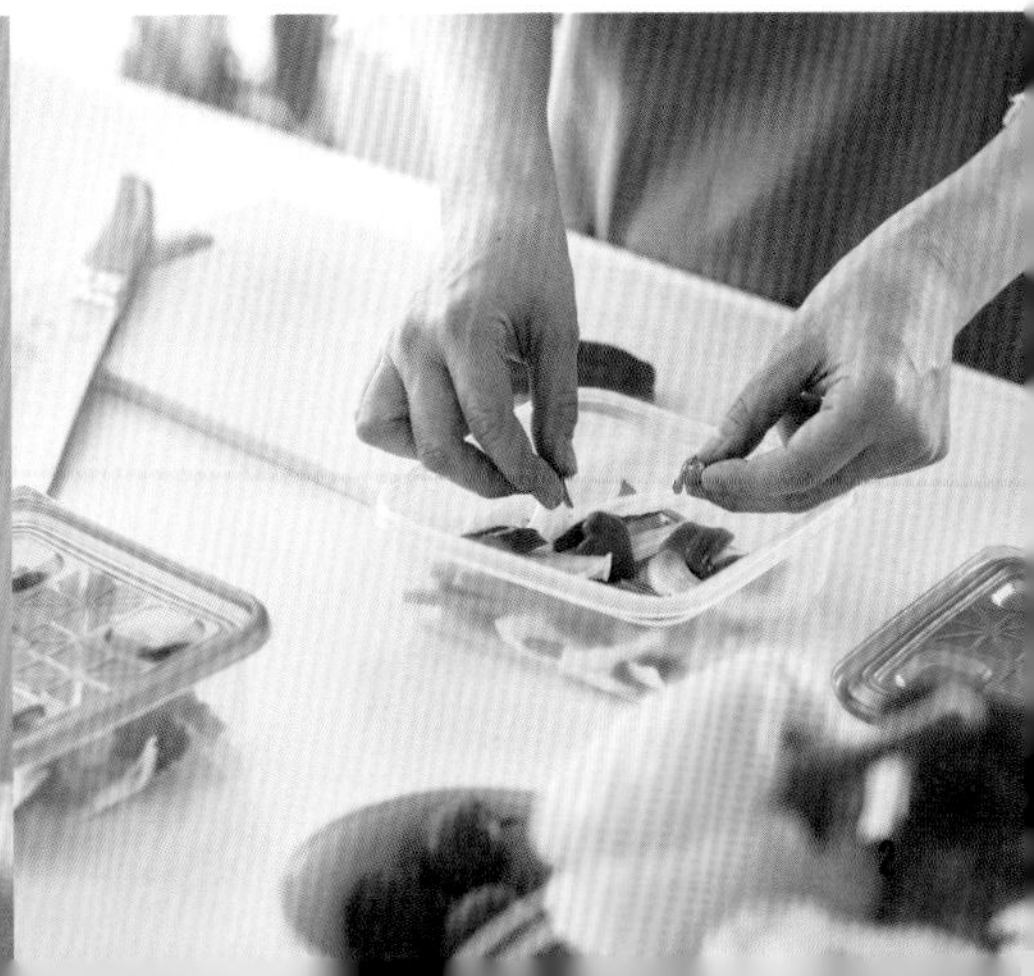

今回この本を快く監修してくださった和田秀樹先生は
『「70歳の壁」を乗りこえる老けない食べ方』や『80歳の壁』など
数々の著書を執筆されている老年医学のエキスパートです。
本書は先生の食に対する考え方や、
提唱されている必要栄養素、美味しく楽しい食生活を送ることを
念頭においてレシピ制作をさせていただきました。

食べやすいよう片栗粉でとろみをつける、風味豊かに仕上げるための
食材やスパイスを取り入れる、食べることによって得られる効果を考える、
手軽で食べやすい工夫も随所に散りばめています。

数分で材料を詰めて、冷凍庫へ。食べたい時は電子レンジ加熱数分で
できあがる「冷凍コンテナごはん」。
料理が面倒、食材が余ってしまう、
洗い物を増やしたくないという時にもぴったりです。

人生100年時代。
いつまでも若々しく、楽しく生き抜くために
「冷凍コンテナごはん」を作ってみませんか？

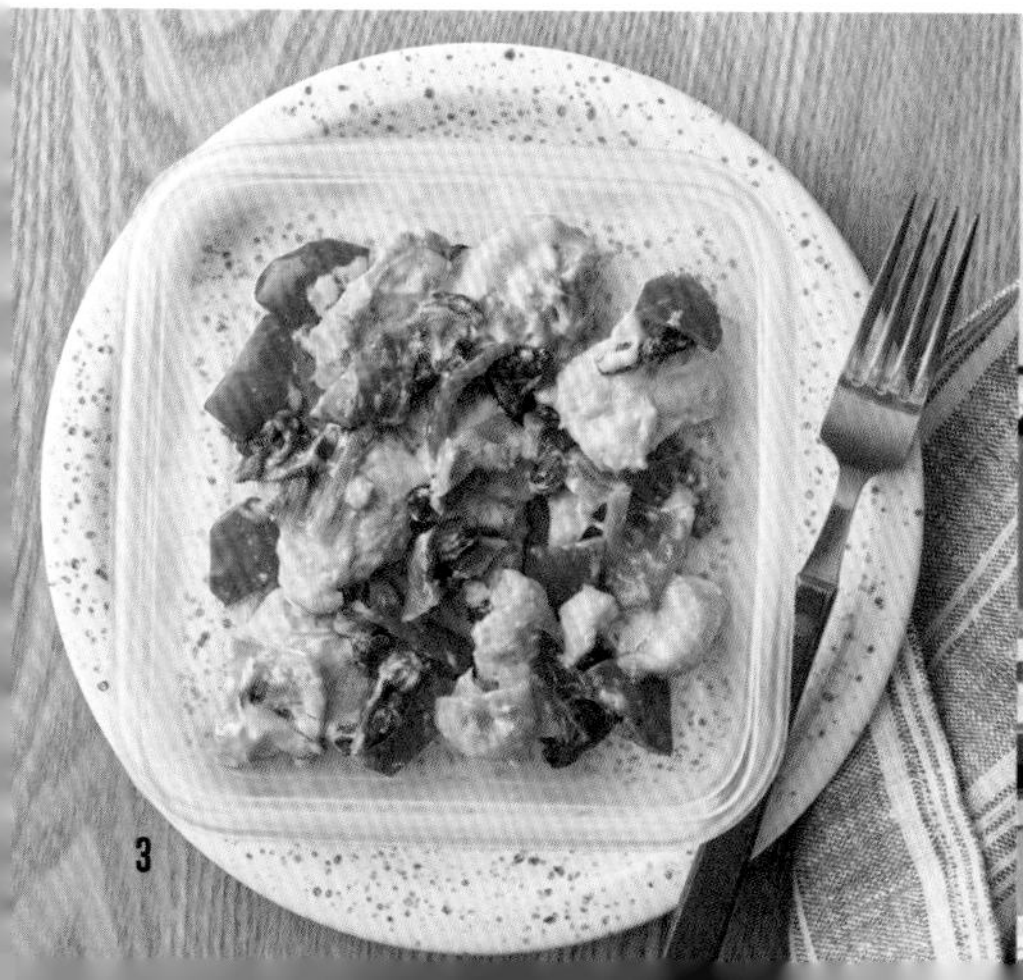
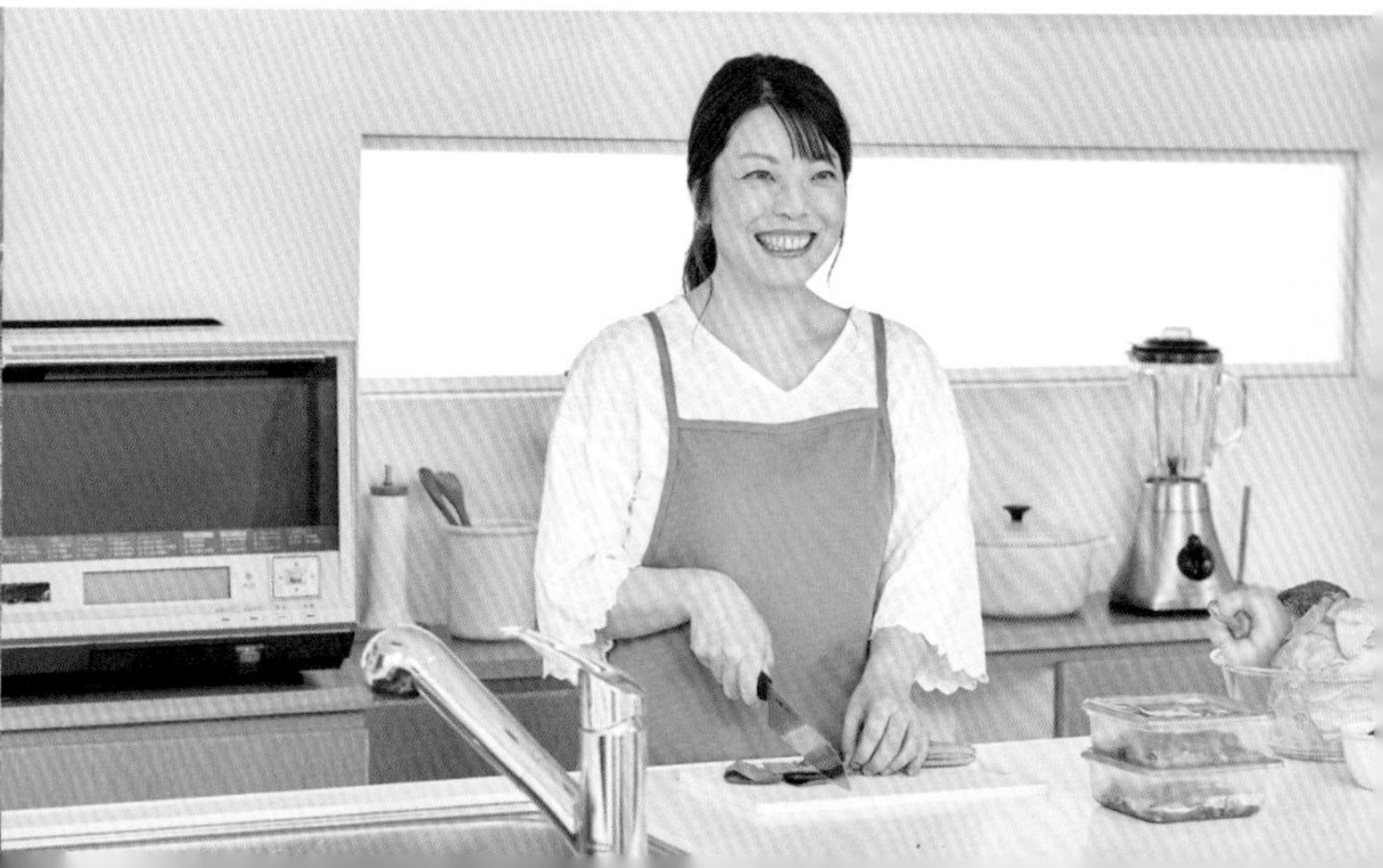

火を使わずラクして栄養が摂れる冷凍コンテナごはん

ステップ 1 詰めて

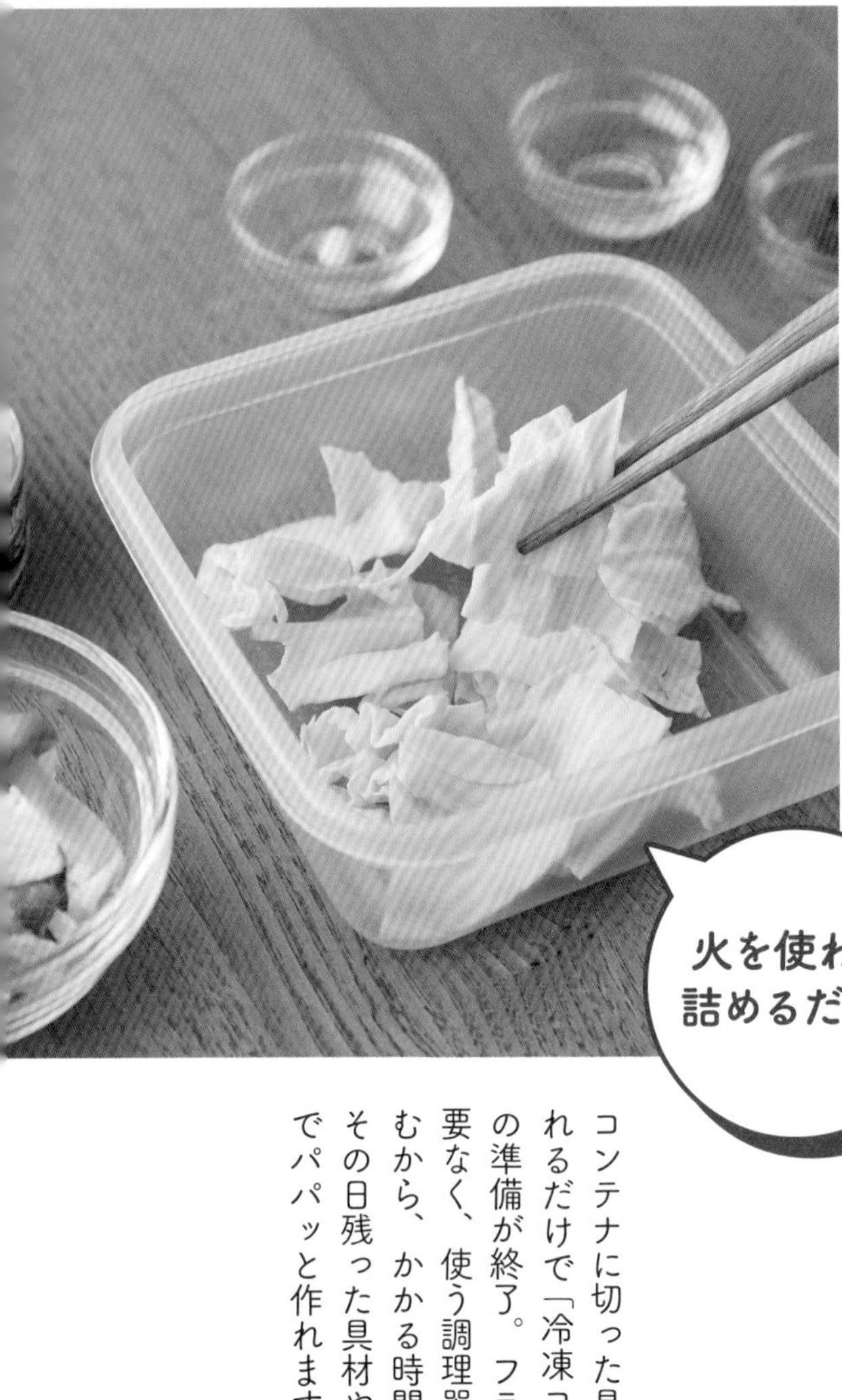

火を使わず詰めるだけ!

コンテナに切った具材と調味料を入れるだけで「冷凍コンテナごはん」の準備が終了。フライパンや鍋も必要なく、使う調理器具も最小限で済むから、かかる時間はわずか数分。その日残った具材や家にある調味料でパパッと作れます。

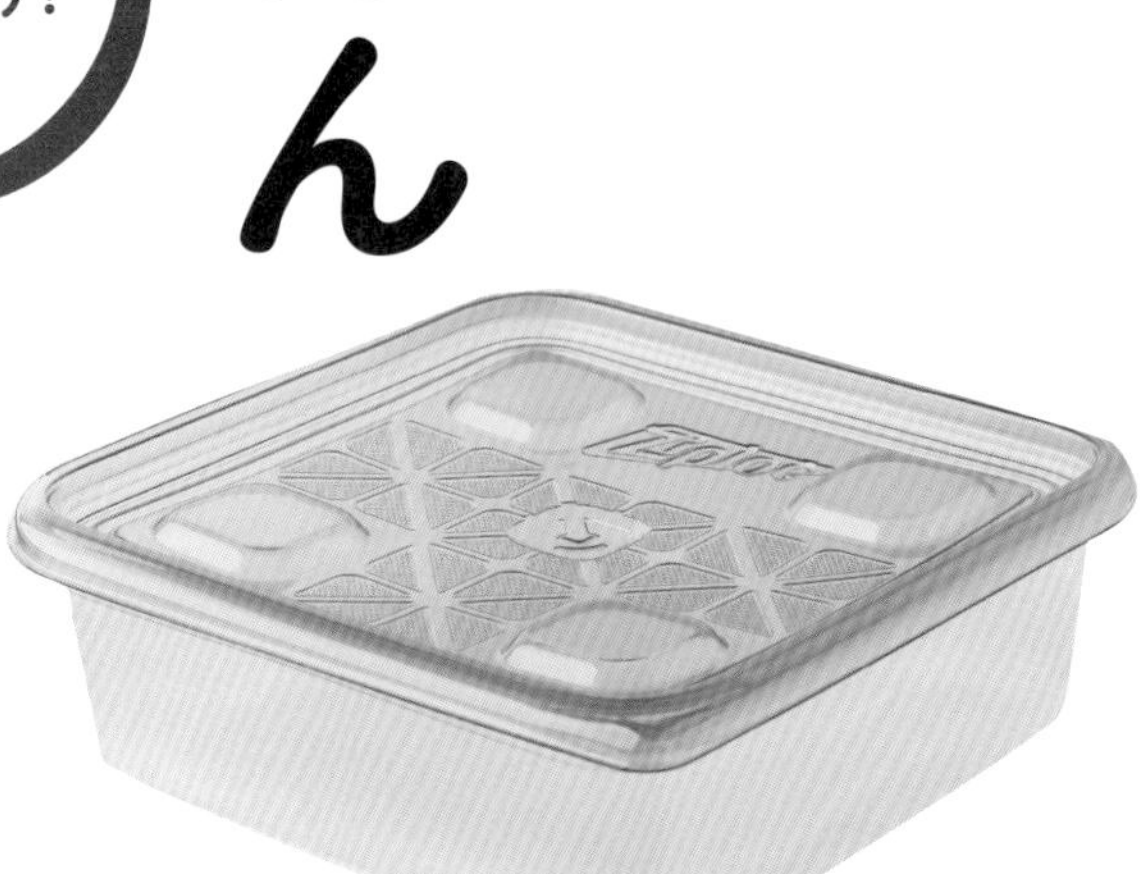

使うコンテナはコレ!

耐熱・冷凍可能なプラスチック製。本書では容量700㎖、正方形のコンテナを使用。

ステップ2 冷凍して

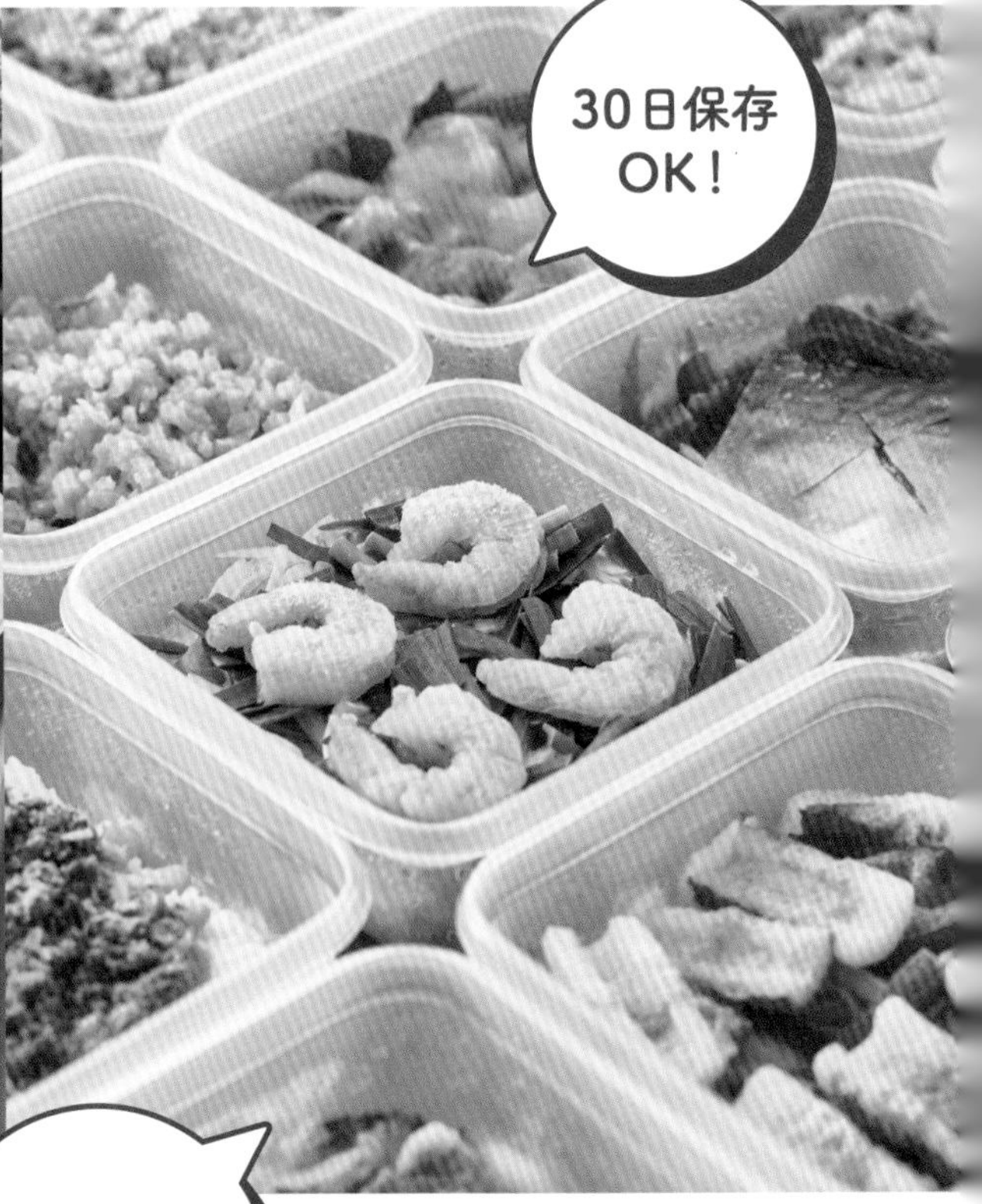
30日保存OK！
下味冷凍効果で深みのある味わいに！

冷凍コンテナごはんを詰め終わったら、ふたをして冷凍庫で保存します。細胞壁が壊れて調味料が染み込む〝冷凍下味効果〟が期待できるため、調味料控えめなのに、いつもの味がランクアップ。

ステップ3 電子レンジ加熱

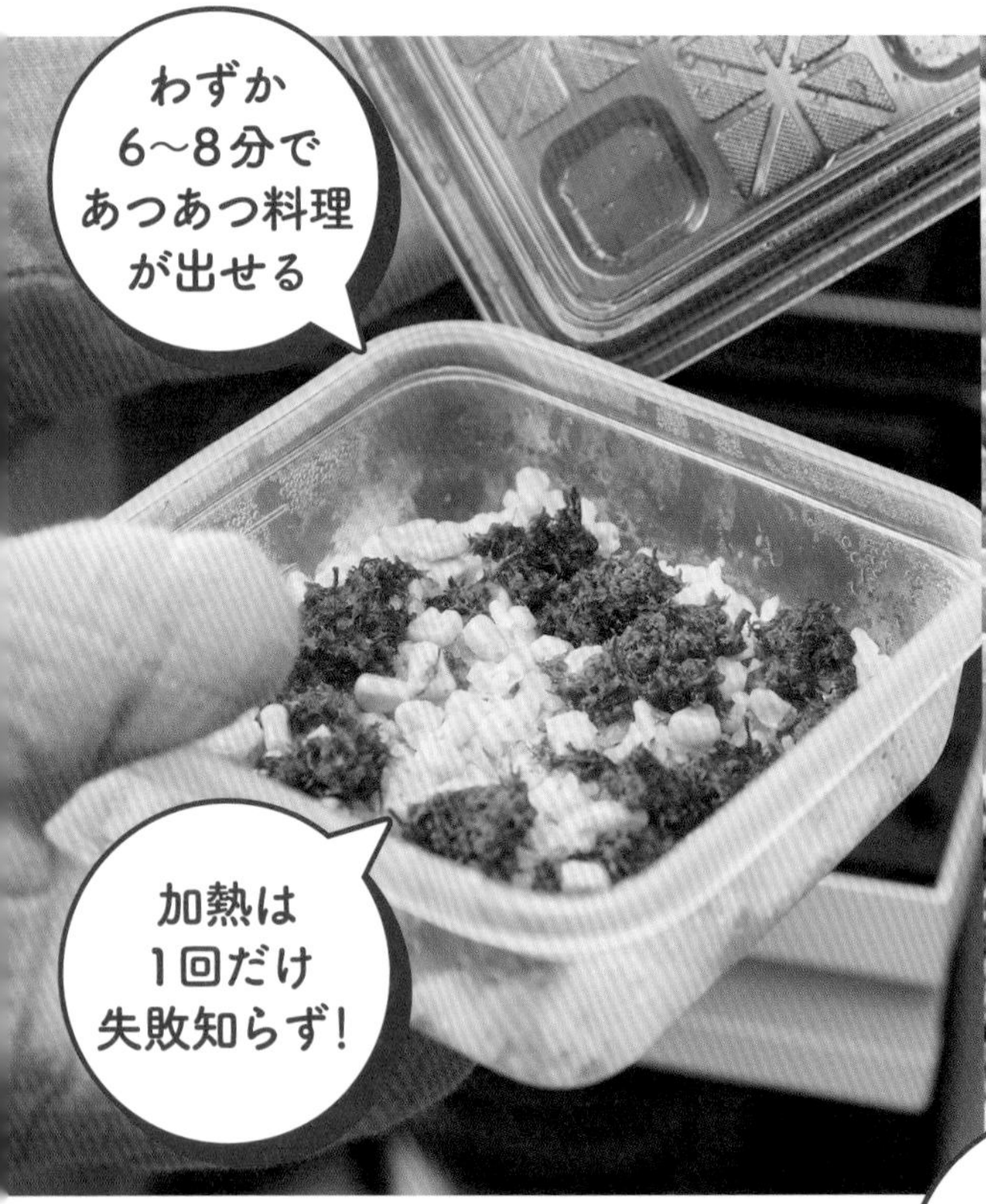
わずか6～8分であつあつ料理が出せる
加熱は1回だけ失敗知らず！

食べたい時に、「冷凍コンテナごはん」を冷凍庫から取り出して電子レンジで数分加熱するだけ。蒸すように加熱するから、噛み切りやすい柔らかさに仕上がるのも特徴です。生焼けや焦がしてしまったという失敗もなく安心安全です。

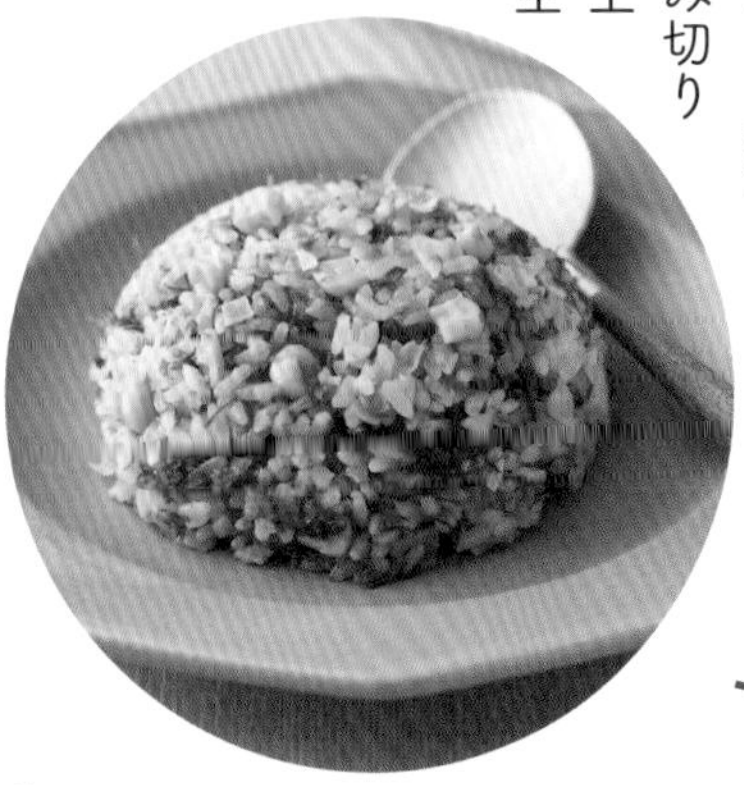

できあがり！

冷凍コンテナごはんで
シニア世代の食の悩みを解決

悩み1

健康長寿のためのバランスのいい食事を作りたい

解決!

シニア世代に必要な栄養素が詰まった57品

粗食や栄養バランスの悪い食事を続けていると、低栄養になりがちです。本書の「冷凍コンテナごはん」は高齢者医療の専門家・和田秀樹先生が監修、シニア世代の方が今摂取すべき栄養が詰まったレシピばかりを必要栄養素ごとに掲載しています。特に気をつけて摂取したいたんぱく質量はすべてのメニューに記していますので、参考にしてください。

悩み2

1日3食作るのが面倒

解決!

30日冷凍保存OKだから作り置きが便利

毎食、栄養のことを考えて食事を作るのは大きな負担です。「冷凍コンテナごはん」は最大30日冷凍保存が可能（ひき肉の場合は14日保存可能）。食材が余ったついでに、料理のすき間時間にパパッと作れるから、料理を作るのが面倒な時に重宝します。

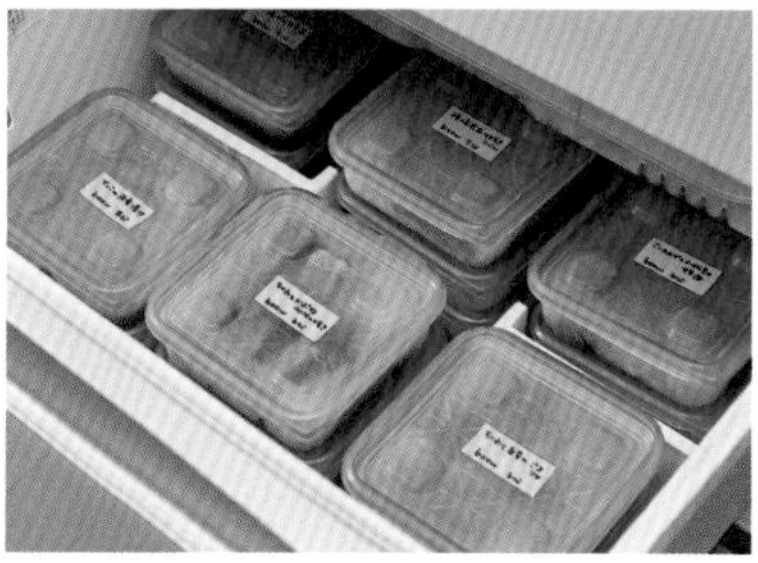

悩み3

火をなるべく使いたくない

解決!

準備は切って詰めるだけ、加熱は電子レンジのみ

年齢を重ねていくと、火を使った料理は持っている調理器具や火加減によって仕上がりに差が出たり、焦がしたりしてしまわないかと、不安を感じる方も多数。「冷凍コンテナごはん」は、火を使わず切って詰めるだけ。材料も最小限で済むため失敗しづらく、準備も加熱も数分で終了します。

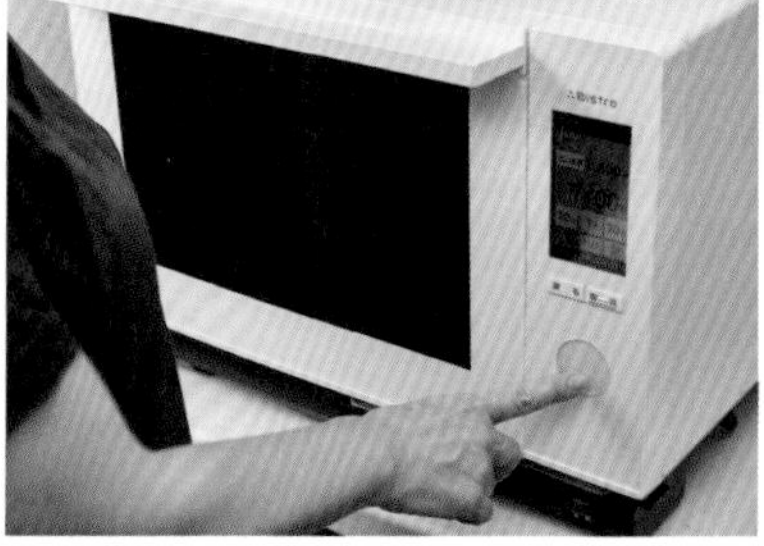

悩み4

パートナーが料理ができない

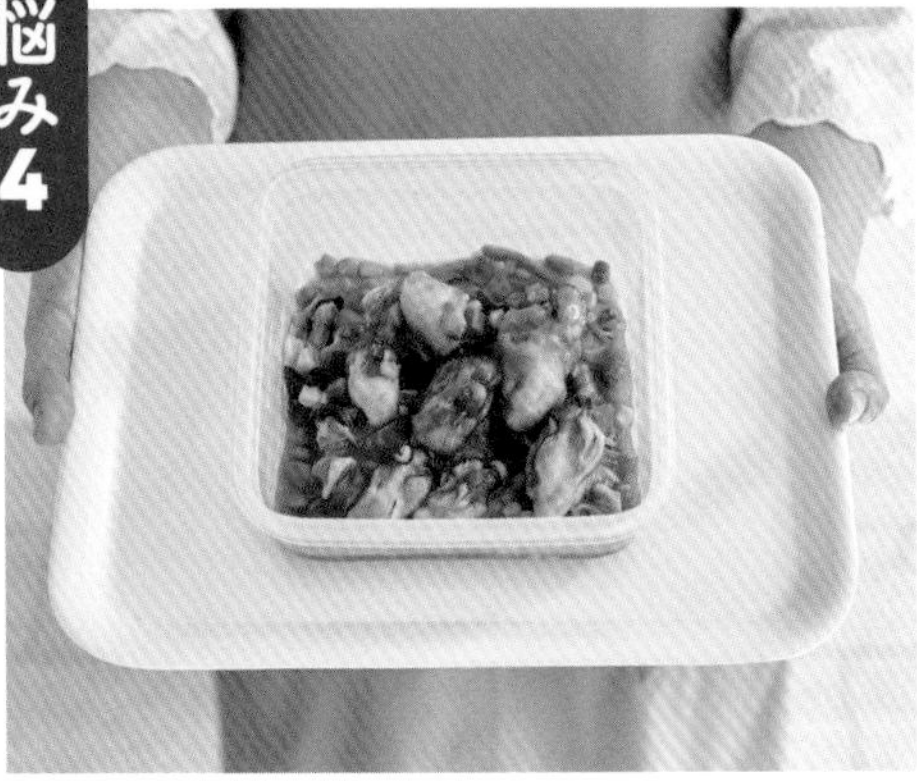

解決!

電子レンジ加熱1回でできあがり

冷凍コンテナごはんを準備して、冷凍保存しておけば、食べたい時に取り出して、電子レンジで1回加熱するだけ。料理が苦手な方でも料理へのハードルがグンと下がります。パートナーに留守番をお願いする時や、食事の時間が合わない時にも重宝します。

悩み5

洗い物がおっくう

解決!

コンテナを調理器具と器代わりにできる

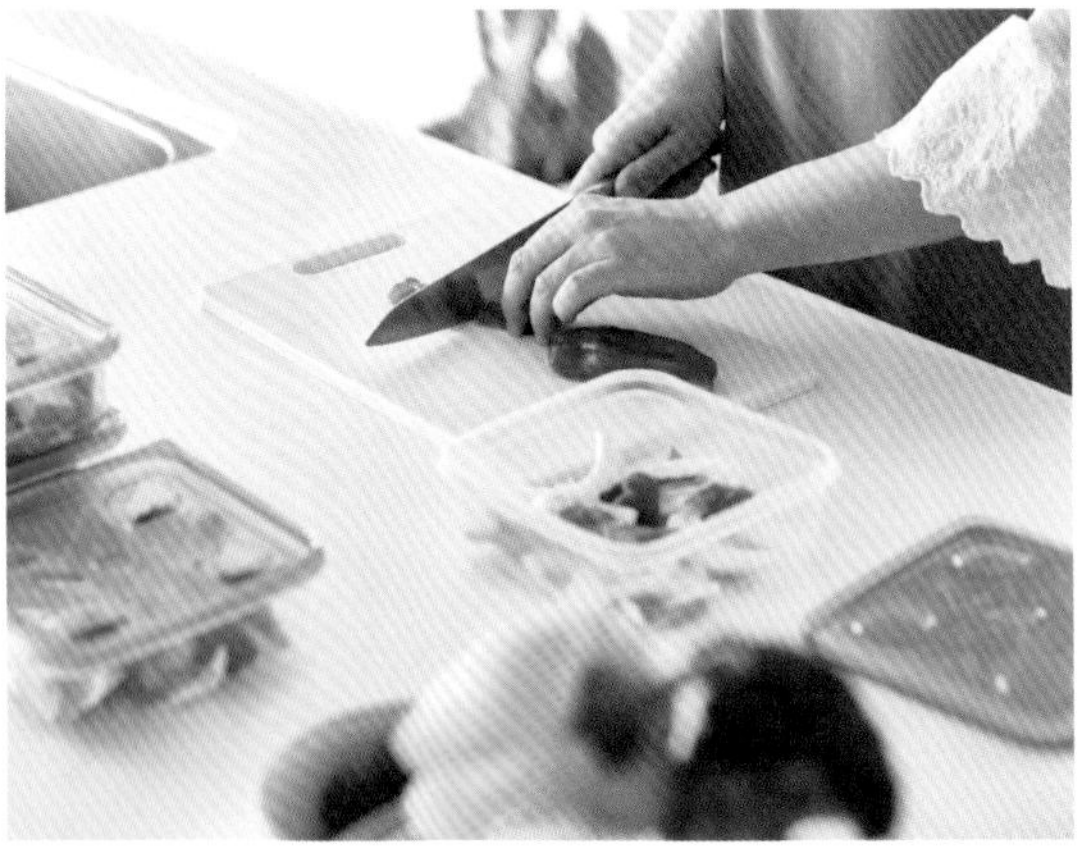

冷凍できて、耐熱性のあるコンテナを使うため、食べる時もコンテナを器代わりにして使えます。調理器具もほとんど必要ないので、洗い物が少ないのがメリット。

悩み6

いつも同じ料理になってしまう。

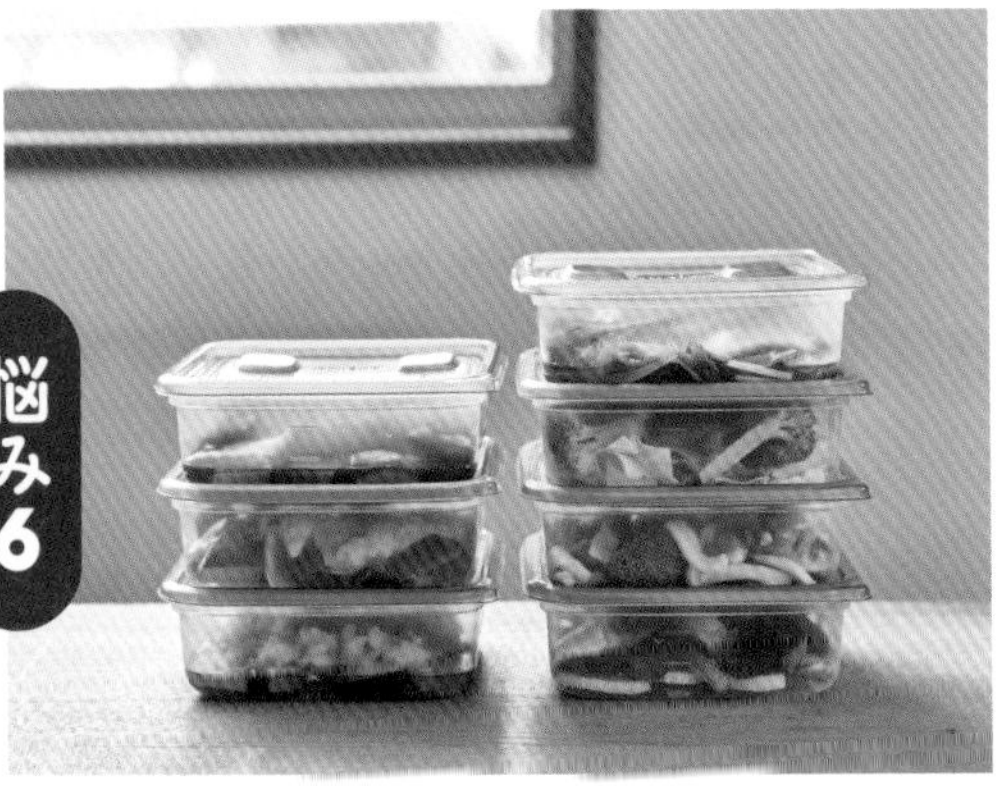

解決!

1コンテナ1食分ずつを効率よく作れる

本書は、肉・魚料理から麺ものまでバラエティ豊富なメニュー構成。1コンテナ1食分の完結レシピだから作りすぎの心配もなく、いろいろ試すことができます。メニュー選びに迷ったらP92-93の一覧表で作りたい料理をチェック。冷蔵庫脇に貼っておくと便利です。

簡単

「冷凍コンテナごはん」を美味しく作る7つのルール

ルール1 耐熱・冷凍OKのプラスチック製のコンテナを使用

本書で使用しているコンテナは「ジップロック コンテナー 保存容器 正方形700㎖」。スーパーやドラッグストアで購入できます。他に、冷凍保存や電子レンジ加熱ができる耐熱・冷凍OKのプラスチック製なら使用可能です。ふたのみ耐熱性がないタイプがあるので注意しましょう。

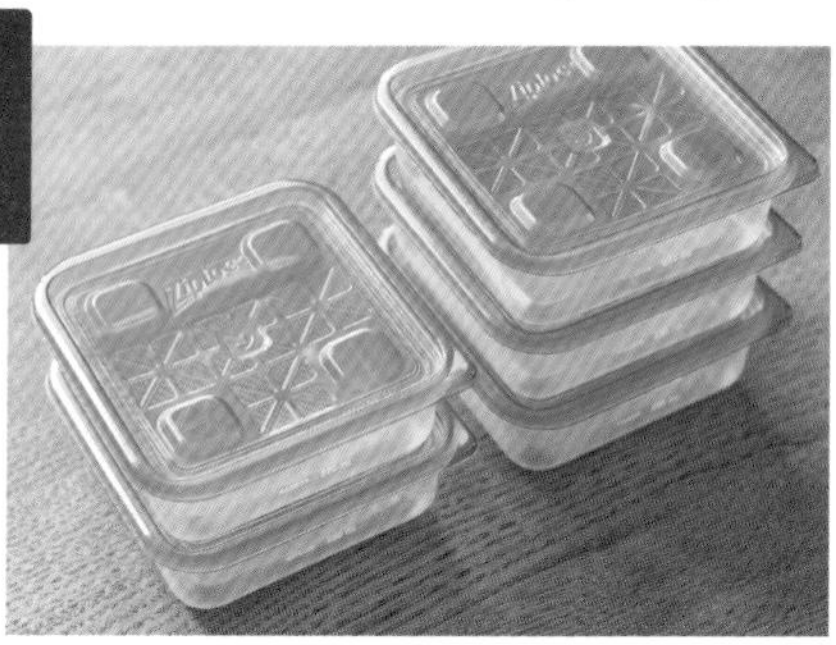

ルール2 分量や切り方はできるだけ正確に

電子レンジは火加減を調整できないため、分量や切り方を工夫して、レシピ制作しています。失敗しないためには最初はレシピ通りに作り、慣れてきてからアレンジを加えてください。

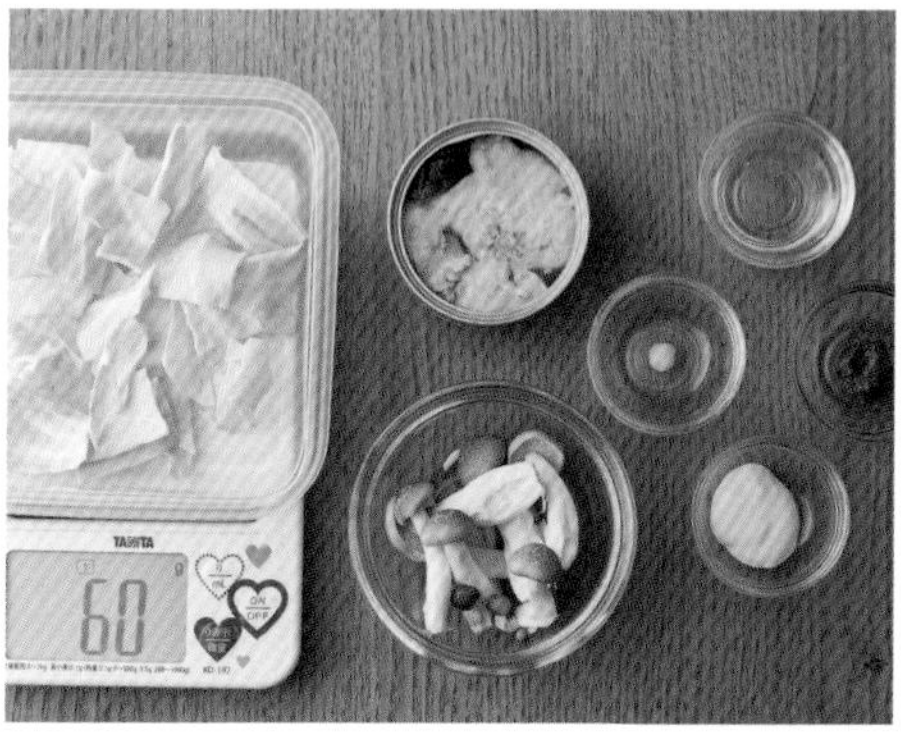

ルール3 均一に熱が伝わるよう具材を平らに敷き詰める

加熱ムラが生じにくくなるよう、食材はなるべく平らに敷き詰めましょう。特に火の通りに気をつけたい肉や魚は、できるだけ重ならないように詰めて。厚みのある肉はそぎ切りにするなど薄く切るのも美味しくできるコツです。

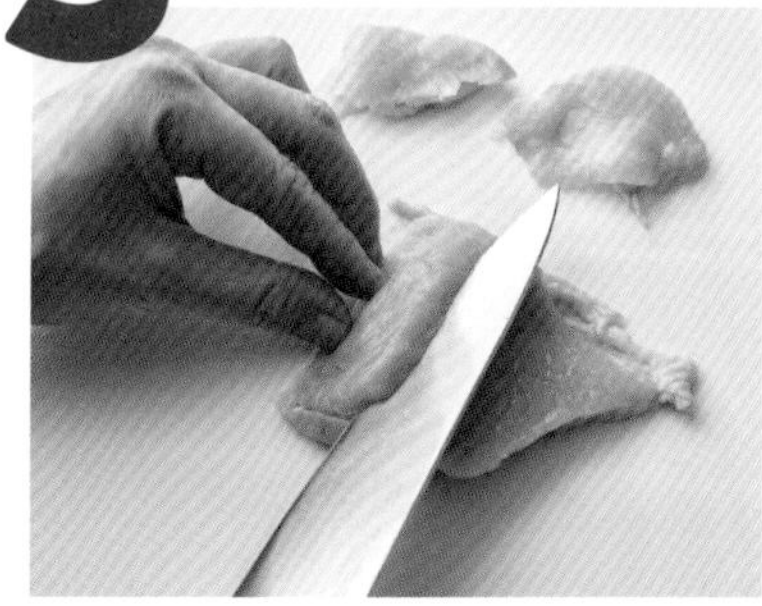

ルール
4

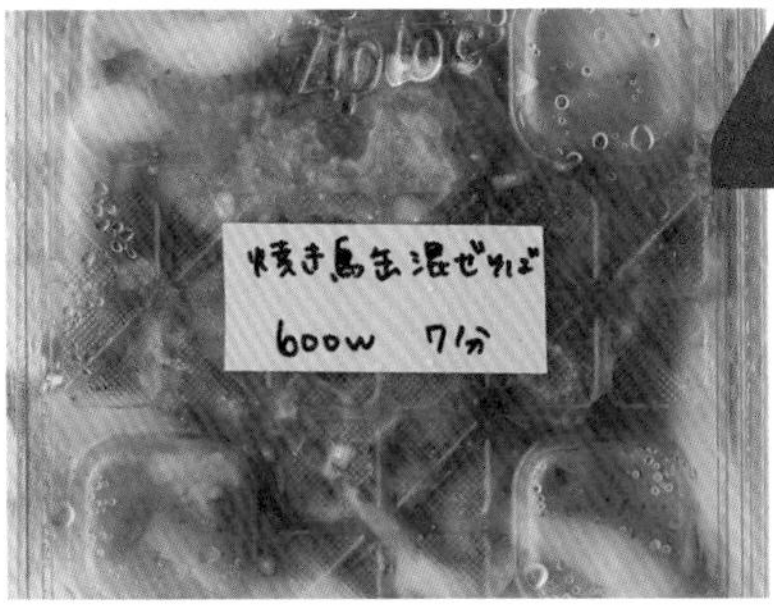

メニュー名と加熱時間をメモ

コンテナのふたにメニュー名と電子レンジのワット数と加熱時間をメモ。100円ショップなどで購入できる、水分に強いキッチン用マスキングテープを使うと便利です。加熱時にはがすのを忘れずに。

ふたを外して、斜めにのせて加熱する

電子レンジ加熱時は、コンテナのふたを外して、斜めにのせてから庫内へ。ふたをしたまま加熱すると、破裂する危険があります。ふた代わりにラップを使う場合は、蒸気の逃げ道ができるようふんわりとかけましょう。

ルール
5

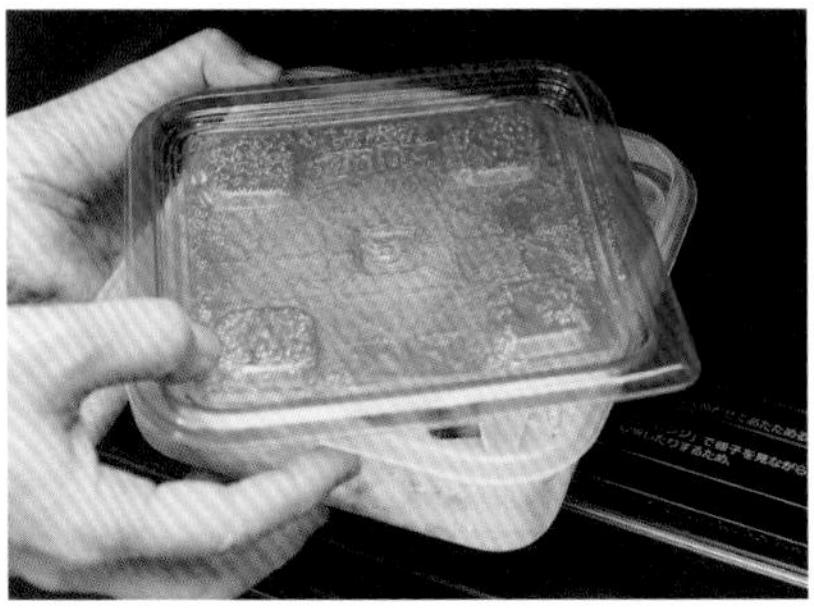

加熱後、調味料を食材をすぐになじませる

庫内からコンテナを取り出したら、調味料が食材になじむように混ぜ合わせましょう。特に麺類やごはんものは、全体にスープやタレが行き渡るように底から混ぜ合わせると美味しく仕上がります。

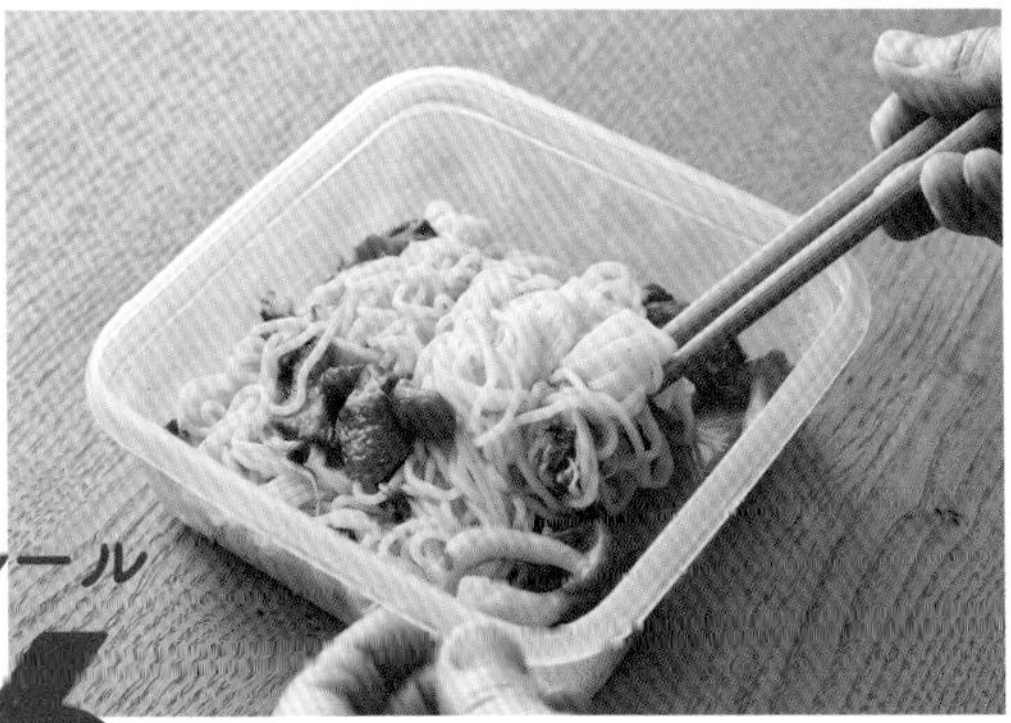

ルール
6

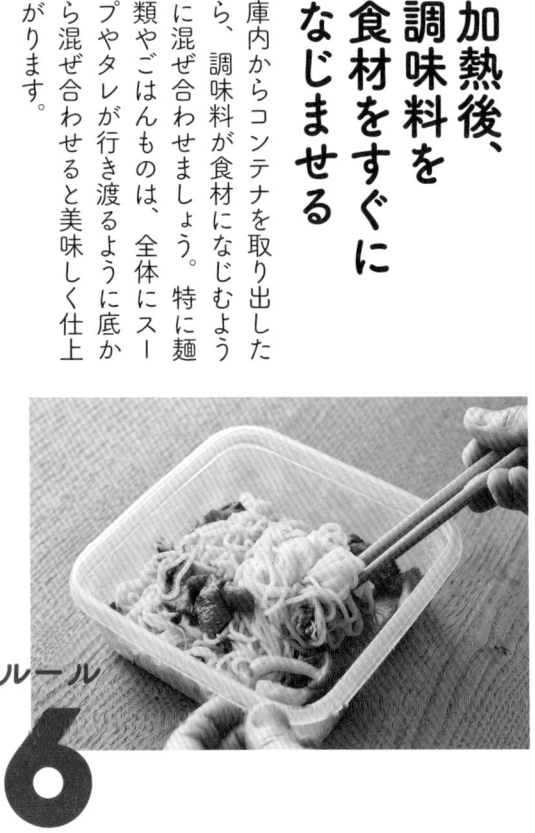

ルール
7

加熱後、容器を運ぶ時は必ずミトンをつける

電子レンジから料理を取り出す時はコンテナが熱くなっているため、必ずミトンを使用してください。コンテナのまま食べる時も、やけどしないよう少し冷ましてからどうぞ。

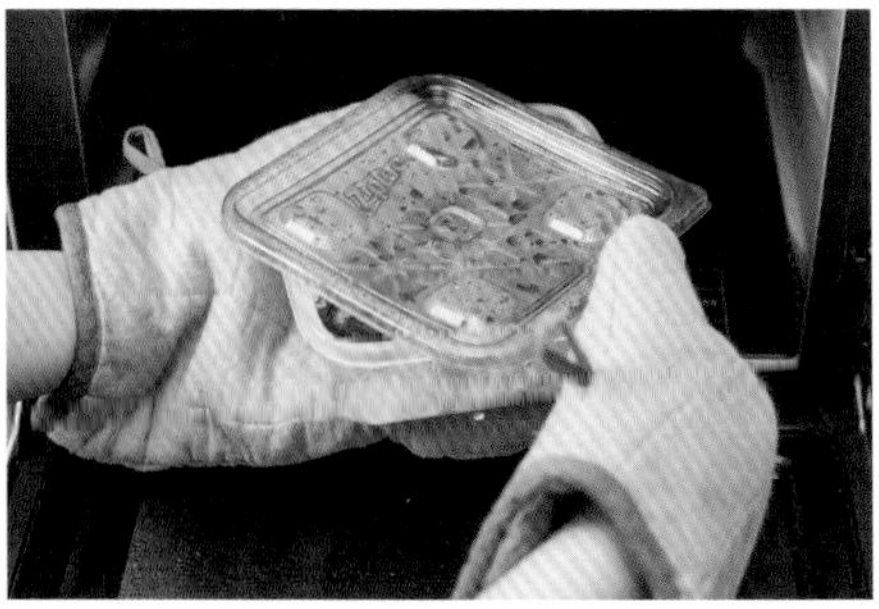

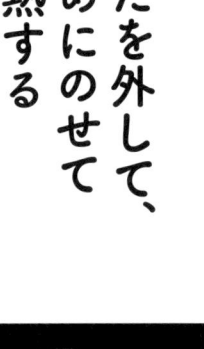

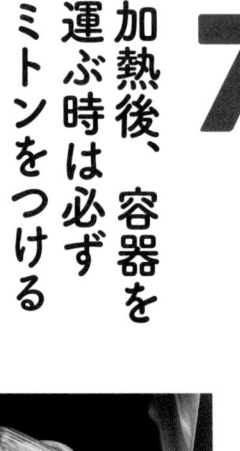

心も体も元気になれる 3STEP 冷凍コンテナごはん

目次

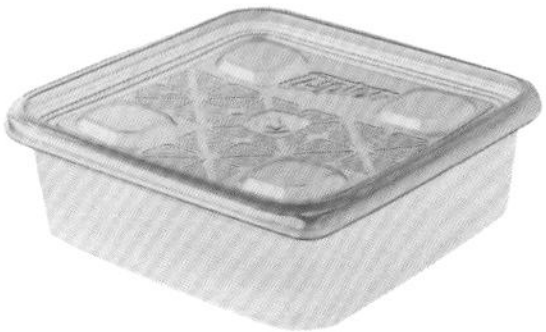

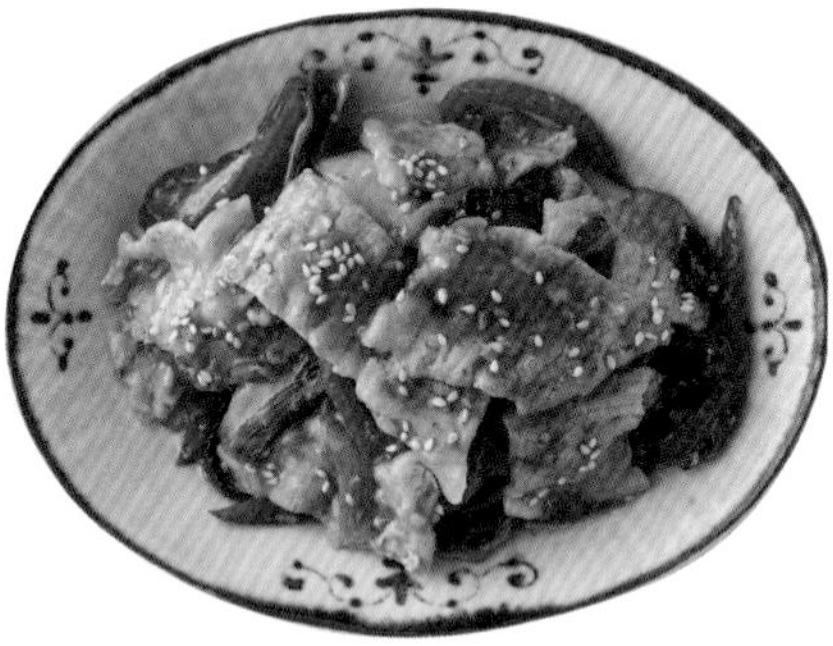

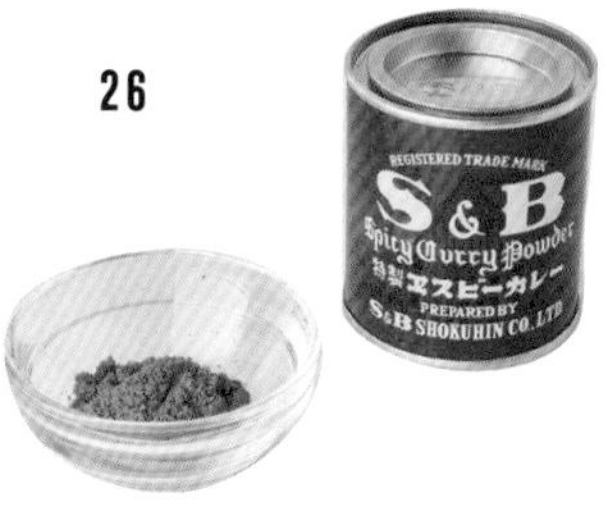

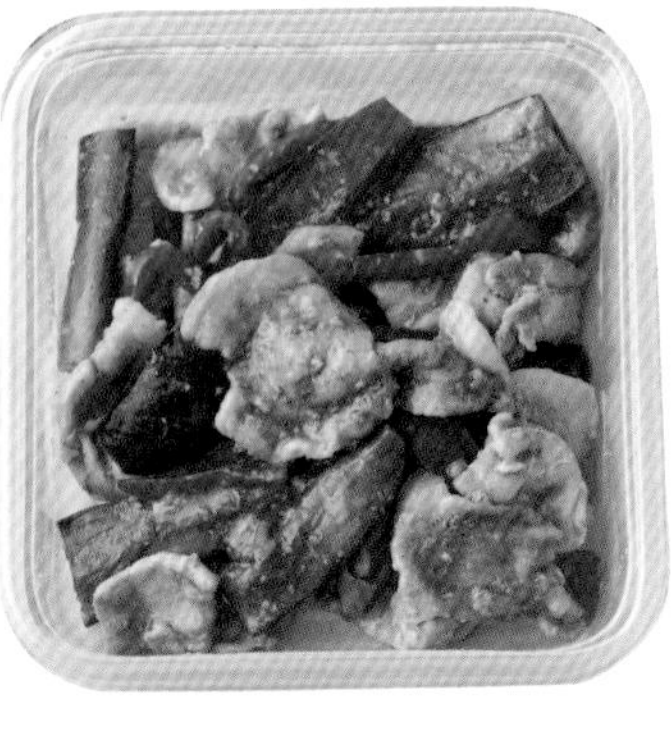

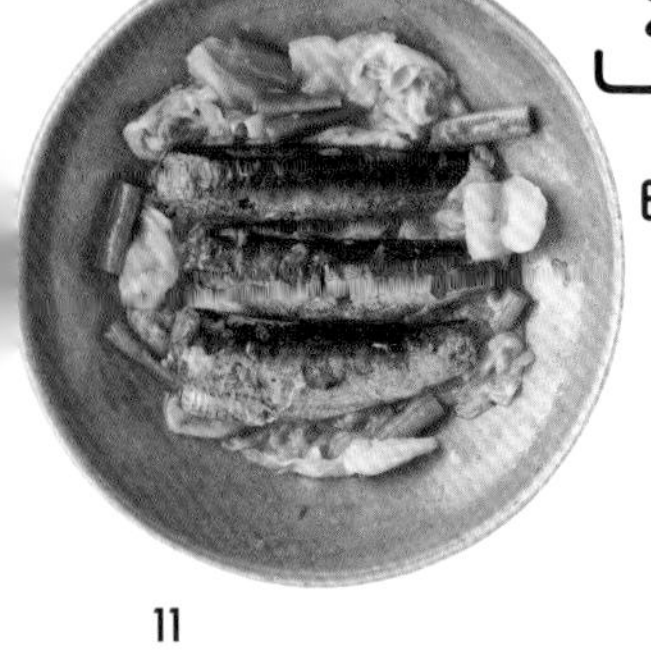

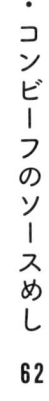

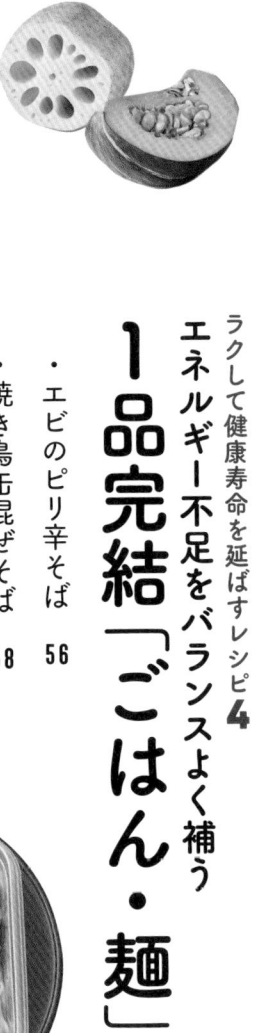

ラクして健康寿命を延ばすレシピ6
食欲がない日もたんぱく質を手軽に摂れる
「魚肉練り物&大豆加工品おかず」

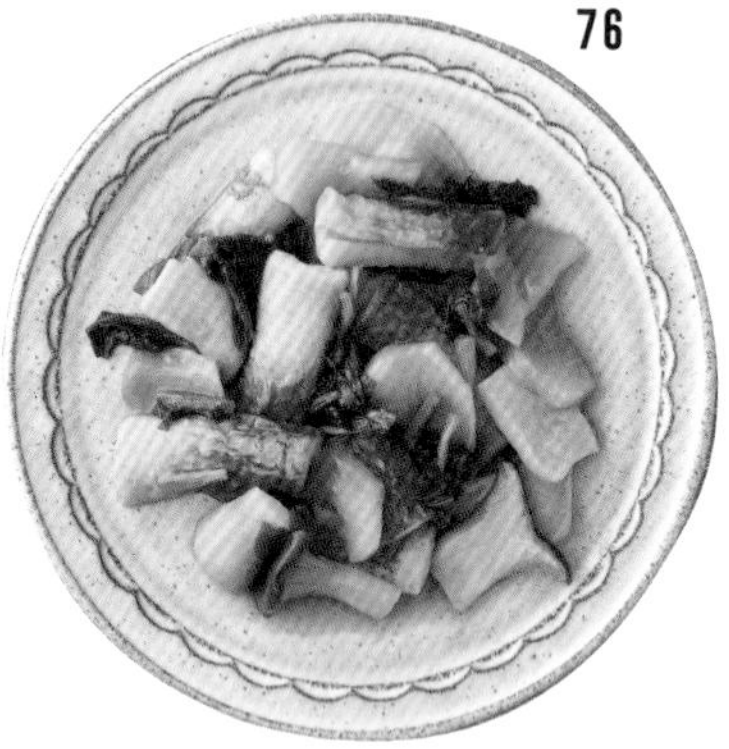

ラクして健康寿命を延ばすレシピ7
フレイル予防に！ 元気がみなぎる
「亜鉛チャージおかず」

ラクして健康寿命を延ばすレシピ8
脳がよろこぶDHAが豊富に含まれる
「さかな缶おかず」

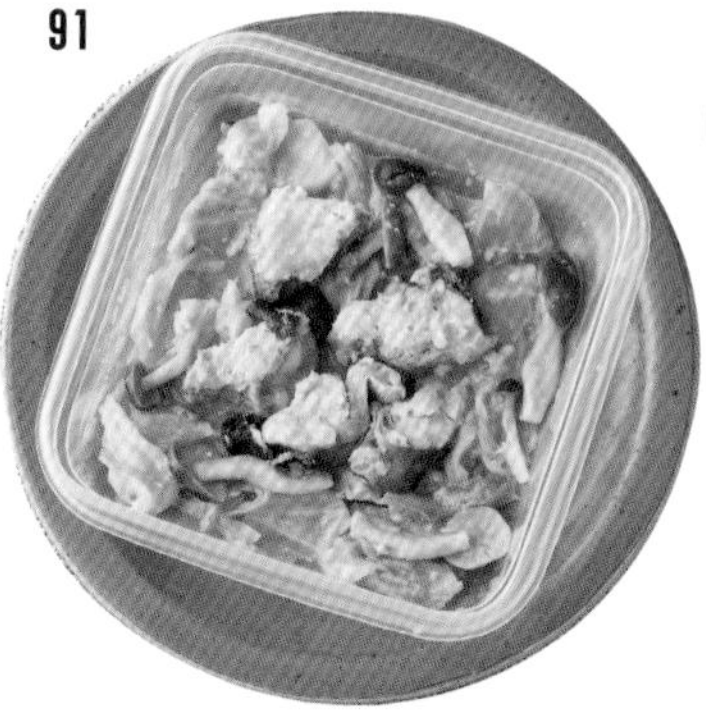

本書の見方

レシピ表記について

- 調味料の分量は大さじ＝15㎖、小さじ1＝5㎖で計算しています。また「少々」は親指、人差し指の2本の指でつまんだ分量です。
- 野菜の下ごしらえについて省略していることがあります（洗う、皮をむく、ヘタを取る、石づきをとるなど）。
- 栄養素について特に注記がないものは日本食品標準成分表2020年度版（八訂）に準じた100gあたりの栄養素を記載しています。

電子レンジ調理について

- 本書ではフラットタイプの電子レンジを使用して、レシピ制作をしています。
- 電子レンジでの調理では、突然沸騰する可能性があります。やけどには十分にご注意ください。
- 電子レンジの加熱時間は600Wを基準にしています。機種に応じて差が生じる場合がありますので、微調整してください。500Wの場合は1.2倍、700Wの場合は0.85倍を目安に加減してください。

電子レンジのワット数と加熱時間について

600W（本書使用）	500W	700W
5分	6分	4分20秒
6分	7分10秒	5分10秒
7分	8分20秒	6分
8分	9分40秒	6分50秒
9分	10分50秒	7分40秒

コンテナ保存について

- 本書に明記している冷凍保存期間は目安です。
- コンテナを冷凍する時は、中身が固まるまで水平な状態で保存してください。
- 1度解凍したら、再冷凍は厳禁です。

ラクして

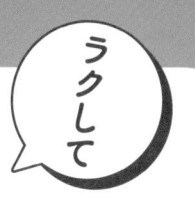

健康寿命を延ばすレシピ 1

うつを消して
幸せホルモンを増やす

「肉おかず」

シニア世代は意識して肉を食べることが大切。
肉に多く含まれるたんぱく質は、筋肉の維持はもちろん、
幸せホルモンと言われるセロトニンの減少を防ぐ効果があります。
牛肉・豚肉・鶏肉をバランスよくこまめに摂るのが健康長寿の秘訣。
冷凍コンテナごはんなら、何度も火の通りを確認する必要もなく
電子レンジで蒸すように加熱するため、肉がふっくら仕上がります。

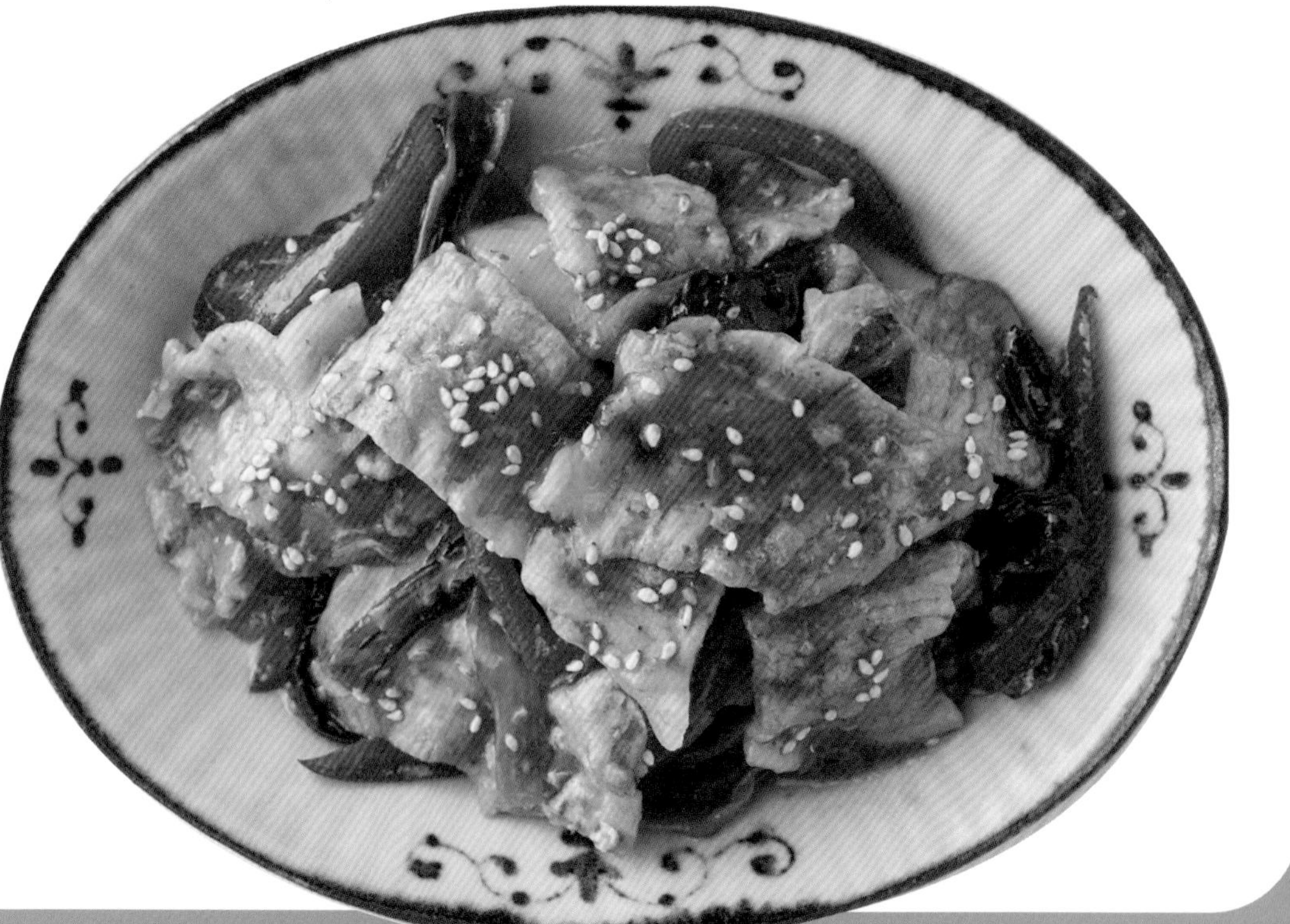

肉を摂ると得られる4つのチカラ

足腰の筋肉を維持

牛肉・豚肉・鶏肉など動物性たんぱく質は人間の体と組成が似ているため、吸収率は90％以上と極めて高く、吸収速度も速いのが特徴。足腰の筋肉を維持できます。

老人性うつ対策に

肉類に多く含まれる必須アミノ酸のひとつ、トリプトファンはセロトニンの材料になります。セロトニンは幸福感をもたらすほか、ストレスに対しての抵抗性があり免疫力を高める作用も。不足するとふさぎ込むことが多くなり、老人性うつを引き起こす可能性があります。

活動意欲を高める

肉類に含まれるコレステロールは男性ホルモンの原料にもなります。男性ホルモンのひとつであるテストステロンは活動意欲や記憶力を高めると言われています。

貧血を予防

鉄分も多く含む肉類。吸収率は10～20％と植物性たんぱく質と比較して吸収されやすいため貧血対策になり、ふらつきや転倒防止につながります。

高たんぱく・低カロリーの鶏肉、牛肉と豚肉の赤身肉をバランスよく食べる

高たんぱくで低カロリーな優秀食材である鶏肉は、噛み応えがあり、オーラフレイル予防にも最適です。さっぱりとした味わいで、脂っこいものを食べたくない日にもおすすめ。

牛肉や豚肉は、できるだけトリプトファンが多く含まれる赤身肉を摂取しましょう。バラ肉は赤身肉に対し、エネルギーは3倍、たんぱく質は約半分となります。脂身が多いため胃腸に負担をかけやすく、摂りすぎには注意が必要です。

毎食ごとに、肉の種類や部位を変えると、プラスアルファで含まれるビタミンやミネラルなど多くの栄養素を摂取することができ、さらなる健康につながります。

レシピに使用した肉はコレ！

鶏もも肉

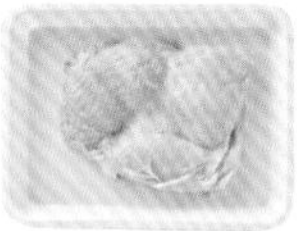

鶏の部位の中ではほどよく脂肪があり、ジューシー。

トリプトファン **220**mg
たんぱく質 **16.6**g
総カロリー **190**kcal

鶏むね肉

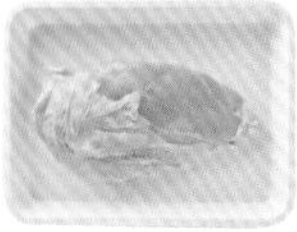

本書では皮付きを使用していますが、皮なしは脂質を80％カットできます。

トリプトファン **250**mg
たんぱく質 **21.3**g
総カロリー **133**kcal

鶏ささみ

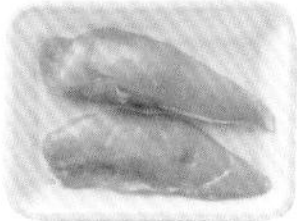

調理法によってはパサつきますが、電子レンジ加熱ならしっとり。

トリプトファン **290**mg
たんぱく質 **23.9**g
総カロリー **98**kcal

豚もも肉（薄切り）

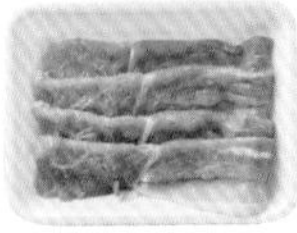

比較的手に入りやすい価格帯が魅力。下味冷凍効果で柔らかく仕上げます。

トリプトファン **260**mg
たんぱく質 **20.5**g
総カロリー **171**kcal

牛肩赤身肉（薄切り）

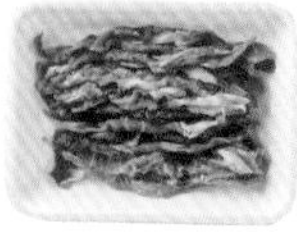

きめ細かい肉質で、肉本来の旨みを楽しめるため、少量でも存在感を発揮。

トリプトファン **260**mg
たんぱく質 **20.4**g
総カロリー **138**kcal

バターの香りで食欲倍増！
ビタミン・ミネラル好バランスの
いんげんともやしを添えて

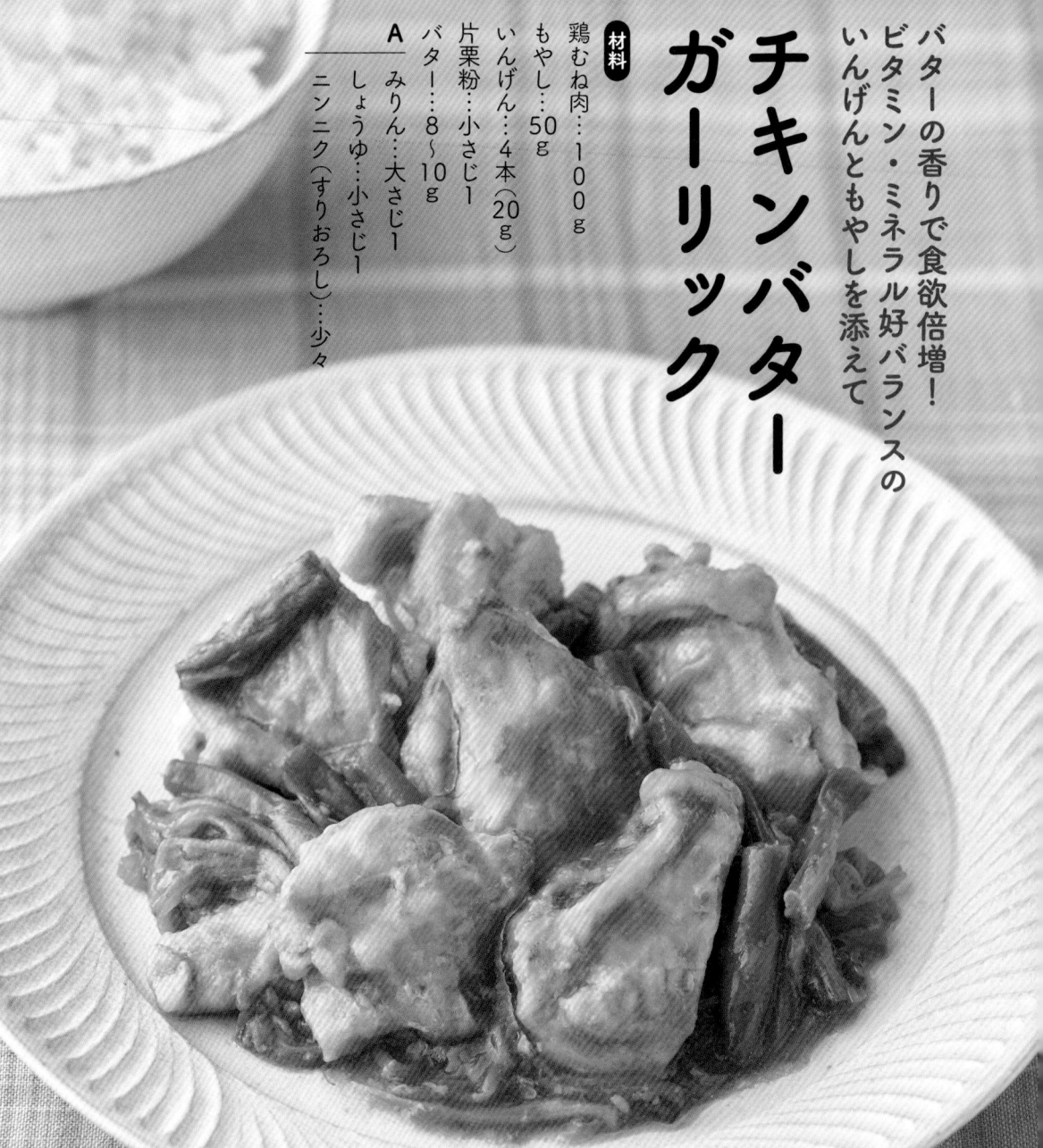

チキンバターガーリック

材料

- 鶏むね肉…100g
- もやし…50g
- いんげん…4本（20g）
- 片栗粉…小さじ1
- バター…8〜10g
- A
  - みりん…大さじ1
  - しょうゆ…小さじ1
  - ニンニク（すりおろし）…少々

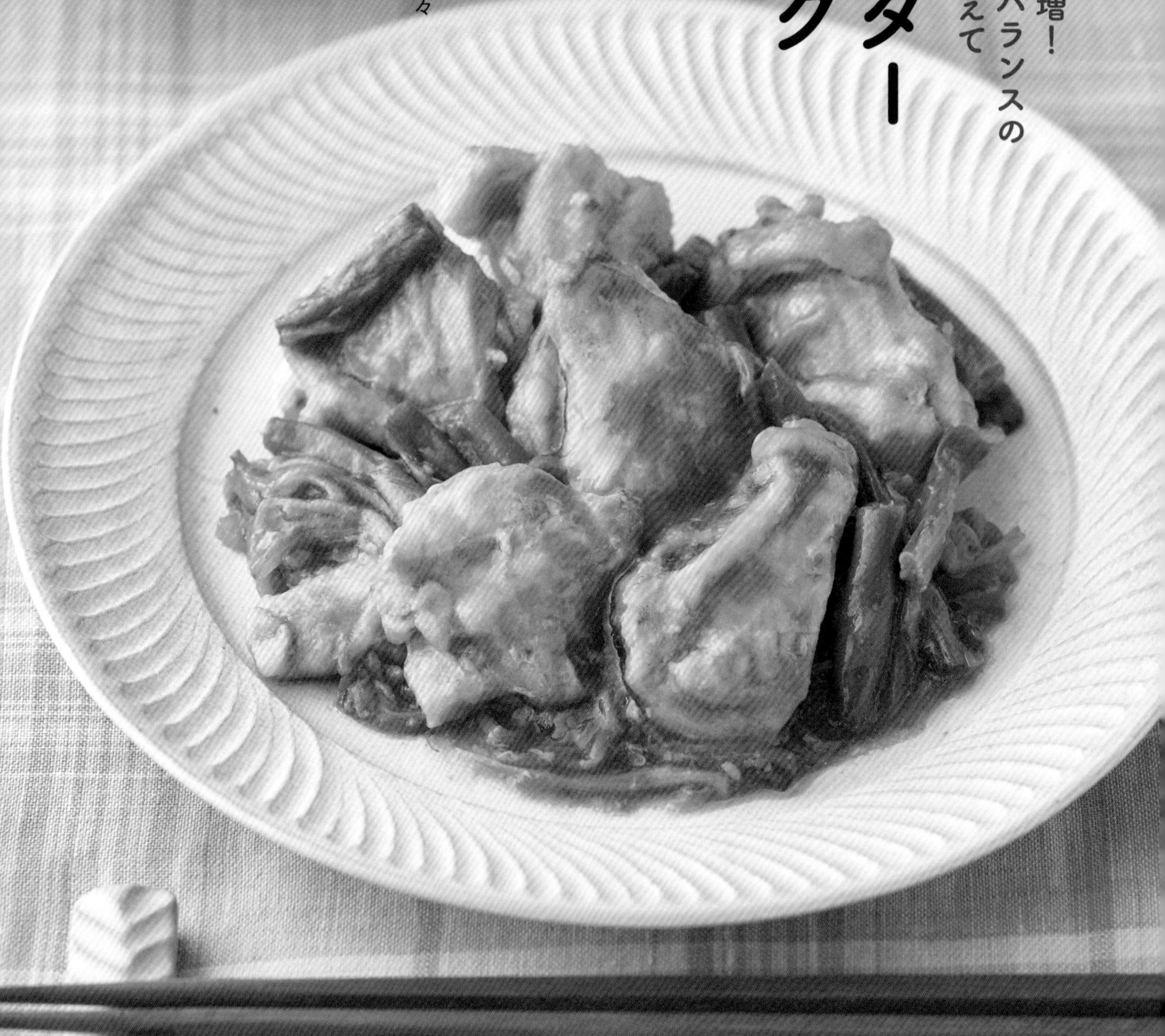

電子レンジ600W **7**分

冷凍 **30**日 OK

トリプトファン	たんぱく質	総カロリー
260mg	23.1g	271kcal

1 詰める

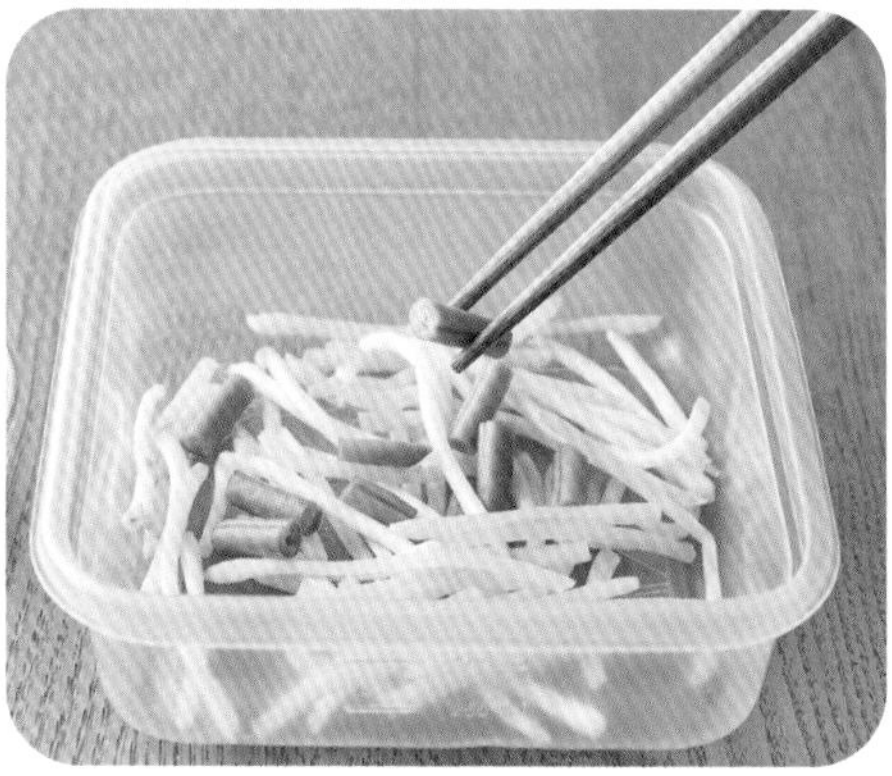

もやし、いんげんは2㎝長さに切ってコンテナに入れる。鶏むね肉はそぎ切りにして、片栗粉をまぶして入れる。**A**をかけ、バターをのせる。

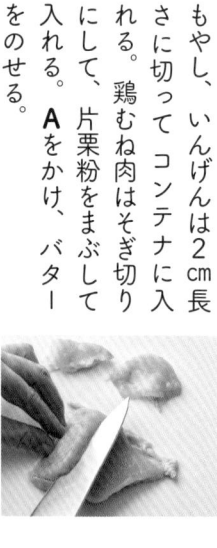

包丁を寝かせてそぎ切りにする

2 冷凍する

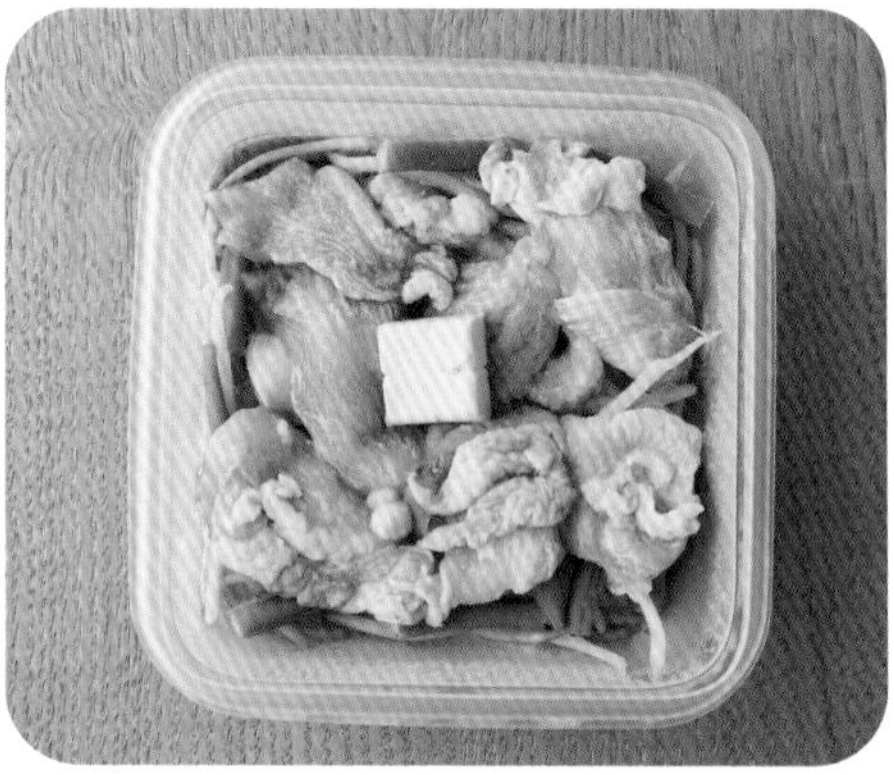

ふたを閉めて、冷凍庫へ。

3 電子レンジ加熱

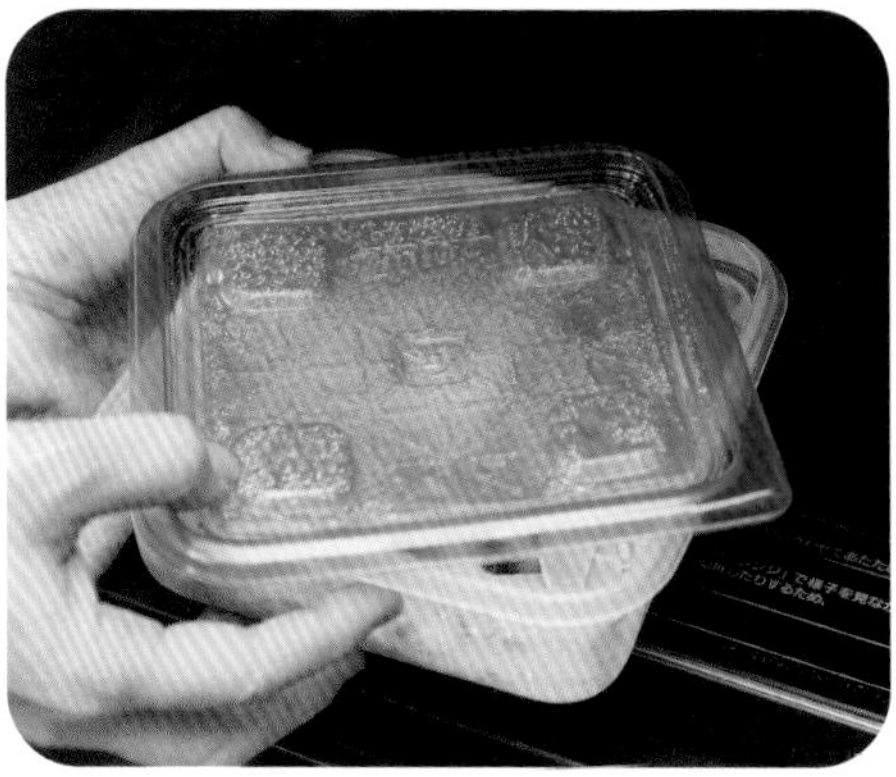

ふたを斜めにして600W7分加熱した後、混ぜる。

高たんぱく・低脂質の
鶏と明太子は相性抜群。
余分な調味料不要で時短にも！

鶏明太焼き

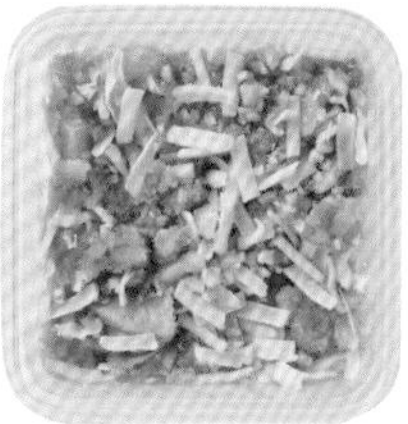

材料

鶏むね肉…100g
明太子…1本（50g）
長ネギ…10cm（20g）
シュレッドチーズ…大さじ3
酒・片栗粉…各小さじ1

1 詰める

鶏むね肉は1cm角に切る。明太子は皮から出し、長ネギはみじん切りにする。すべての材料を混ぜてコンテナに平たく入れる。

2 冷凍する

ふたを閉めて、冷凍庫へ。

3 電子レンジ加熱

ふたを斜めにして600W7分加熱した後、混ぜる。

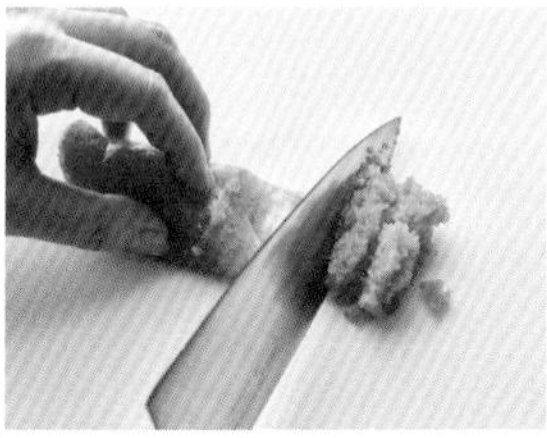

POINT

明太子の身は包丁の背を使ってこそぐ。

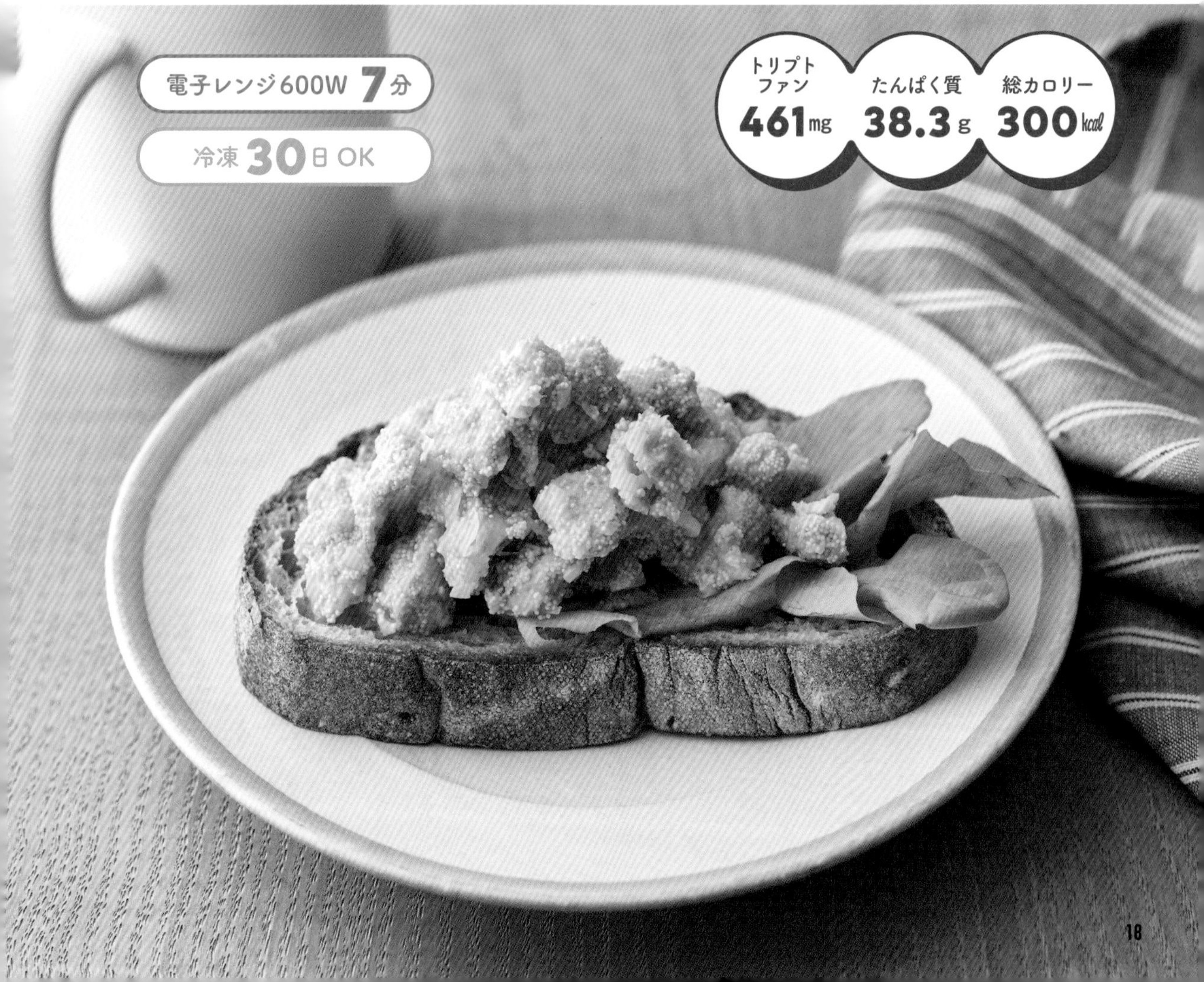

電子レンジ600W 7分

冷凍 30日 OK

トリプトファン 461mg
たんぱく質 38.3g
総カロリー 300kcal

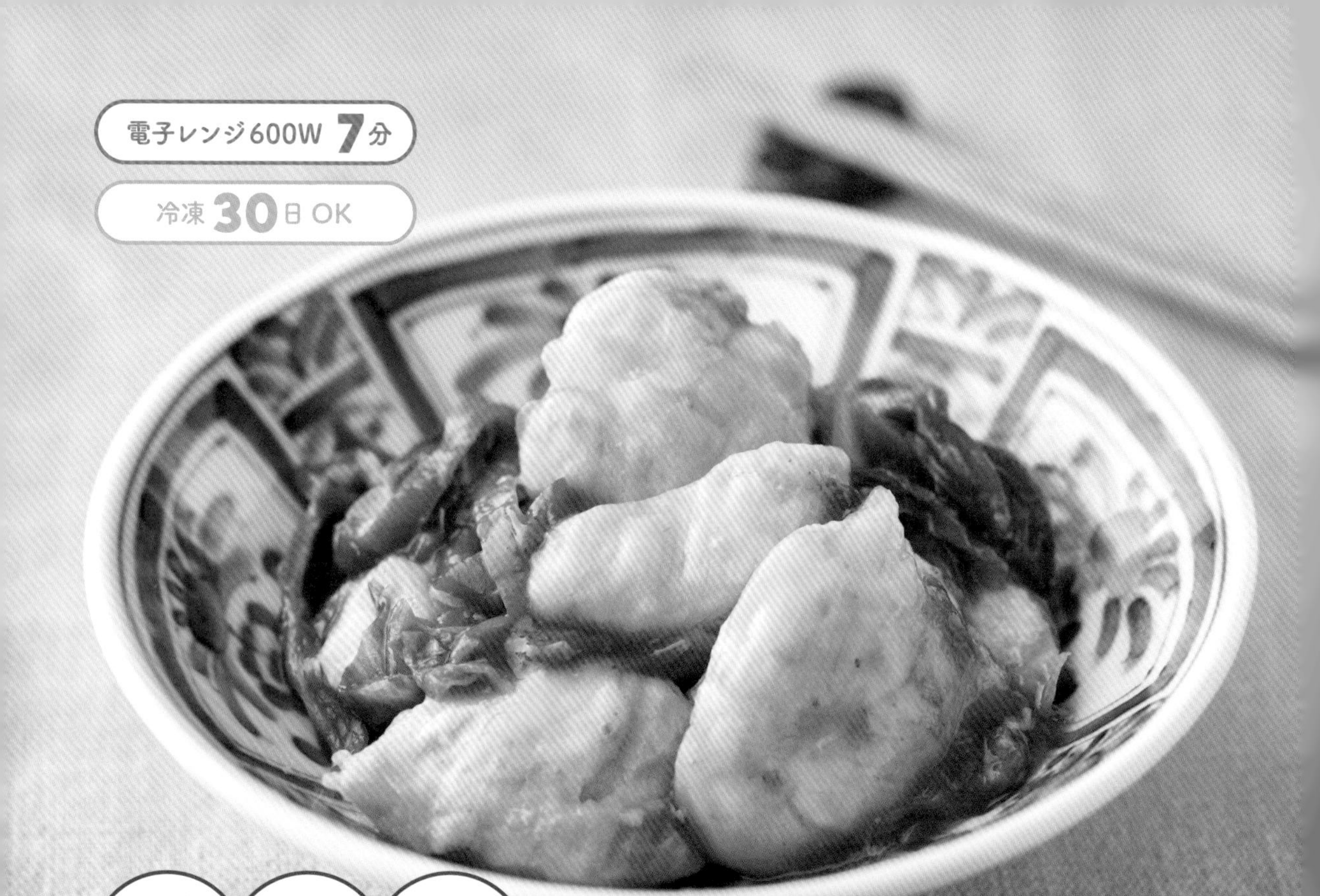

電子レンジ600W 7分

冷凍 30日 OK

トリプトファン	たんぱく質	総カロリー
361mg	30.2g	164kcal

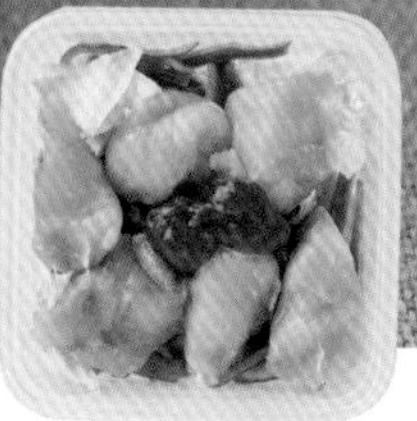

あっさり鶏ささみに
梅わさびの風味をプラス。
レンジ加熱ならふっくら仕上がる。

ささみの梅わさびだれ

材料

鶏ささみ…2本（120g）
キャベツ…1枚（50g）
ピーマン…1個（40g）
片栗粉…小さじ½

A
水…大さじ1
めんつゆ（3倍濃縮）・梅肉
…各小さじ2
すし酢…小さじ1
わさび…少々

1 詰める

キャベツは3cm角に切り、ピーマンは細切りにしてコンテナに入れる。鶏ささみは3等分にそぎ切りにし片栗粉をまぶす。Aをかける。

2 冷凍する

ふたを閉めて、冷凍庫へ。

3 電子レンジ加熱

ふたを斜めにして600W7分加熱した後、混ぜる。

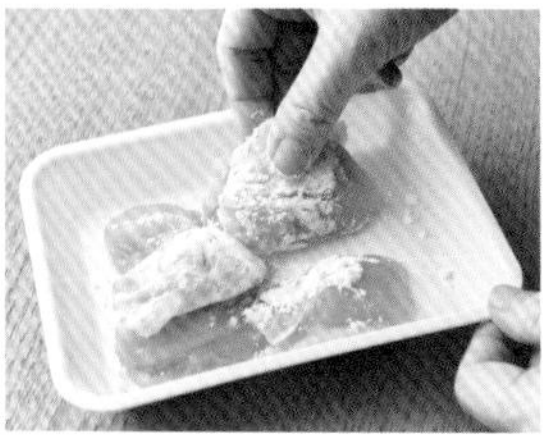

POINT

タレが絡まりやすいよう片栗粉は満遍なくまぶす。

ささみのネギみそ焼き

冷凍中にみそだれが
染み込みしっとりと。
発酵パワーで免疫力もアップ。

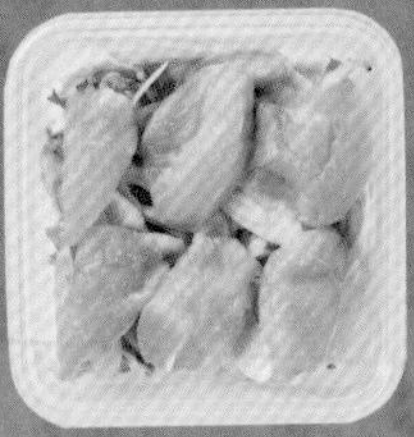

材料

鶏ささみ…2本（120g）
長ネギ…20cm（40g）
舞茸…50g
片栗粉…小さじ½
A みりん…大さじ2
　みそ・しょうゆ…各小さじ½

1 詰める
長ネギは斜め薄切りにし、舞茸はほぐしてコンテナに入れる。鶏ささみは3等分にそぎ切りにし、片栗粉をまぶす。Aを混ぜ合わせてからかける。

POINT

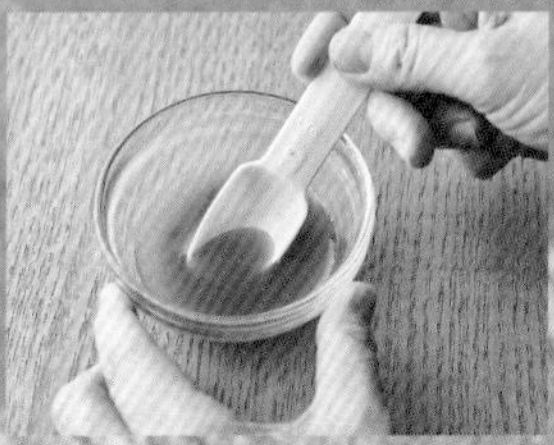

みそがダマにならないようよく溶かす。

2 冷凍する
ふたを閉めて、冷凍庫へ。

3 電子レンジ加熱
ふたを斜めにして600W7分加熱した後、混ぜる。

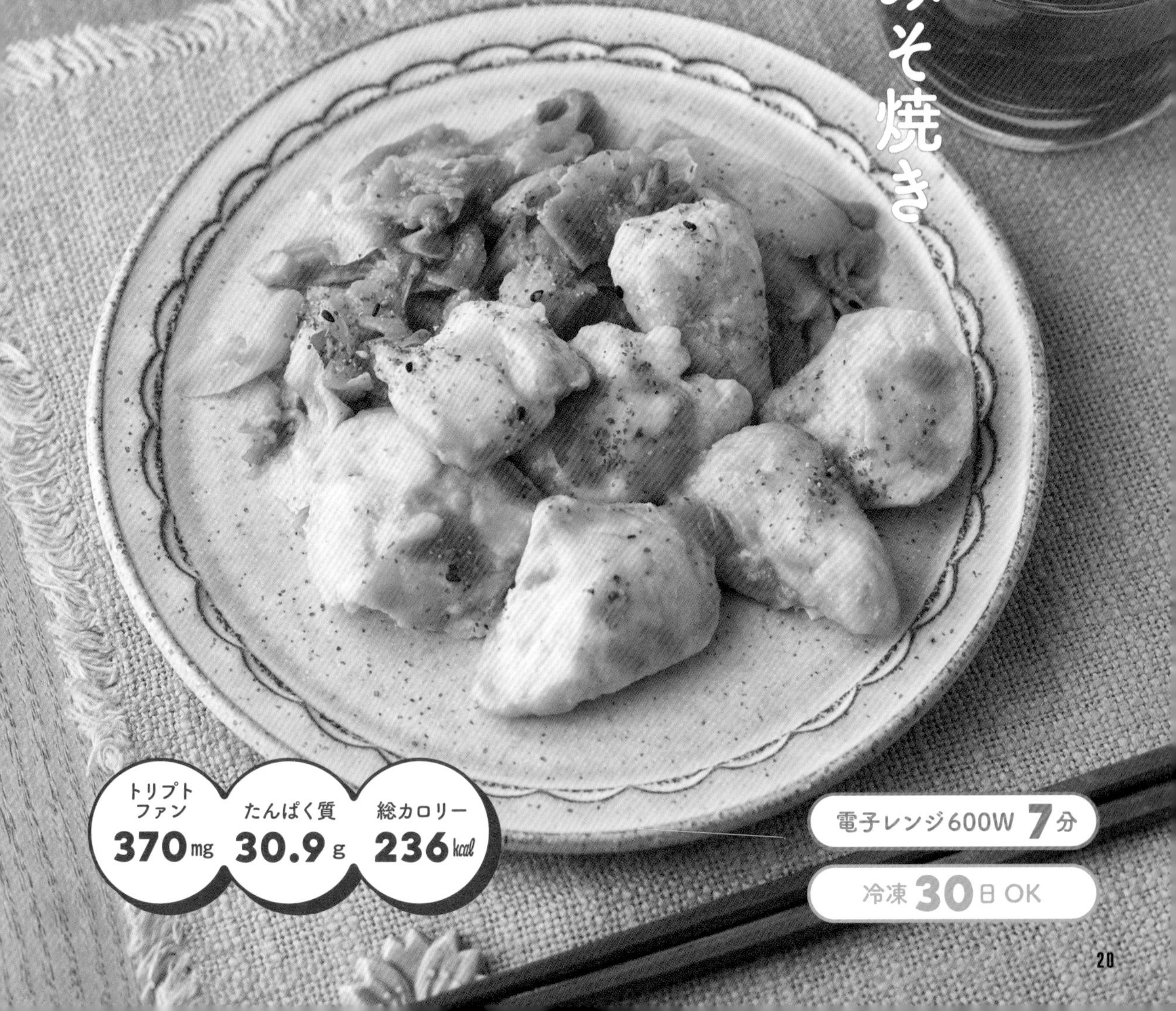

トリプトファン 370mg
たんぱく質 30.9g
総カロリー 236kcal

電子レンジ600W 7分

冷凍 30日 OK

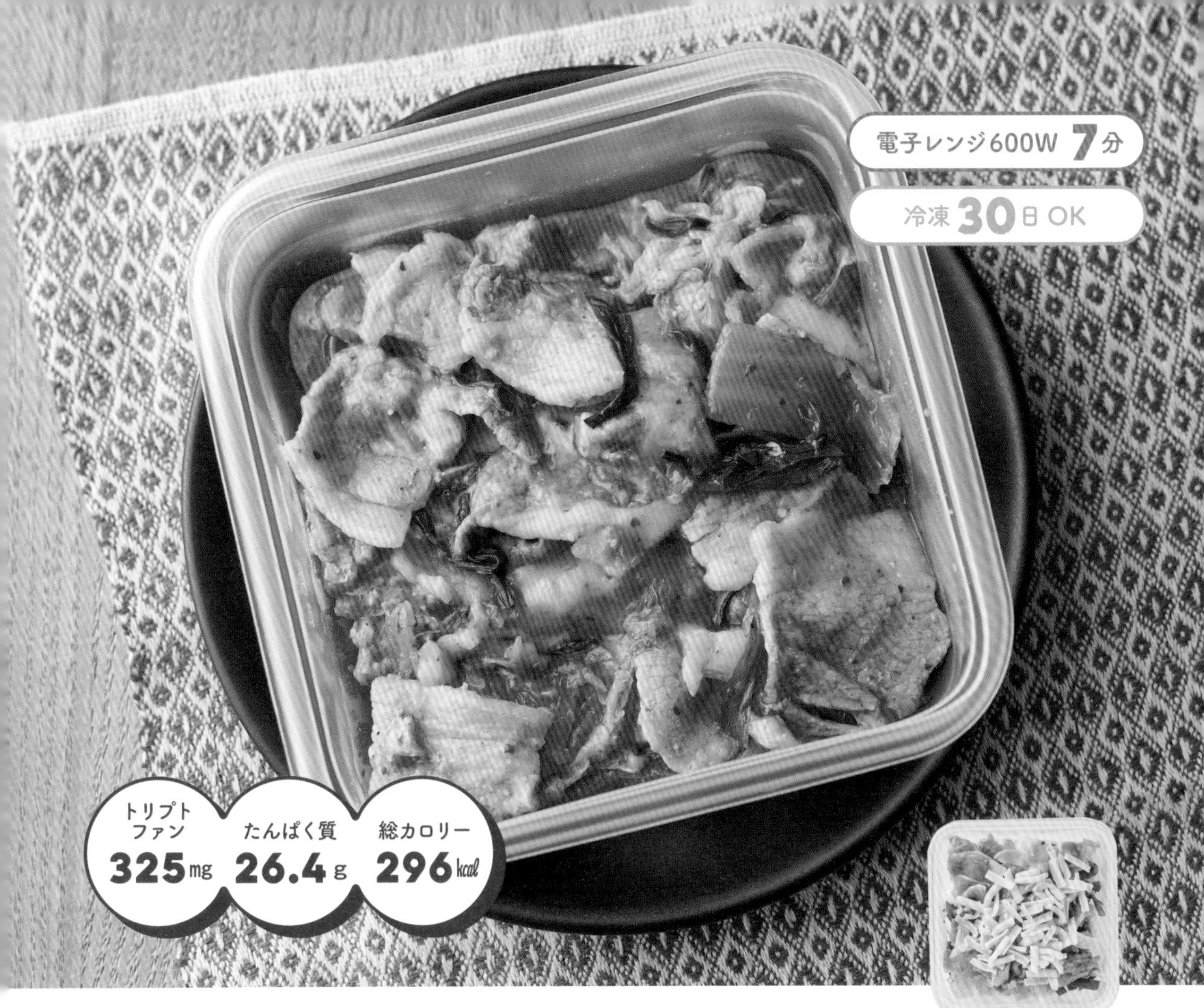

電子レンジ600W **7**分

冷凍 **30**日 OK

トリプトファン 325mg　たんぱく質 26.4g　総カロリー 296kcal

幸せホルモンの素
〝トリプトファン〟を多く含む
豚肉とチーズがたっぷり

豚キムチーズ

材料

豚もも薄切り肉…100g
ニラ…1本（10g）
白菜…1/4枚（50g）
白菜キムチ…50g
片栗粉…小さじ1

A
シュレッドチーズ…大さじ2
ごま油…小さじ1

1 詰める

白菜は2cm幅、ニラは2cm長さに切り、白菜キムチはそのままコンテナに入れる。豚肉は3cm長さに切り片栗粉をまぶしてのせる。Aをかける。

2 冷凍する

ふたを閉めて、冷凍庫へ。

3 電子レンジ加熱

ふたを斜めにして600W7分加熱した後、混ぜる。

豚肉レモンペッパー

豚もも肉を使って
トリプトファンの吸収を高める
ビタミンB_6もしっかり摂取。

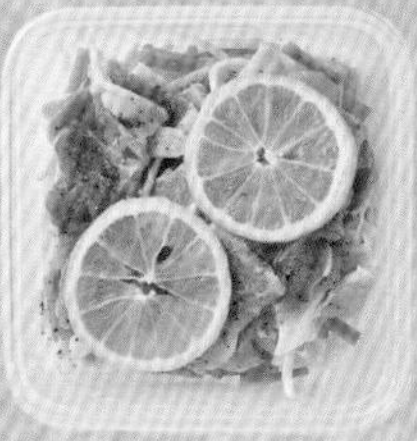

材料

豚もも薄切り肉…100g
もやし…50g
にんじん…1/4本（30g）
レモン…輪切り2枚
片栗粉…小さじ1

A
レモン汁…小さじ2
オリーブオイル…小さじ1
塩…小さじ1/3
ブラックペッパー…少々

1 詰める

にんじんは細切りにして、もやしとともにコンテナに入れる。豚肉は3cm長さに切り、片栗粉をまぶしてのせる。Aをかけ、レモンの輪切りをのせる。

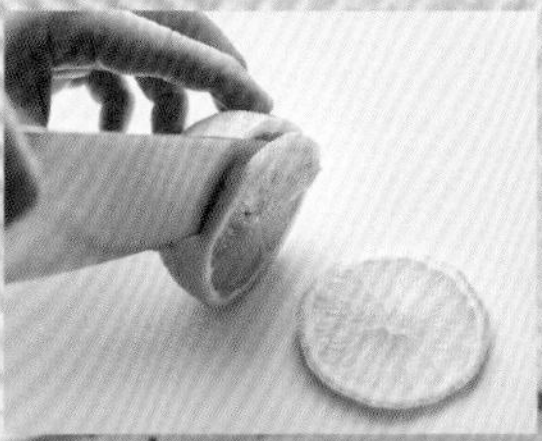

2 冷凍する

ふたを閉めて、冷凍庫へ。

3 電子レンジ加熱

ふたを斜めにして600W7分加熱した後、混ぜる。

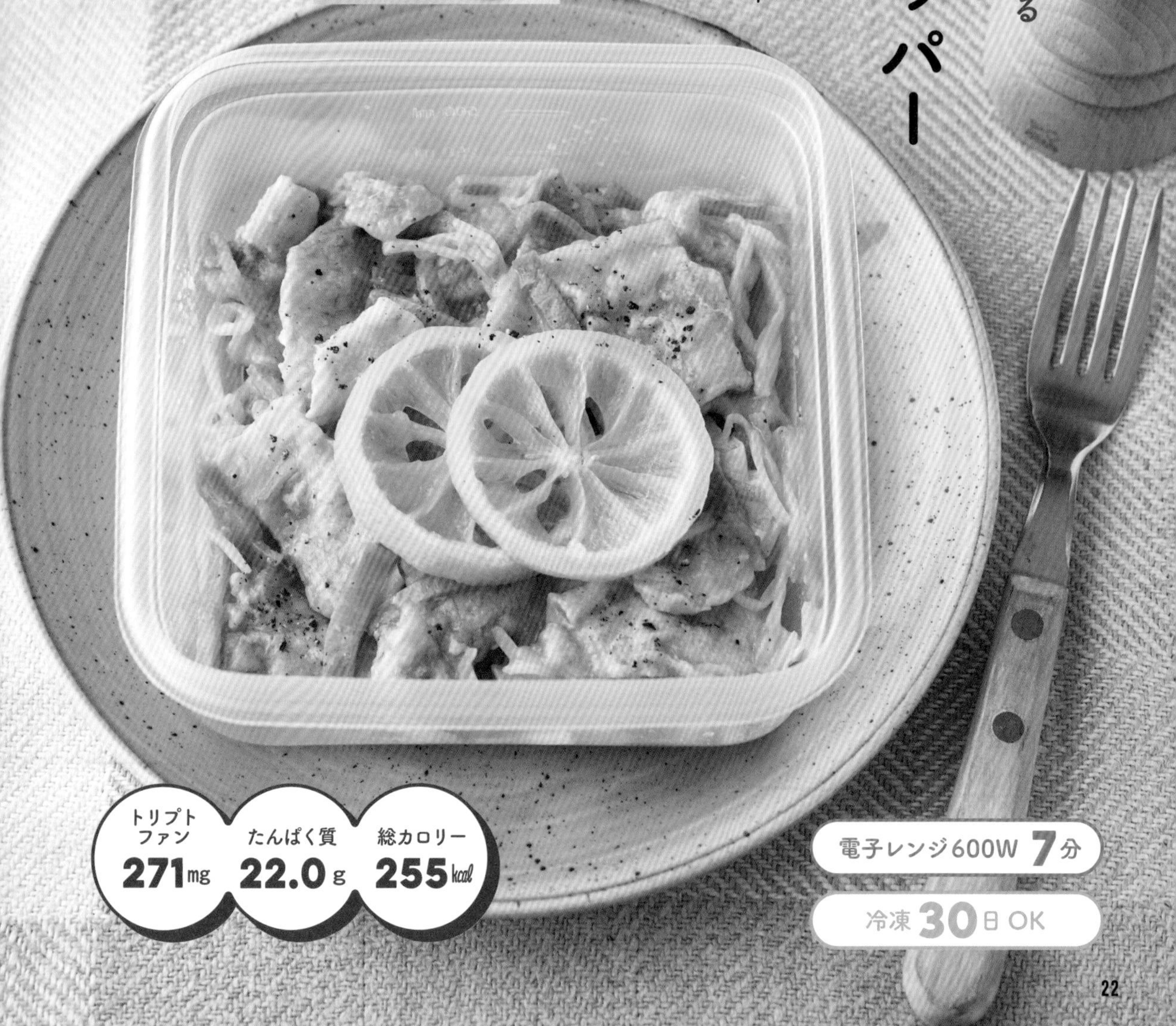

トリプトファン 271mg
たんぱく質 22.0g
総カロリー 255kcal

電子レンジ600W 7分
冷凍 30日 OK

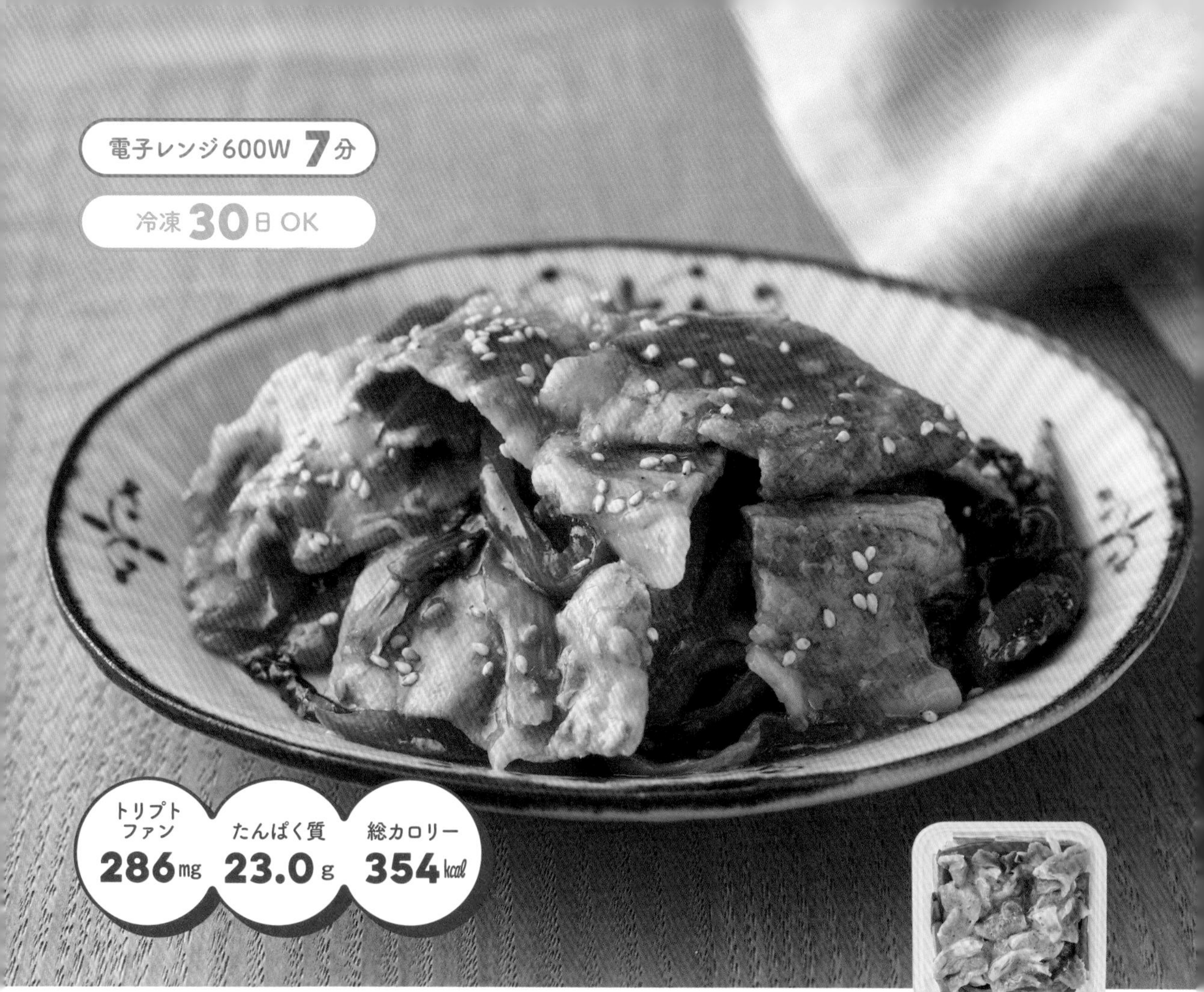
電子レンジ600W 7分
冷凍30日OK
トリプトファン 286mg
たんぱく質 23.0g
総カロリー 354kcal

抗酸化作用が期待できる緑黄色野菜たっぷり。
ほどよい酸味で、食欲がない日にも。

豚肉のごまポン酢

材料

豚もも薄切り肉…100g
小松菜…1株(30g)
赤パプリカ…1/4個(40g)
片栗粉…小さじ1

A
ごまドレッシング…大さじ2
ポン酢しょうゆ…大さじ1
はちみつ…小さじ1

白炒りごま…小さじ1/3

1 詰める

小松菜は3cm長さ、赤パプリカは細切りにしてコンテナに入れる。豚肉は3cm長さに切り、片栗粉をまぶしてのせる。Aをかける。

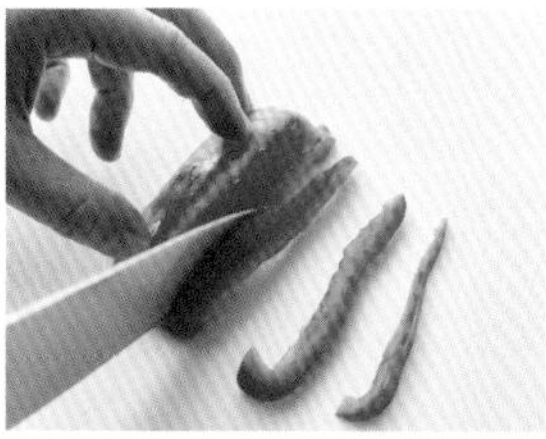

2 冷凍する

ふたを閉めて、冷凍庫へ。

3 電子レンジ加熱

ふたを斜めにして600W7分加熱した後、混ぜる。白炒りごまをふる。

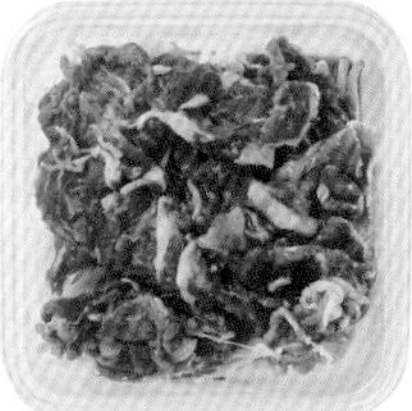

ごはんが進む甘辛味。しょうがが味の決め手体もじんわりと温まる。

ジンジャービーフ

材料

牛肩薄切り肉…100g
玉ねぎ…1/8個(25g)
もやし…50g
片栗粉…小さじ1/2

A
酒・しょうゆ…各小さじ2
砂糖・しょうが(すりおろし)…各小さじ1

1 詰める

玉ねぎは薄切りにして、もやしとともにコンテナに入れる。牛肉は3cm長さに切り、片栗粉をまぶしてのせる。Aをかける。

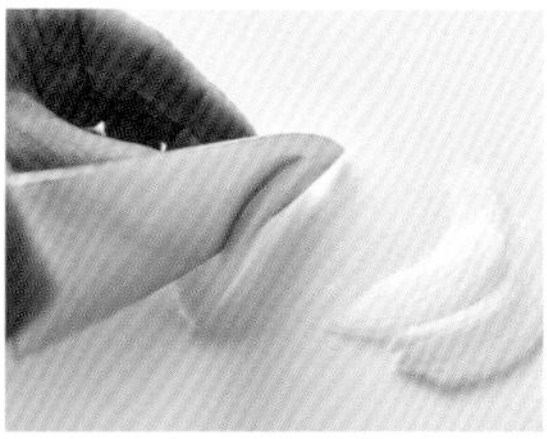

2 冷凍する

ふたを閉めて、冷凍庫へ。

3 電子レンジ加熱

ふたを斜めにして600W7分加熱した後、混ぜる。

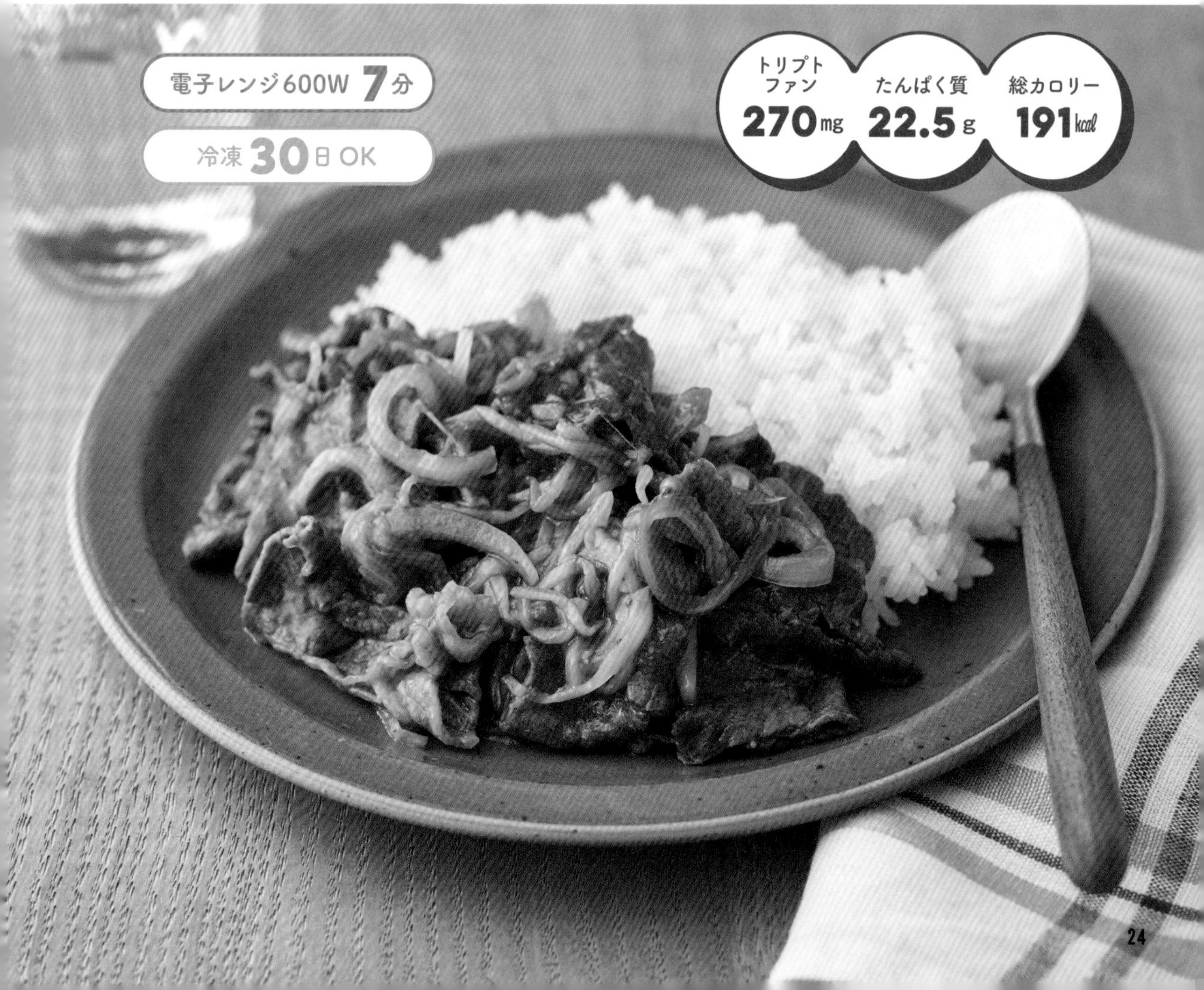
電子レンジ600W 7分
冷凍 30日 OK
トリプトファン 270mg
たんぱく質 22.5g
総カロリー 191kcal

電子レンジ600W **7**分

冷凍 **30** 日 OK

トリプトファン	たんぱく質	総カロリー
270 mg	**23.1** g	**198** kcal

甘辛焼き肉

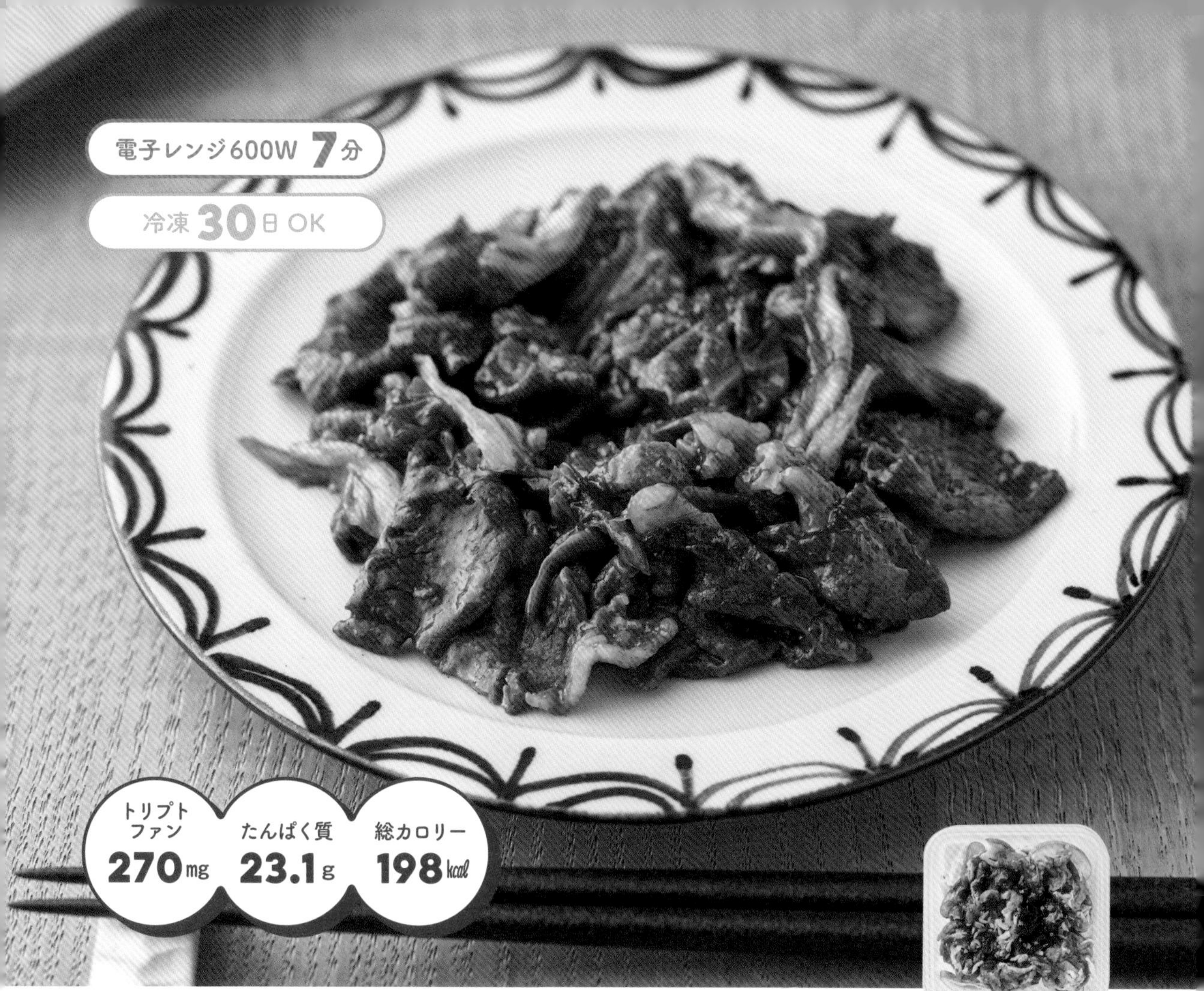

牛肩赤身肉はたんぱく質・鉄分・亜鉛が豊富な部位。椎茸と合わせると旨み倍増。

材料

牛肩薄切り肉…100g
キャベツ…1枚（50g）
椎茸…1個（20g）
片栗粉…小さじ1/2

A ── しょうゆ・みりん・オイスターソース・コチュジャン…各小さじ1

1 詰める

キャベツは3cm角に切り、椎茸は薄切りにしてコンテナに入れる。牛肉は3cm長さに切り、片栗粉をまぶしてのせる。Aをかける。

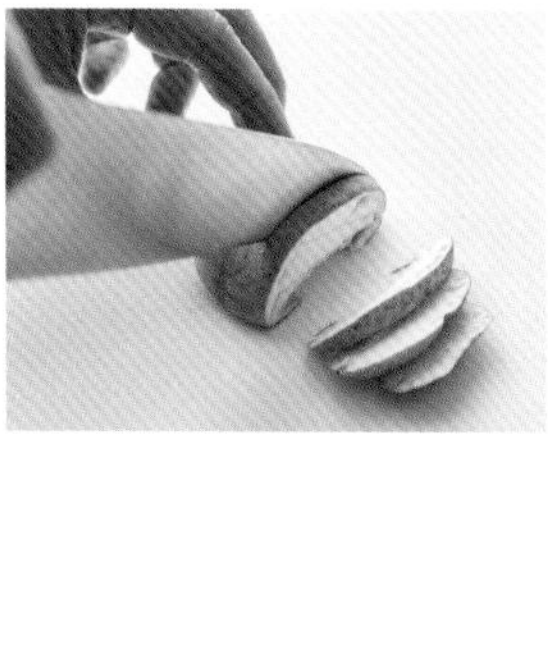

2 冷凍する

ふたを閉めて、冷凍庫へ。

3 電子レンジ加熱

ふたを斜めにして600W7分加熱した後、混ぜる。

ラクして

健康寿命を延ばすレシピ2

心身の不調を改善に導く効果も！

手軽な「スパイスおかず」

少しの量で料理の風味が増し、味わい深くなるスパイス。天然の薬とも言われ、生活習慣病予防をはじめ、それぞれに効果が秘められており、積極的に取り入れたい調味料です。そこで入門者も手軽に使えるスパイス3種を使用した簡単レシピをご紹介。美味しく食べて、健康も手に入れましょう。

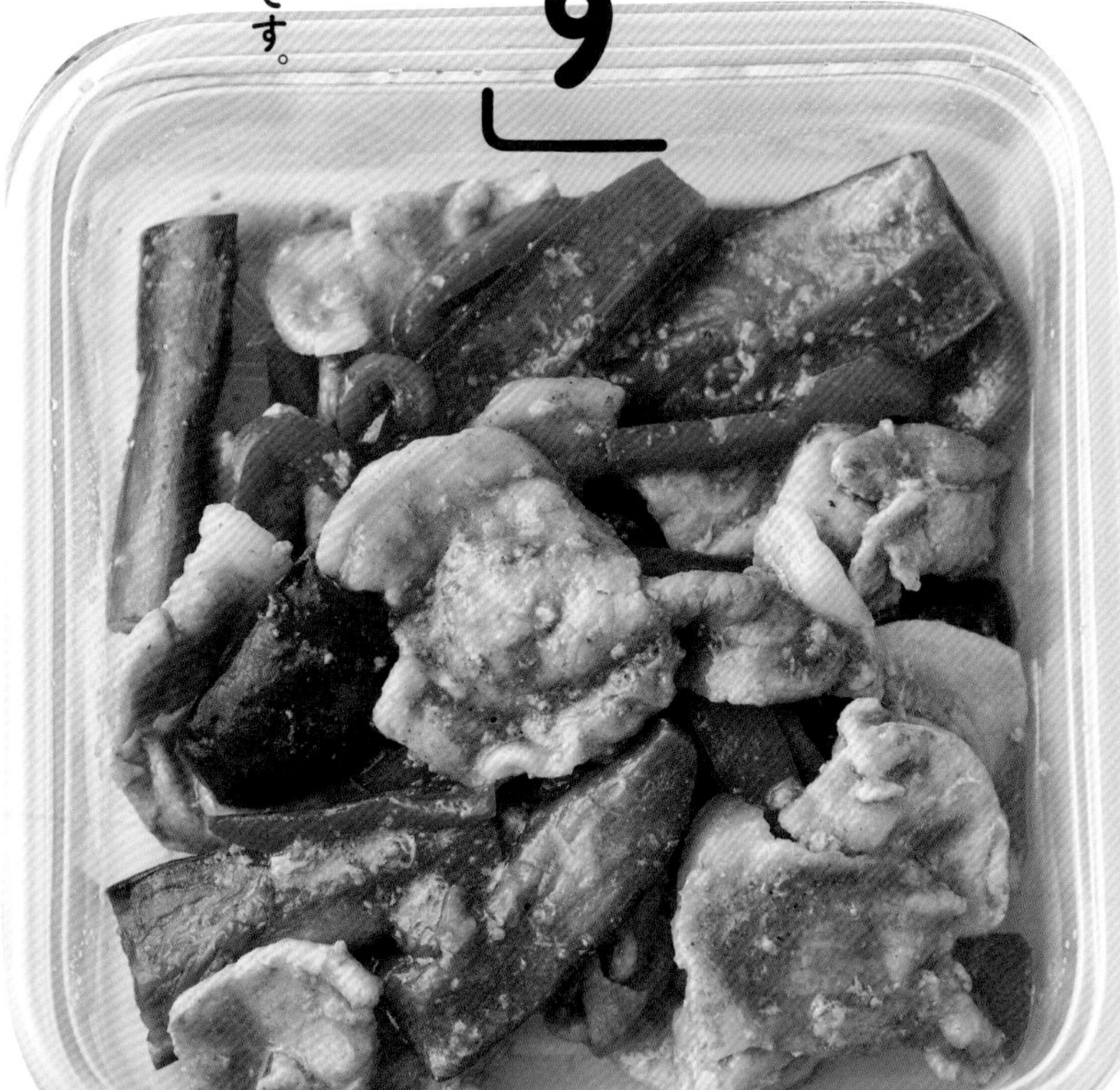

スパイスを摂ると得られる3つのチカラ

五感を刺激して幸福度アップ

複雑な香り、奥行きのある味わい、辛み成分による発汗など、スパイスを取り入れるとさまざまな反応が起こります。スパイスを使わない食事をした場合と比べ多くの感覚を総合的に使うため、いつもと同じ量、同じ食材の料理でも脳が刺激され、満たされた感覚を味わうことができます。

美味しく減塩できる

高齢になるに従い、嗅覚や味覚が衰えてくるため、ついつい塩分過多の味つけになってしまいます。スパイスを料理に取り入れることで、辛みや香りがアクセントとなり、塩分を控えめにしても物足りなさを感じません。

血管の若返りやフレイル予防に

スパイスは漢方薬に使われるものもあり、体にプラスに働きかけ健康長寿へのさまざまな効果効能が知られているものがあります。例えば、シナモンは高い抗酸化作用を持ち、毛細血管の傷を修復、しょうがは血管の若返り、フェンネルは新陳代謝を促し、老廃物を排出、肥満防止に役立ちます。

レシピに使用したスパイスはコレ!

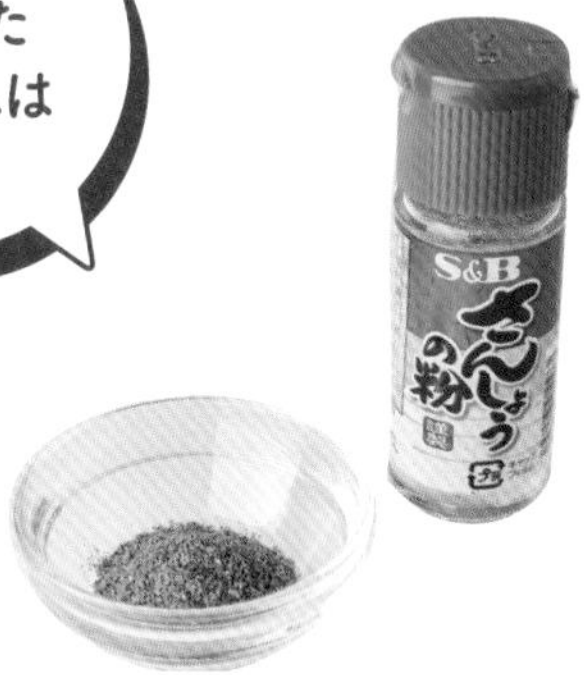

山椒

ジャパニーズペッパーと呼ばれ、しょうゆやみそなど日本の調味料と相性がいい山椒。ピリリとした辛味や清涼感ある香りが特徴。本書で使用した粉状タイプは、山椒の実を乾燥して細かくしたものです。辛味成分、サンショオールが内臓の働きを活発にするほか、発汗作用が高まり、冷え性改善も期待できます。

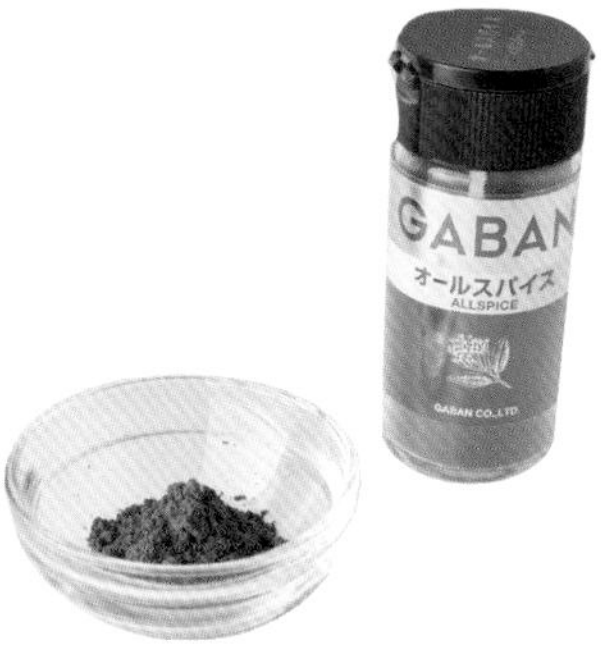

オールスパイス

肉の煮込み料理やスープに使われることが多いオールスパイスの粉状タイプを使用。シナモン、クローブ、ナツメッグの3つのスパイスをミックスしたようなほんのり甘い香味を放ち、主に香りづけに使われます。抗酸化作用がありフレイル予防が期待できるほか、香り自体が料理の味を引き立たせ、食欲を刺激します。

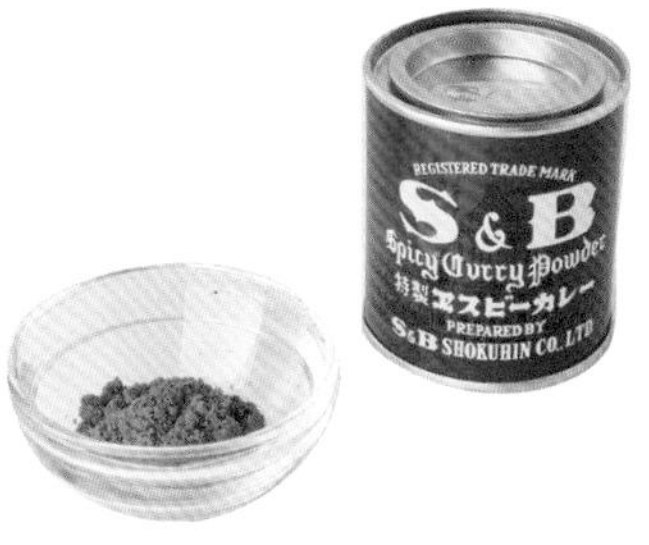

カレー粉

ターメリック、コリアンダー、クミン、唐辛子など各種スパイスをブレンドした、粉状のカレー粉を使用。血行をよくして新陳代謝を高め、自律神経を整えます。特に、ターメリックに含まれる成分、クルクミンの効能については研究が進められ、アルツハイマー型認知症やがんを予防する効果があると言われています。

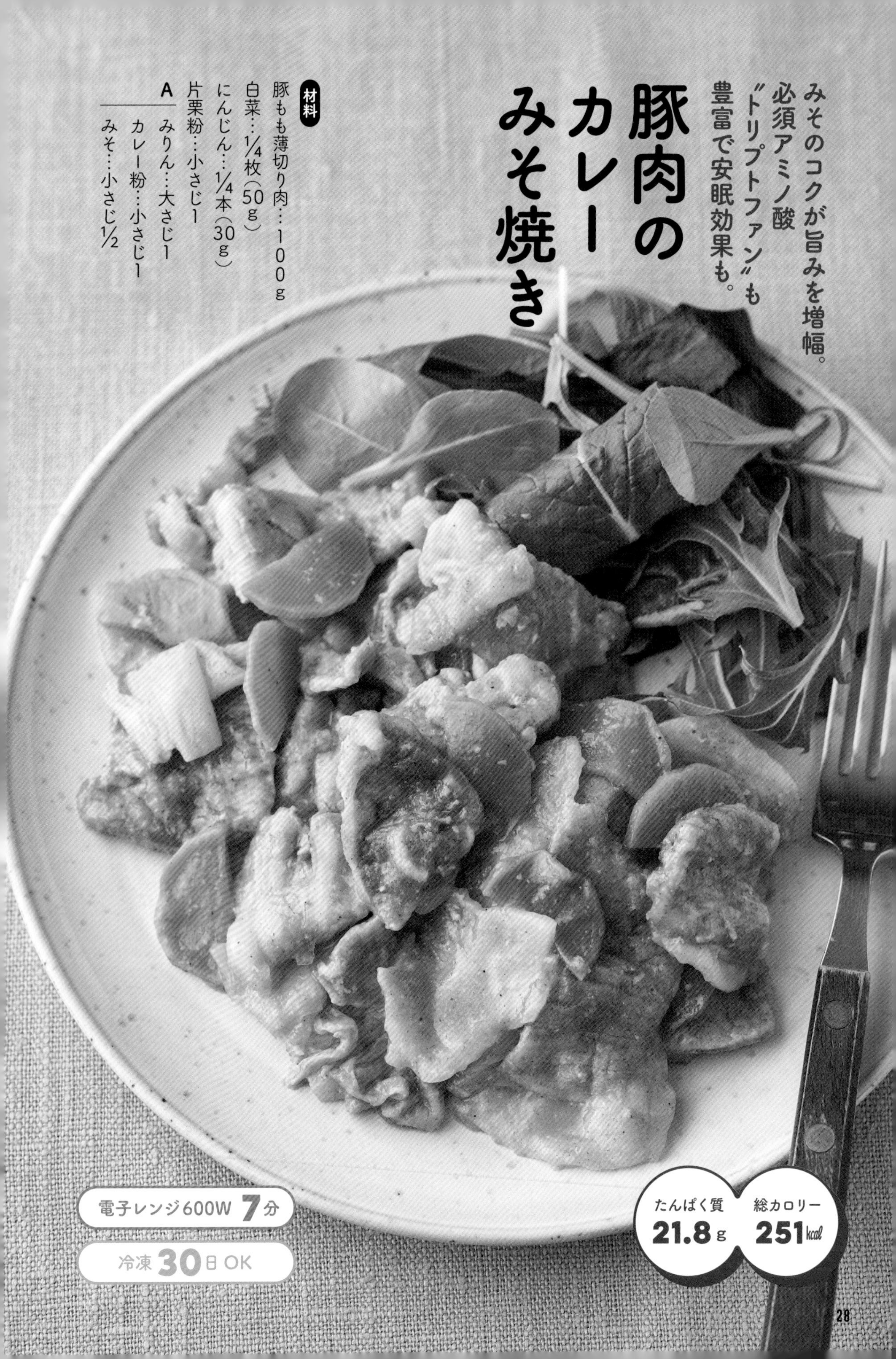

みそのコクが旨みを増幅。必須アミノ酸"トリプトファン"も豊富で安眠効果も。

豚肉のカレーみそ焼き

材料

豚もも薄切り肉…100g
白菜…1/4枚(50g)
にんじん…1/4本(30g)
片栗粉…小さじ1
A みりん…大さじ1
　カレー粉…小さじ1
　みそ…小さじ1/2

電子レンジ600W 7分

冷凍30日OK

たんぱく質 21.8g

総カロリー 251kcal

1 詰める

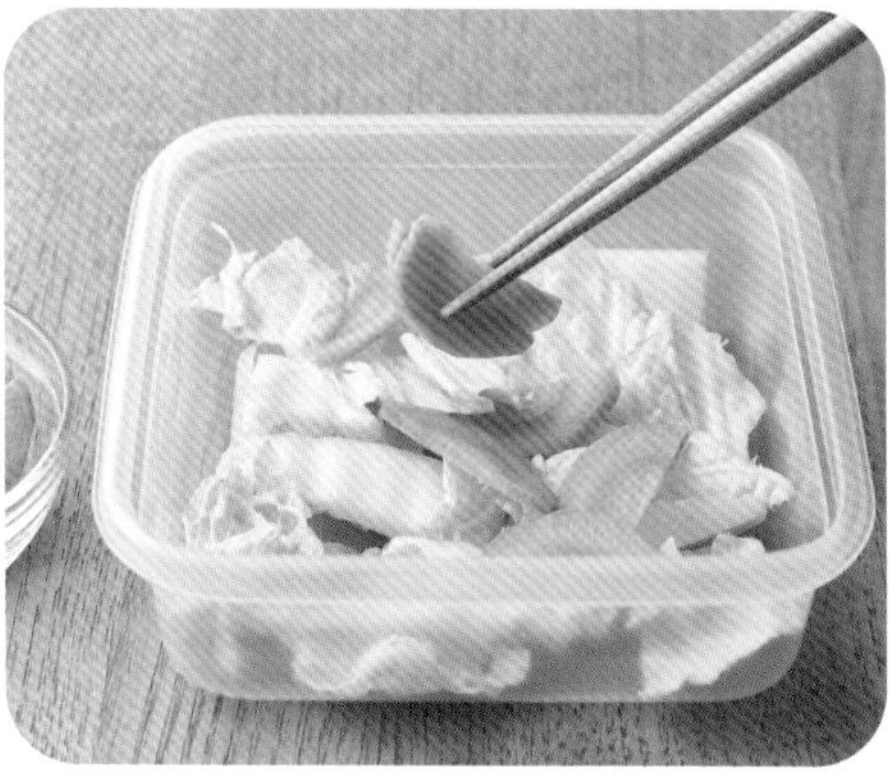

白菜は2㎝幅に切り、にんじんは薄い半月切りにしてコンテナに入れる。豚肉は3㎝長さに切り、片栗粉をまぶしてのせる。**A**を混ぜ合わせてかける。

2 冷凍する

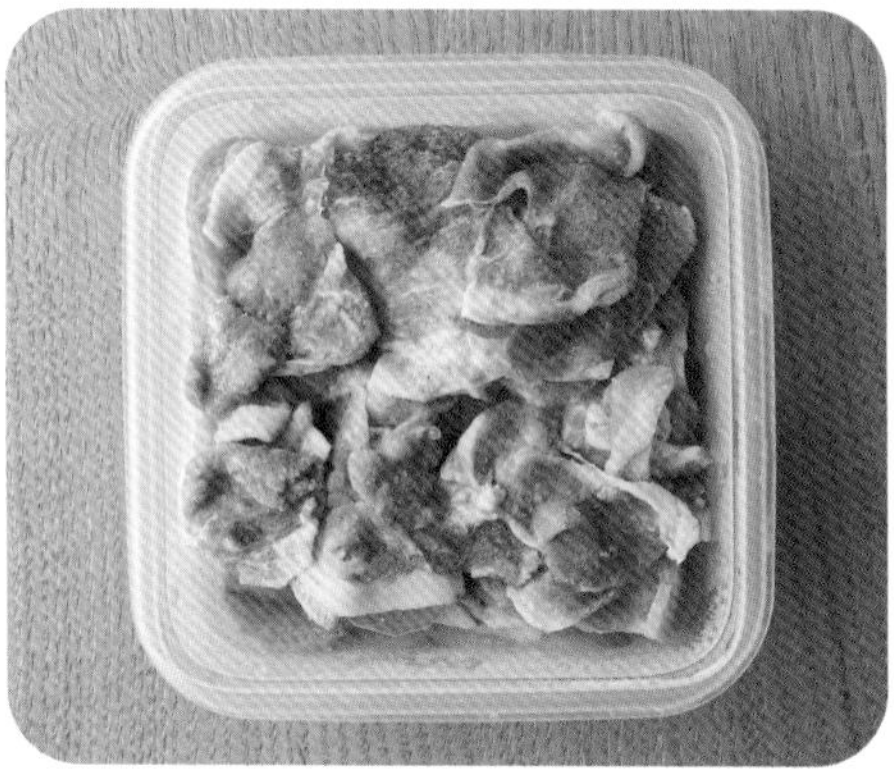

ふたを閉めて、冷凍庫へ。

3 電子レンジ加熱

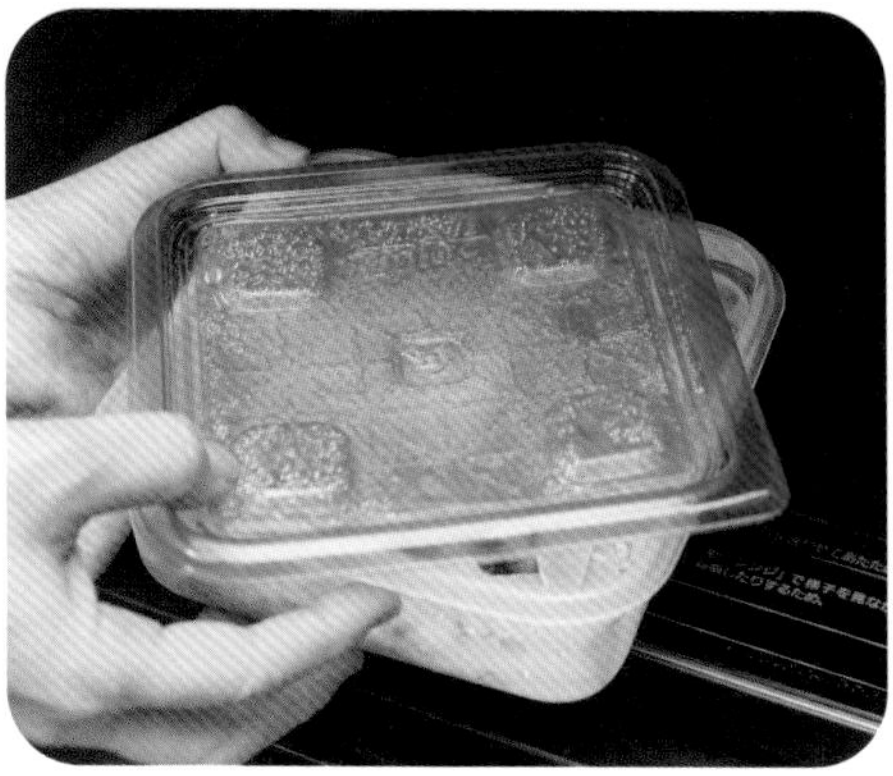

ふたを斜めにして600W7分加熱した後、混ぜる。

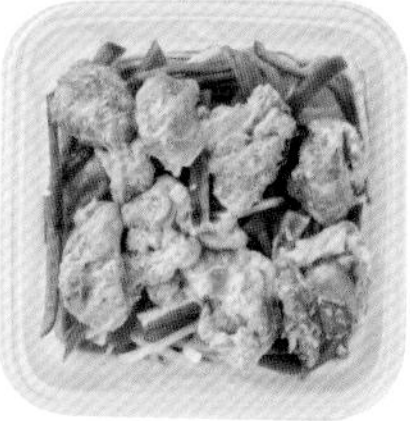

冷凍下味効果で鶏肉が柔らかく。カレー粉ともやしは生活習慣病予防・改善の期待大。

鶏肉のカレーマヨ

材料

鶏もも肉…100g
もやし…50g
ピーマン…1個（40g）

A
マヨネーズ…大さじ1
小麦粉・カレー粉…各小さじ1

B
ウスターソース…大さじ1

1 詰める

ピーマンは細切りにして、もやしとともにコンテナに入れる。鶏肉はひと口大に切り、**A**を揉み込んでからのせる。**B**をかける。

2 冷凍する

ふたを閉めて、冷凍庫へ。

3 電子レンジ加熱

ふたを斜めにして600W8分加熱した後、混ぜる。

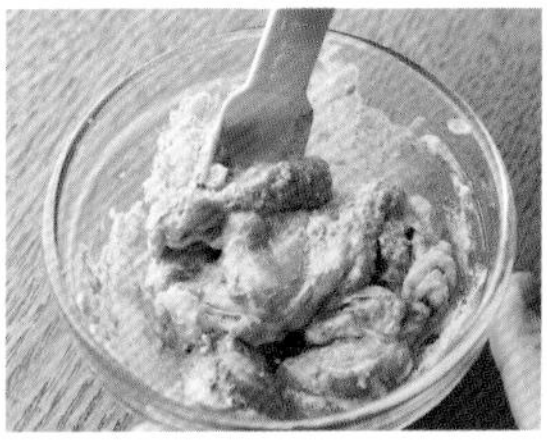

POINT
調味料を肉に絡めると下味冷凍効果で味が染み込み、ふっくら仕上がる。

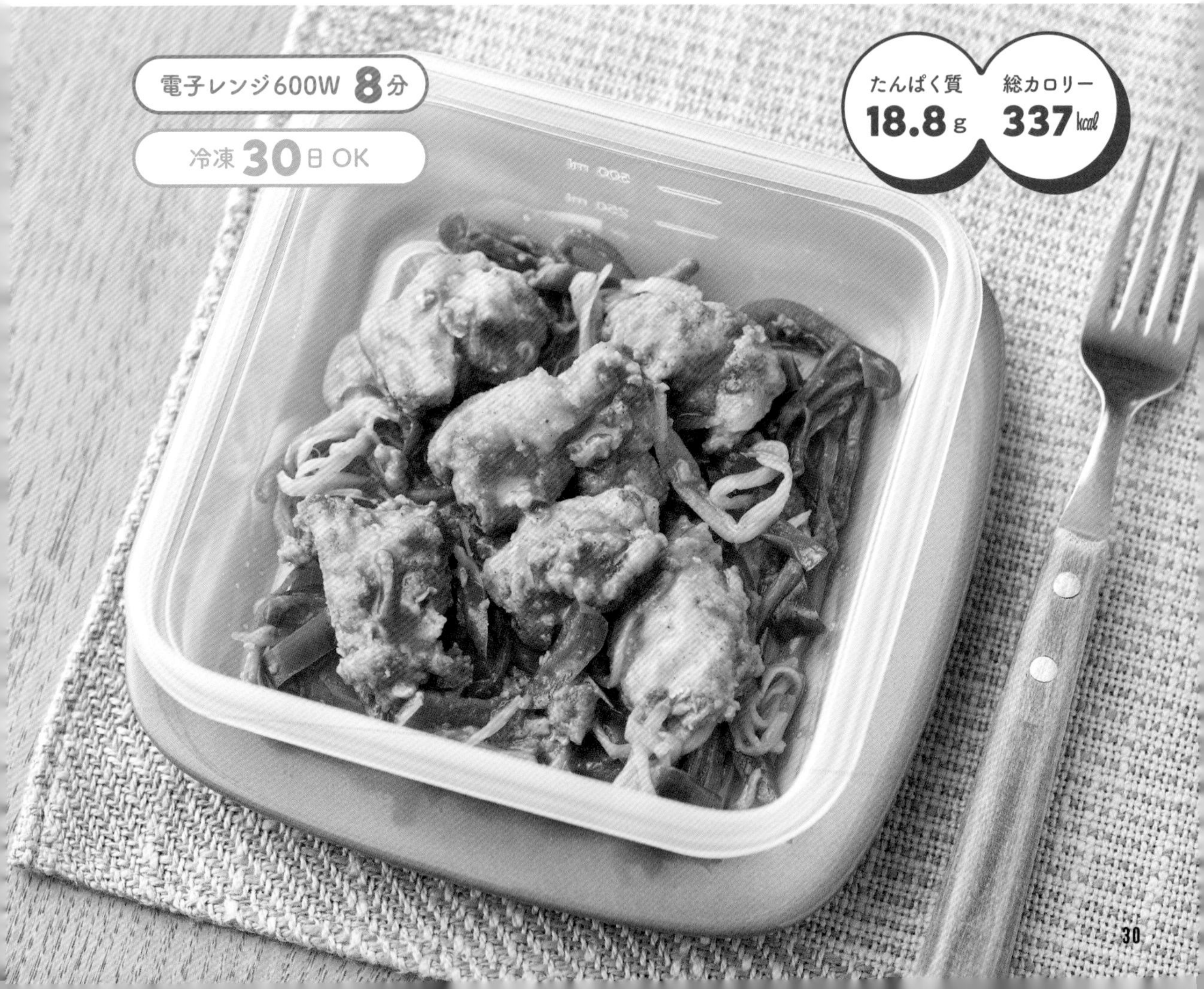

電子レンジ600W **8**分
冷凍 **30**日 OK

たんぱく質 **18.8**g
総カロリー **337**kcal

淡泊なむね肉も
照り焼き風味のカレーで大満足。
玉ねぎとカレー粉で血液サラサラ効果も。

照り焼きカレーチキン

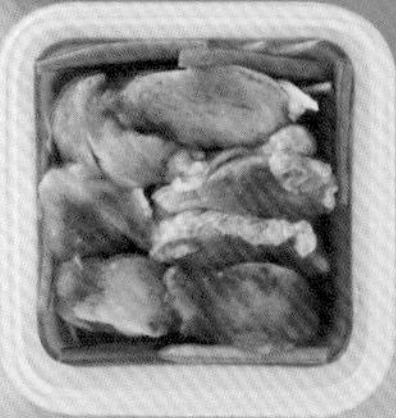

材料

- 鶏むね肉…100g
- 玉ねぎ…1/8個（25g）
- いんげん…4本（20g）
- 片栗粉…小さじ1

A

- 水…大さじ2
- 酒・みりん…各大さじ1
- しょうゆ…小さじ2
- カレー粉…小さじ1

1 詰める

玉ねぎは薄切り、いんげんは半分の長さに切ってコンテナに入れる。鶏肉はそぎ切りにして、片栗粉をまぶしてのせる。Aをかける。

2 冷凍する

ふたを閉めて、冷凍庫へ。

3 電子レンジ加熱

ふたを斜めにして600W 7分加熱した後、混ぜる。

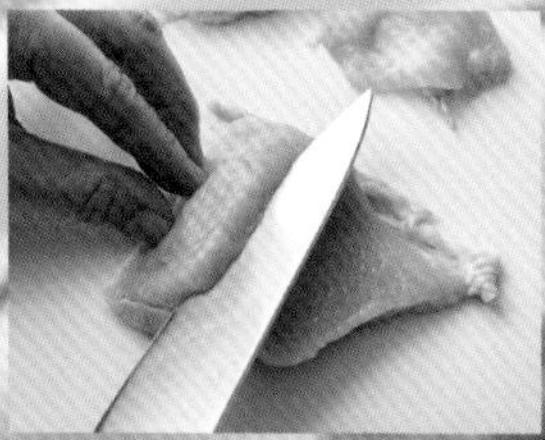

POINT

加熱ムラができないよう、包丁を寝かせてそぎ切りに。

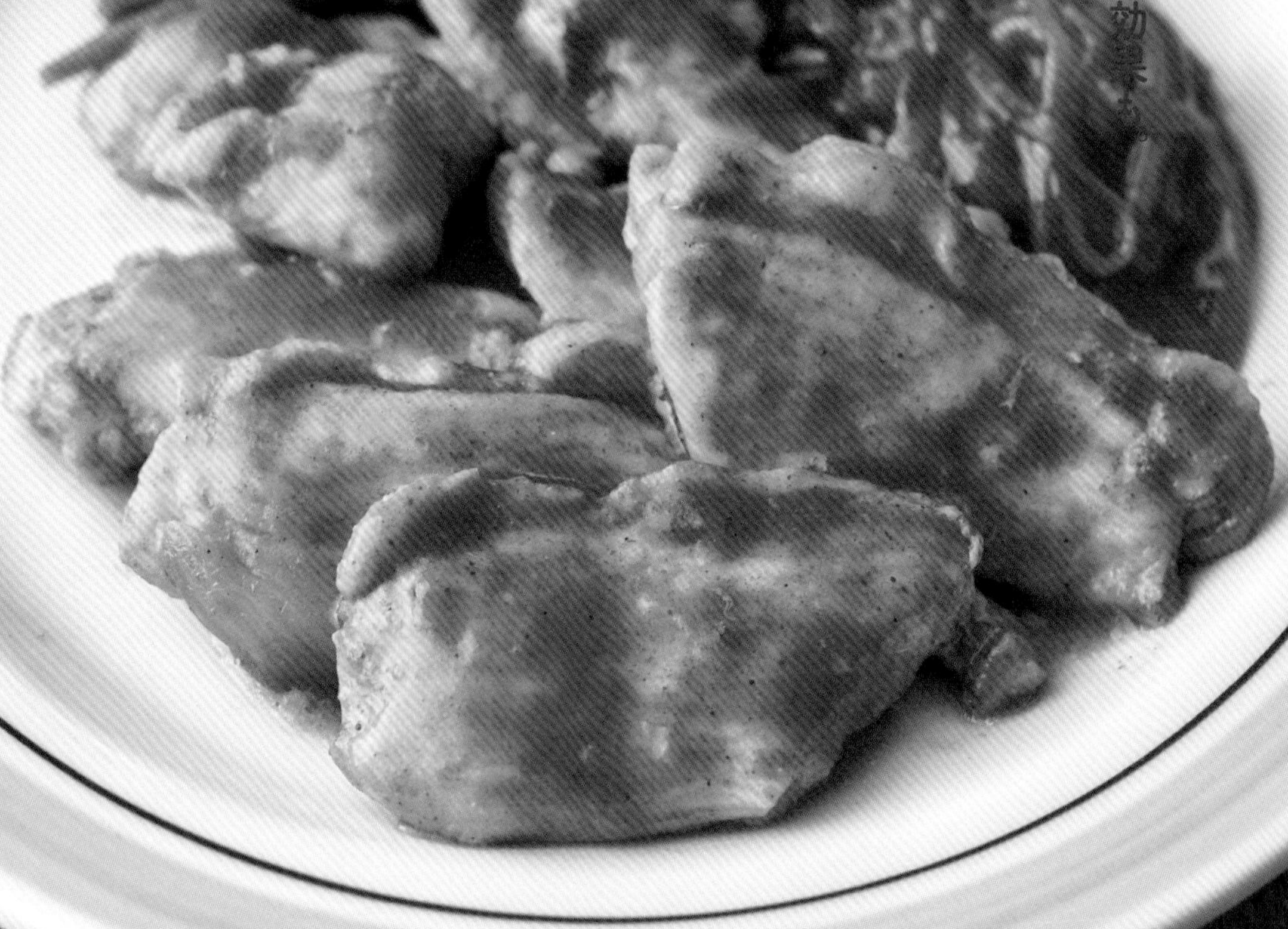

たんぱく質 **23.1g**　総カロリー **226kcal**

電子レンジ600W **7分**

冷凍 **30日OK**

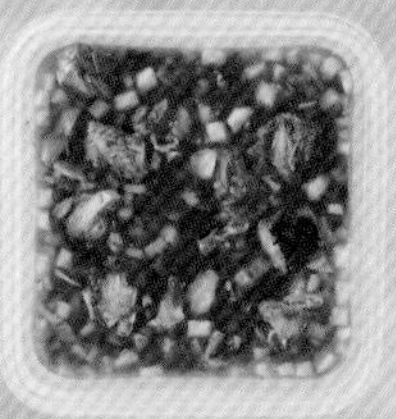

サバ缶を使って調理をラクに。
骨ごと食べられるから
カルシウムも豊富。

サバ缶大根カレー

材料
サバ缶（水煮）…1缶（115g）
玉ねぎ…1/8個（25g）
大根…2㎝（80g）
A カットトマト缶…大さじ3
　カレー粉・はちみつ・片栗粉…各小さじ1
　洋風スープの素（顆粒）…小さじ1/2

1 詰める
玉ねぎと大根は5㎜角に切り、コンテナに入れる。サバ缶はほぐしてから、汁ごと入れる。Aを混ぜ合わせてかける。

2 冷凍する
ふたを閉めて、冷凍庫へ。

3 電子レンジ加熱
ふたを斜めにして600W7分加熱した後、混ぜる。

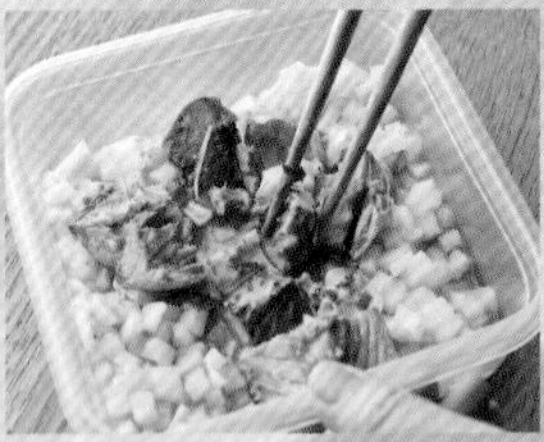

POINT
サバをサッとほぐすと、調味料が染み込みやすい。

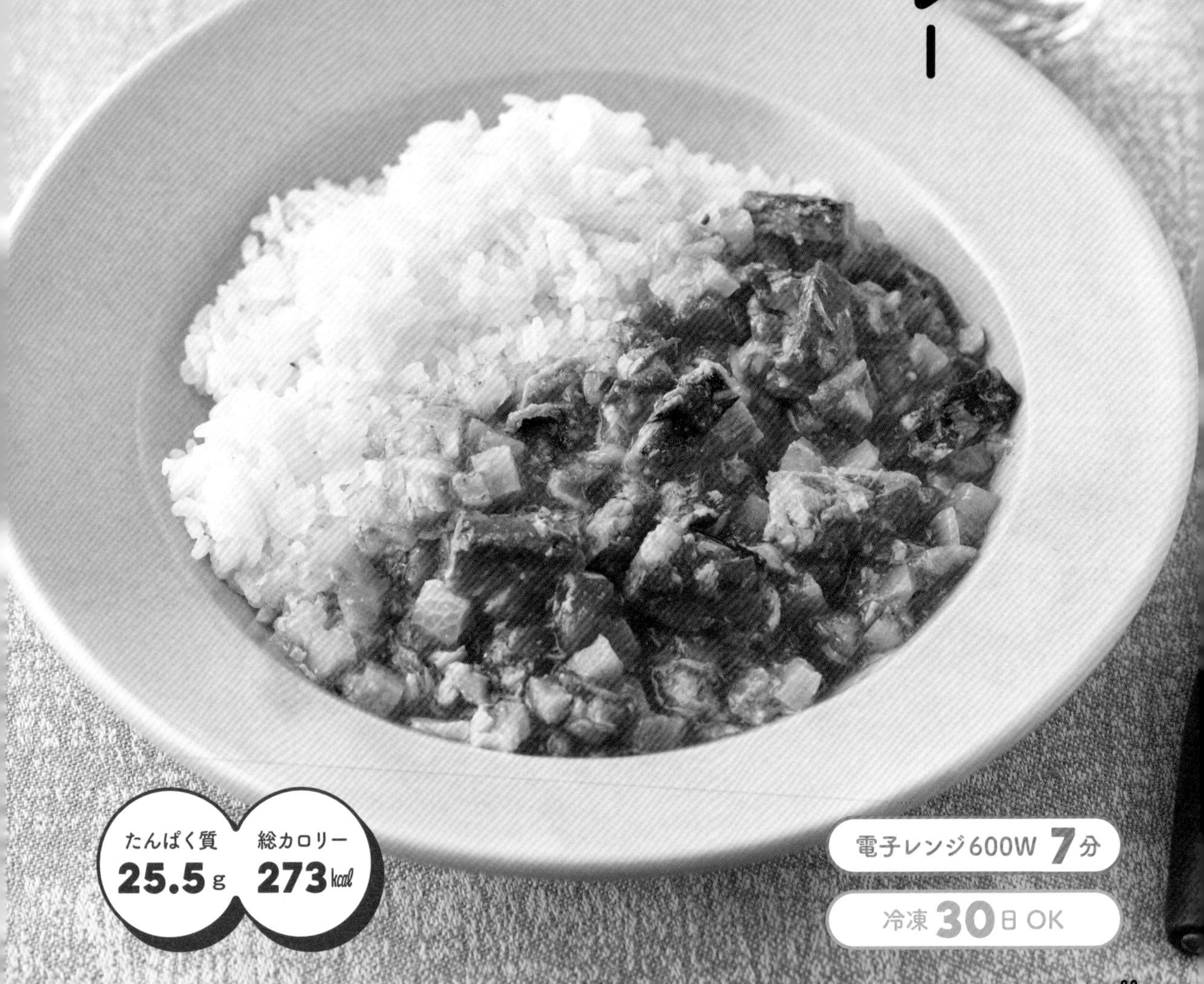

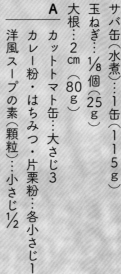

たんぱく質 25.5g
総カロリー 273kcal

電子レンジ600W 7分
冷凍 30日 OK

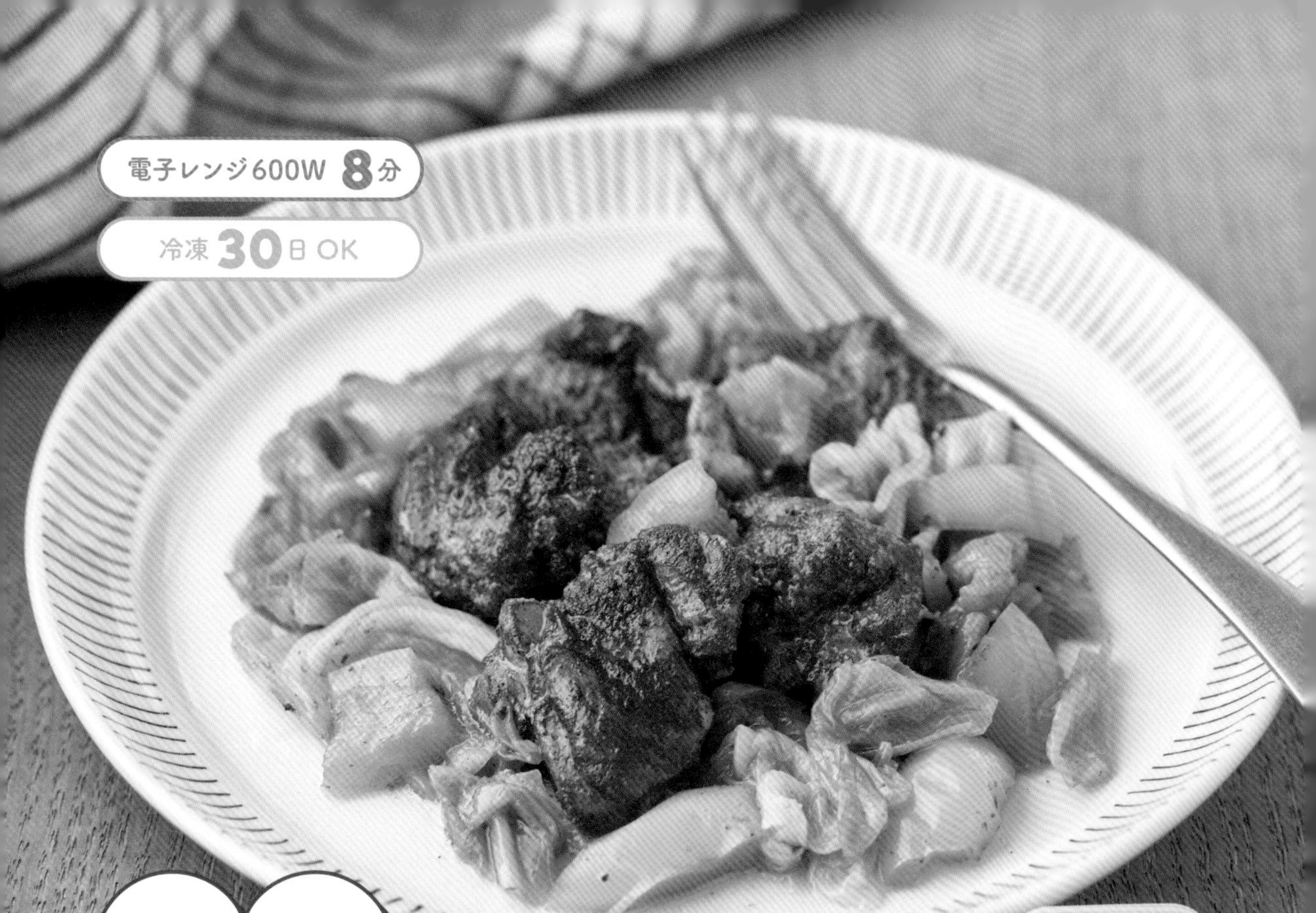

電子レンジ600W 8分

冷凍30日OK

たんぱく質 17.9g

総カロリー 295kcal

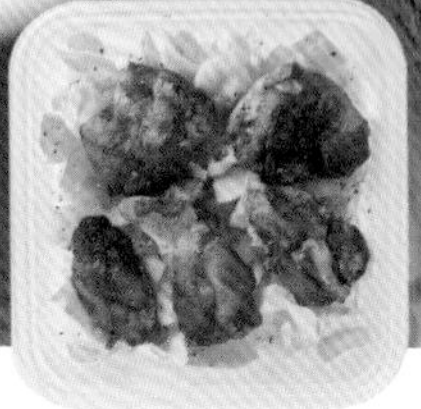

奥深い香りが
ふわりたちこめ食欲を刺激。
パプリカとキャベツでビタミンCもたっぷり。

オールスパイスチキン

材料

鶏もも肉…100g
キャベツ…1枚(50g)
黄パプリカ…1/4個(40g)
バター…8～10g

A
オールスパイス…小さじ1
小麦粉…小さじ1/2

B
塩…小さじ1/4
ブラックペッパー…少々

1 詰める

キャベツは3cm角に切り、パプリカは乱切りにしてコンテナに入れる。鶏肉はひと口大に切り、Aをまぶしてのせる。Bをかけ、バターをのせる。

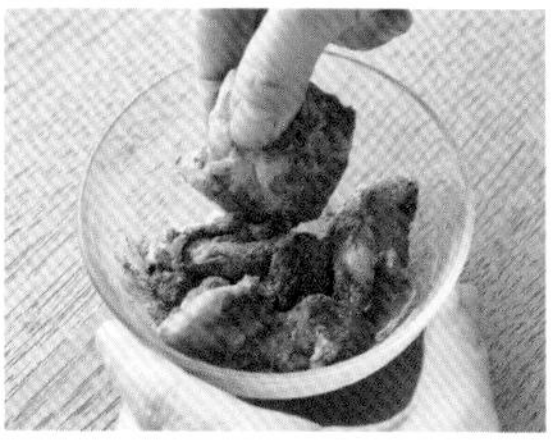

POINT

小麦粉とオールスパイスをまんべんなく肉に絡めて。

2 冷凍する

ふたを閉めて、冷凍庫へ。

3 電子レンジ加熱

ふたを斜めにして600W8分加熱した後、混ぜる。

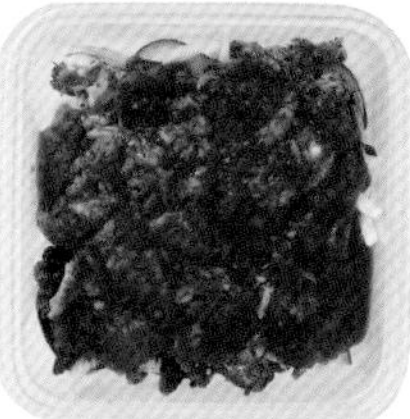

緑黄色野菜と牛肉で
免疫力強化。バジルの
ビタミンKは骨づくりをサポート。

牛肉のトマト煮

材料

牛肩薄切り肉…100g
玉ねぎ…1/8個（25g）
なす…1本（80g）

A
オールスパイス・小麦粉
…各小さじ1
バジル（乾燥）…小さじ1/2

B
カットトマト缶
…大さじ3
ケチャップ…大さじ1
洋風スープの素（顆粒）
…小さじ1/2

1 詰める
なすは5㎜幅の半月切りにして塩水にさらし、水気を拭く。玉ねぎは薄切りにして、それぞれコンテナに入れる。牛肉は3㎝長さに切り、Aをまぶしてのせ、Bをかける。

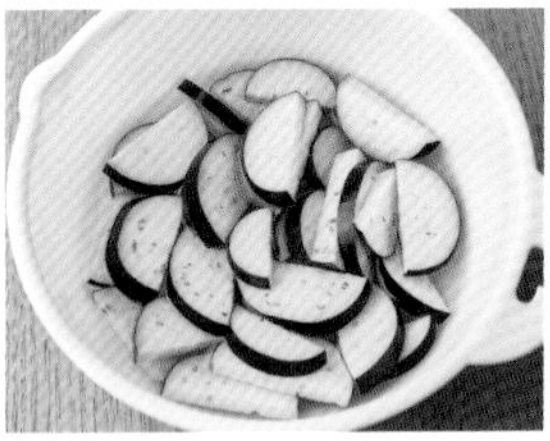

2 冷凍する
ふたを閉めて、冷凍庫へ。

3 電子レンジ加熱
ふたを斜めにして600W7分加熱した後、混ぜる。

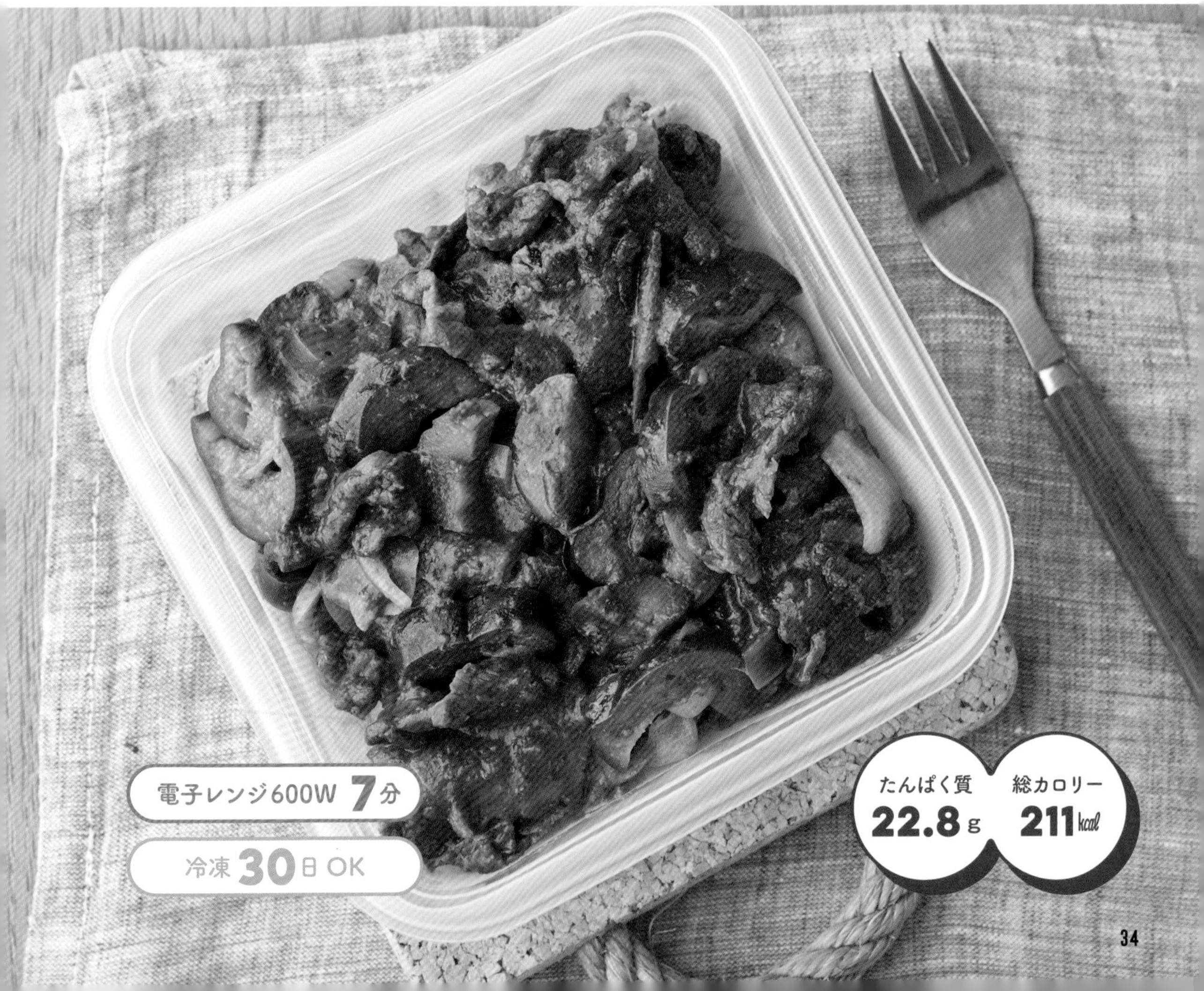

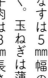

電子レンジ600W 7分
冷凍 30日 OK
たんぱく質 22.8g
総カロリー 211kcal

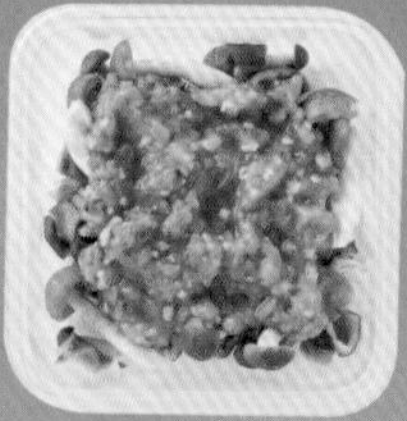

そぼろの山椒甘酢ソース

とろみがついた甘酢あんを
山椒の香りが引き立てる。
ごはんにかけて丼にもおすすめ。

材料

鶏ひき肉…100g
しめじ…50g
ピーマン…1個（40g）

A
水…大さじ1
しょうゆ・すし酢・ごま油…各小さじ1
片栗粉…小さじ½
粉山椒…小さじ⅓

1 詰める
しめじは小房に分け、ピーマンは乱切りにしてコンテナに入れる。鶏ひき肉とAを混ぜ合わせ、平らになるようにのせる。

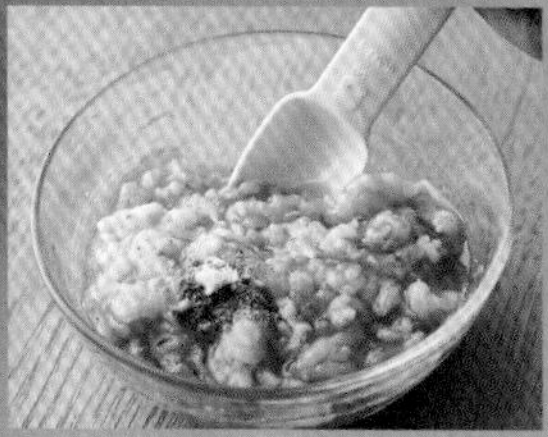

2 冷凍する
ふたを閉めて、冷凍庫へ。

3 電子レンジ加熱
ふたを斜めにして600W7分加熱した後、混ぜる。

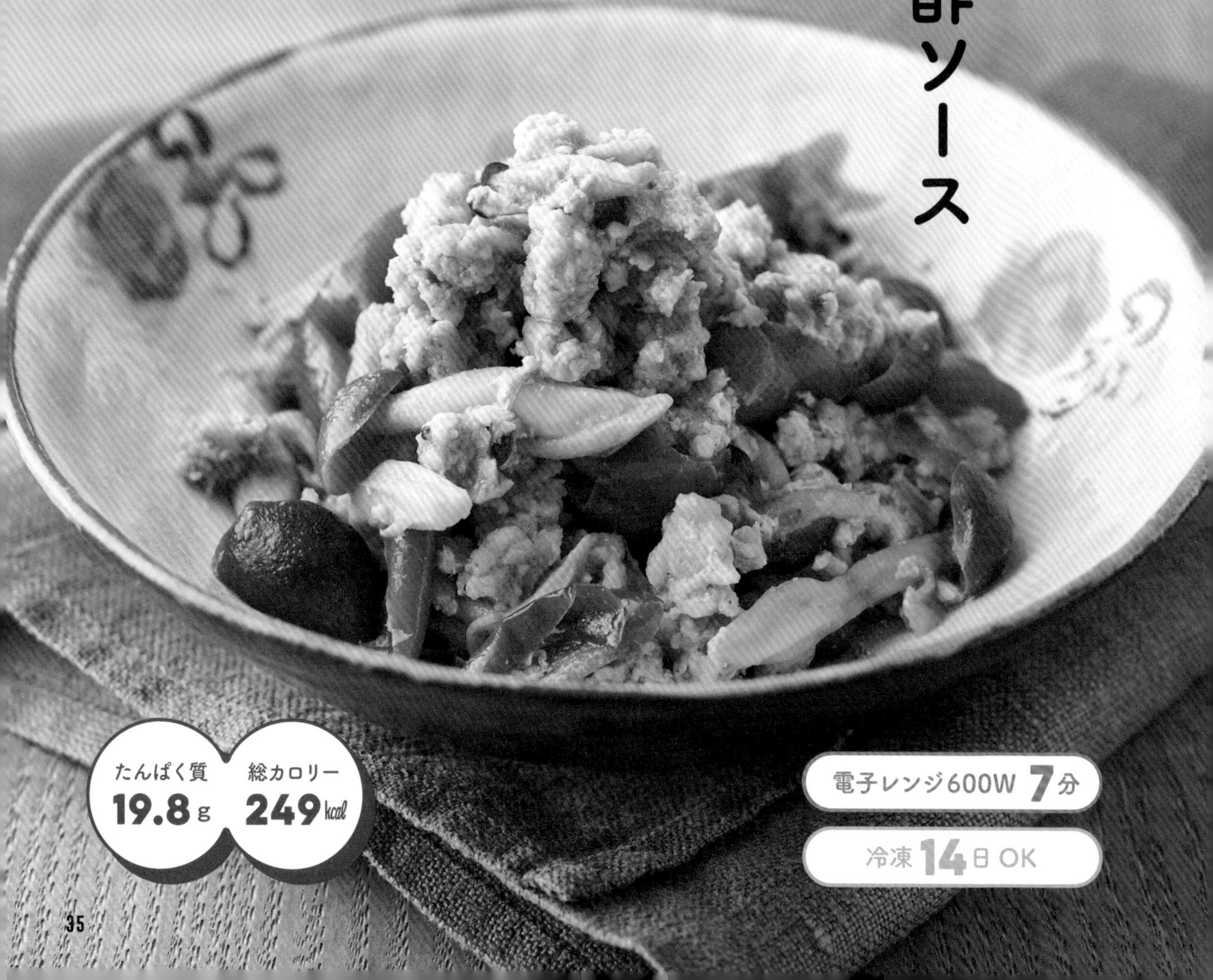

たんぱく質 19.8g
総カロリー 249kcal

電子レンジ600W 7分
冷凍 14日 OK

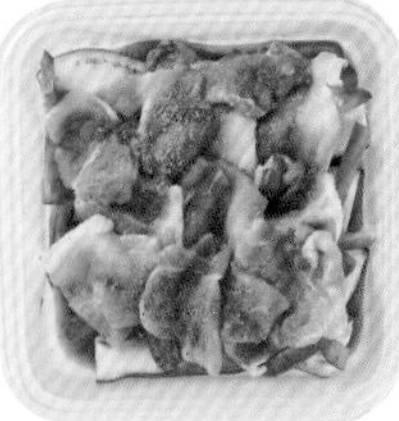

豚肉と好相性の山椒は
血液の循環を改善
食欲増進効果も期待。

豚肉の山椒焼き

材料

豚もも薄切り肉…100g
赤パプリカ…1/4個(40g)
なす…1本(80g)
片栗粉…小さじ1/2

A
酒・みりん・しょうゆ…各小さじ2
粉山椒…小さじ1/3

1 詰める

なすは長さを半分にしてから縦に4分割に切って塩水にさらし、水気を拭く。赤パプリカは長さ半分の細切りにして、コンテナに入れる。豚肉は3cm長さに切り、片栗粉をまぶしてのせる。**A**をかける。

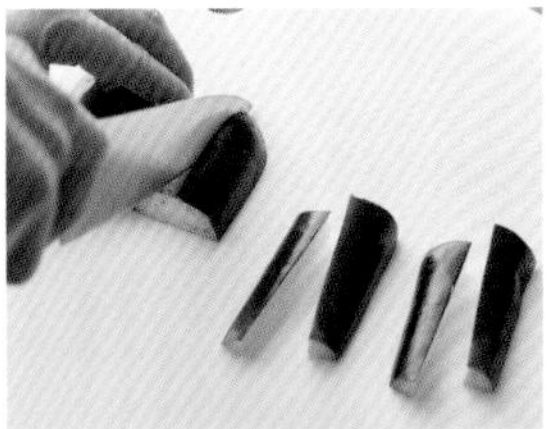

2 冷凍する

ふたを閉めて、冷凍庫へ。

3 電子レンジ加熱

ふたを斜めにして600W7分加熱した後、混ぜる。

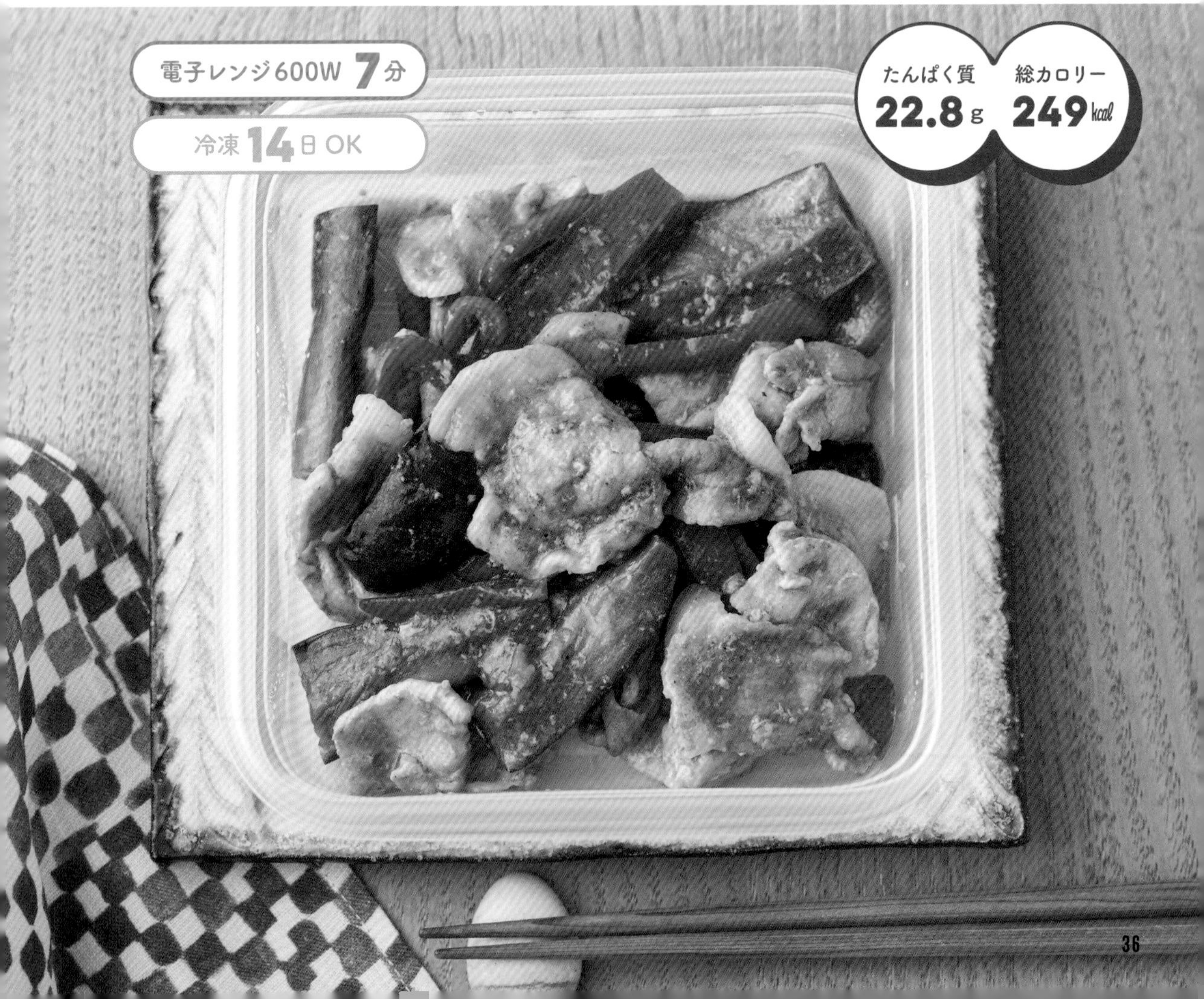

電子レンジ600W **7**分

冷凍**14**日OK

たんぱく質 **22.8**g

総カロリー **249**kcal

冷凍コンテナごはんQ＆A

Q ターンテーブルタイプの電子レンジでも作れる？

A コンテナを置く位置に注意して。

本書ではフラットタイプの電子レンジを使用していますが、ターンテーブルタイプの電子レンジでも作れます。ただし、コンテナを置く位置だけ注意が必要です。フラットタイプは電子レンジの中央に、ターンテーブルタイプはお皿の端にコンテナを置くと、均一に火が通ります。

ターンテーブルタイプ

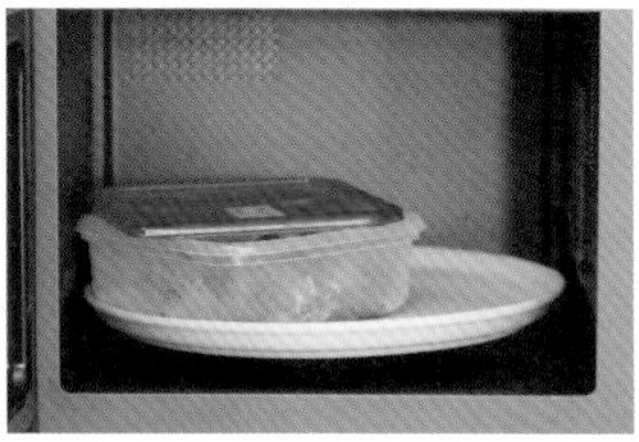

お皿の端に置く

フラットタイプ

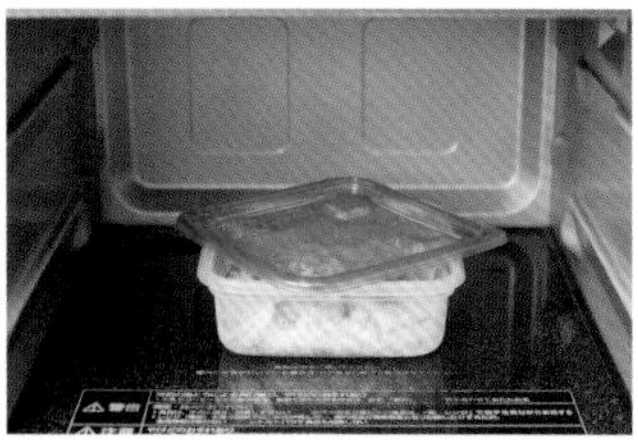

真ん中に置く

Q きちんと火が通っているか心配。

A 余熱を利用して全体を絡めて。

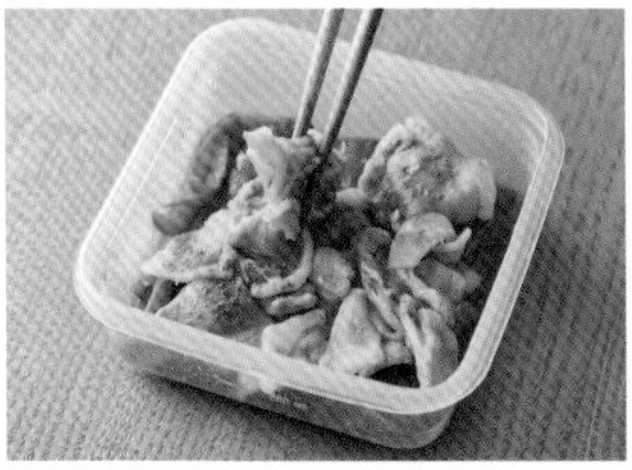

余熱を使って火を通す

↓

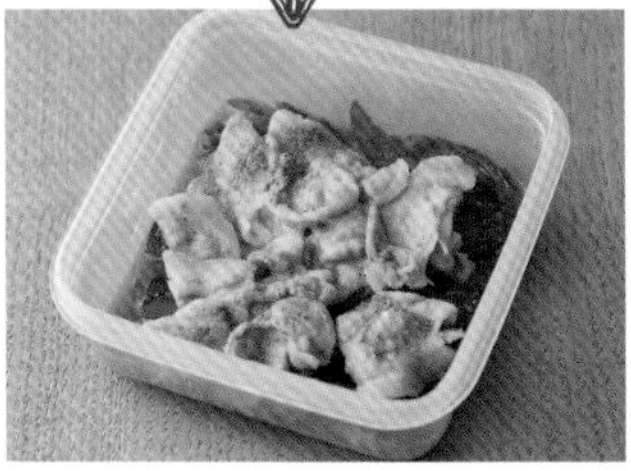

それでも赤ければ追い加熱

コンテナに食材を詰める際、一切火を使わない「冷凍コンテナごはん」。特に肉は、火の通りが心配になります。加熱後すぐに全体を混ぜ合わせ、まずは温まった食材の熱を利用して余熱で火を通します。それでも少し肉が赤い場合は20秒ごとに再加熱して、様子を見ましょう。

Q 1つのコンテナで2倍量作れますか？

A コンテナを1つで一食分を想定。

切り方や加熱時間など1コンテナ1食分を想定して、レシピ制作しています。分量を変えると加熱ムラやできあがりの味に差が生じます。2食分作る時は、コンテナを2つご用意ください。

Q コンテナの油汚れが落ちにくい。

A 泡状スプレー洗剤を使って。

プラスチック製のコンテナについた油汚れが落ちにくい時は、泡状のスプレー洗剤がおすすめです。シュッとひと吹きして1、2分放置した後、スポンジで洗い流せばきれいに落ちます。

ラクして

健康寿命を延ばすレシピ3

免疫力を上げる ビタミンCが豊富 「緑黄色野菜・根菜おかず」

免疫力を上げ、さまざまな病気や老化から体を守る働きがあるビタミンC。
体内で合成することができないため、毎日こまめに摂ることが大切です。
免疫細胞を効率よく作る動物性たんぱく質と、
ビタミンCが豊富な野菜を使って、主菜になるおかずを作りました。
電子レンジによる加熱はゆでこぼしの心配もなく、
火を使うよりビタミンCが高い割合で保たれます。

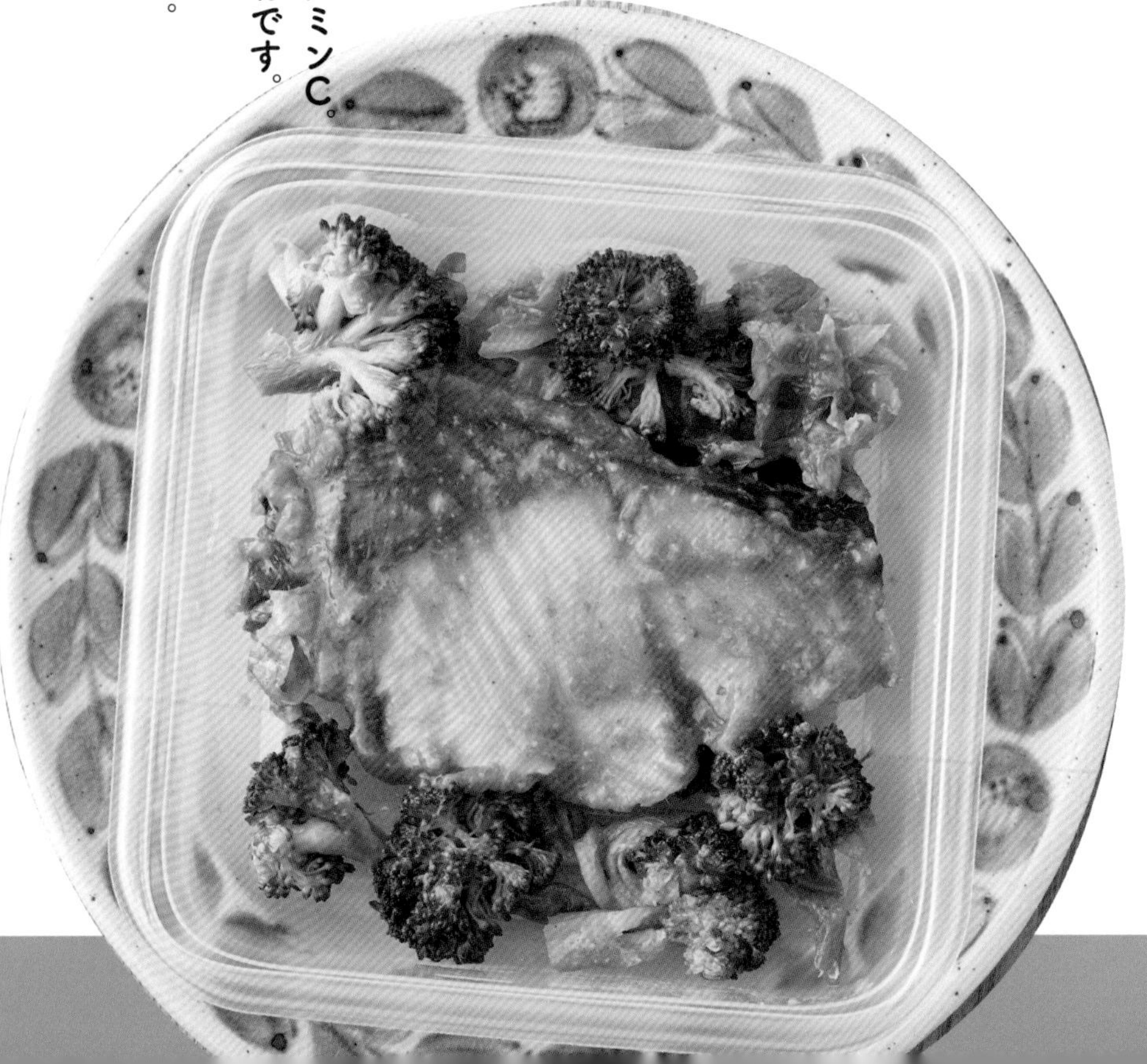

ビタミンCを摂ると得られる4つのチカラ

老化予防

強い抗酸化作用があり、体が老化する原因となる活性酸素の発生を抑えます。発がん性物質「ニトロソアミン」の形成を防ぐという報告もあり、抗がん作用も期待されています。

免疫力をアップする

免疫細胞のマクロファージやナチュラルキラー細胞を活性化、風邪やストレスに対する抵抗力が高まります。副腎皮質ホルモンの合成を促す役目も果たし、疲れにくく健やかな体を叶えます。

体内の血液量を増やす

ビタミンCは動物性たんぱく質と一緒に摂るのがおすすめ。肉や魚に含まれることが多い鉄分の吸収率を高め、体内の血液量を増やします。

血管や骨の健康を維持する

細胞の結合組織であるコラーゲンの生成をサポート。血管や骨、筋肉を丈夫に、若々しくハリや弾力のある肌を作ります。シミやしわの予防にも。

ビタミンCプラスαの役割が期待できる根菜・緑黄色野菜

ビタミンCに加え、他のミネラルも豊富に含む根菜や緑黄色野菜はシニア世代が積極的に摂りたい野菜です。

体の冷えが気になる人は体温アップに働きかける、にんじんや大根、レンコンなどの根菜がおすすめ。ナチュラルキラー細胞は35℃台では動きが鈍く、36・5度で最も活性化します。体を温めることは、免疫力アップにつながります。

ほうれん草やにんじんなどβカロテン豊富な緑黄色野菜は抗酸化力が強く、元気をチャージし、若々しさを保ちます。ひとつの野菜ばかりを食べるのではなく、なるべく多くの種類を心がけると、栄養バランスもよく、脳への刺激にもなります。

レシピに使用した野菜はコレ！

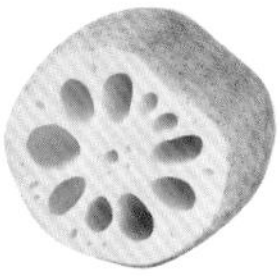

レンコン

粘り成分のムチンがウィルスの侵入を防ぎ、風邪や感染症を予防。

ビタミンC **48**mg
総カロリー **66**kcal

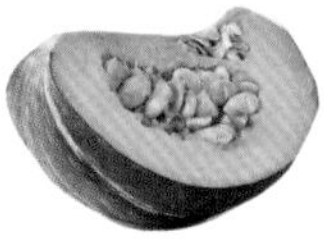

かぼちゃ

ビタミンE・βカロテンの含有量は野菜の中でもトップクラス。

ビタミンC **43**mg
総カロリー **78**kcal

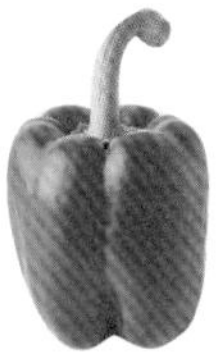

パプリカ

赤い色素「カプサイシン」パワーで、不要なコレステロールを除去。

ビタミンC **170**mg
総カロリー **28**kcal

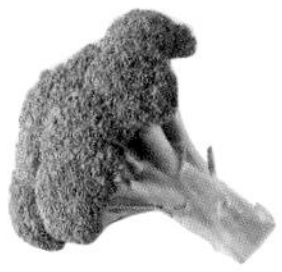

ブロッコリー

別名「野菜の王様」。葉酸やファイトケミカルの一種・スルフォラファンも。

ビタミンC **140**mg
総カロリー **37**kcal

風邪やインフルエンザ予防にも！
レンコンと鶏肉に
ゆずの香りを添えて。

ゆずみそチキン

材料

- 鶏もも肉…100g
- レンコン…50g
- 白菜…¼枚（50g）
- A 酒・みりん…各小さじ2
- 砂糖・刻みゆず（チューブ）…各小さじ1
- みそ…小さじ½

電子レンジ600W **8**分

冷凍**30**日OK

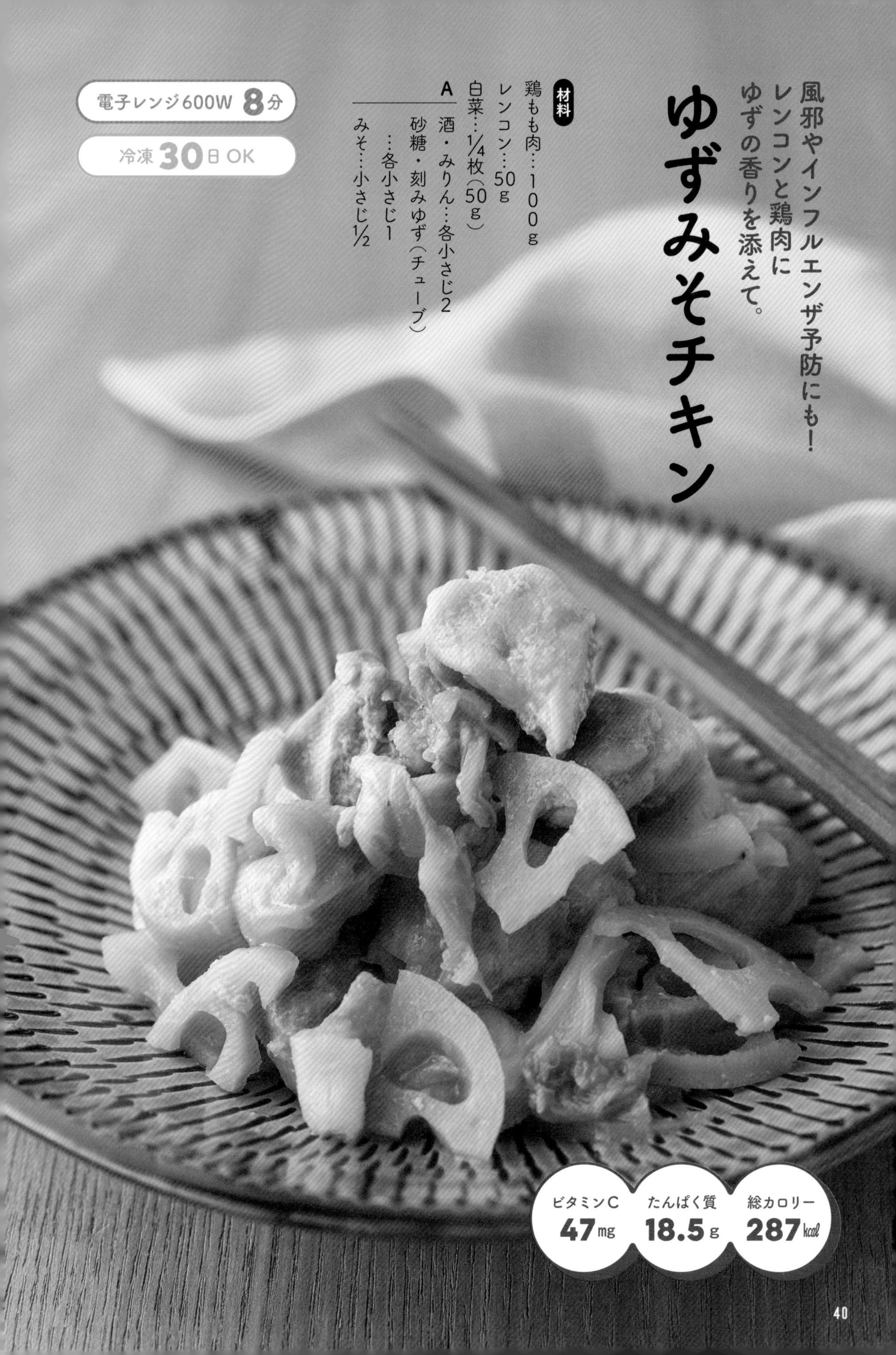

ビタミンC	たんぱく質	総カロリー
47mg	18.5g	287kcal

1 詰める

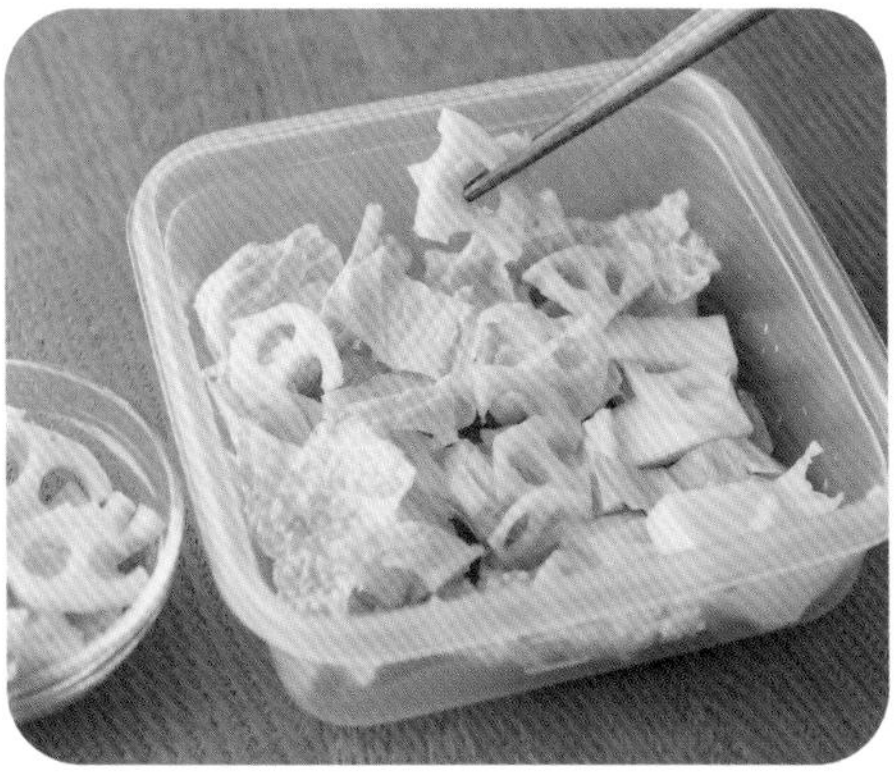

レンコンは2㎜幅のいちょう切りにして酢水にさらし、水気を拭く。白菜は2㎝幅に切って、それぞれコンテナに入れる。鶏肉はひと口大に切ってのせる。**A**を混ぜ合わせてかける。

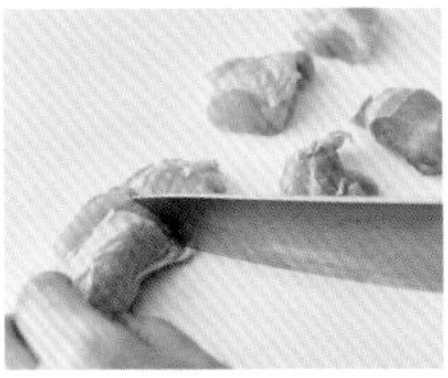

POINT

鶏肉は薄いものを選んで。厚い場合は、加熱ムラになる場合があるため包丁で開いて薄くして。

2 冷凍する

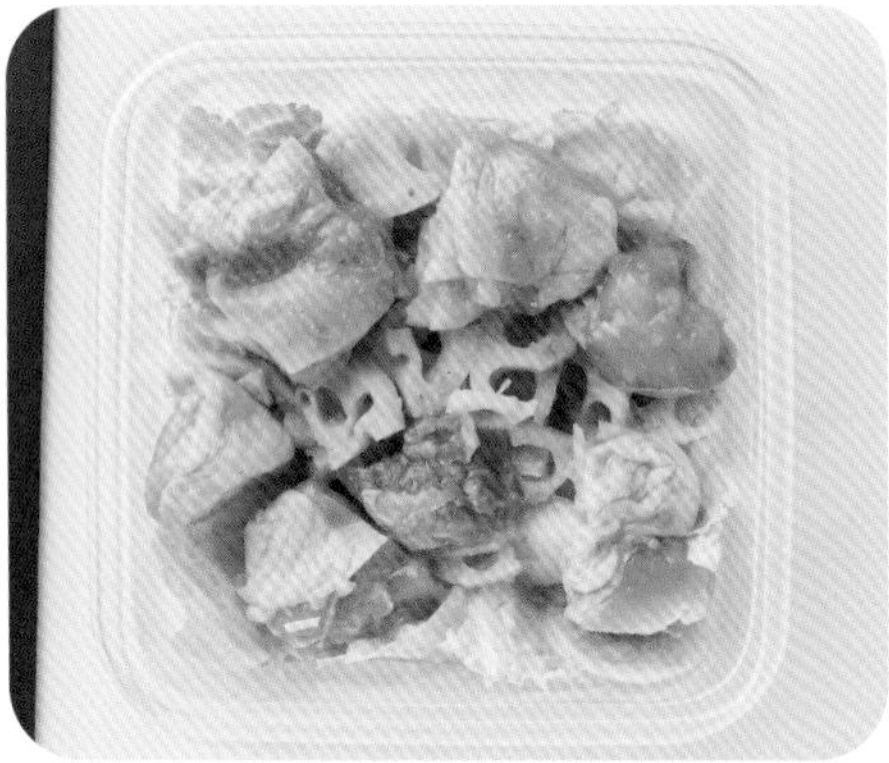

ふたを閉めて、冷凍庫へ。

3 電子レンジ加熱

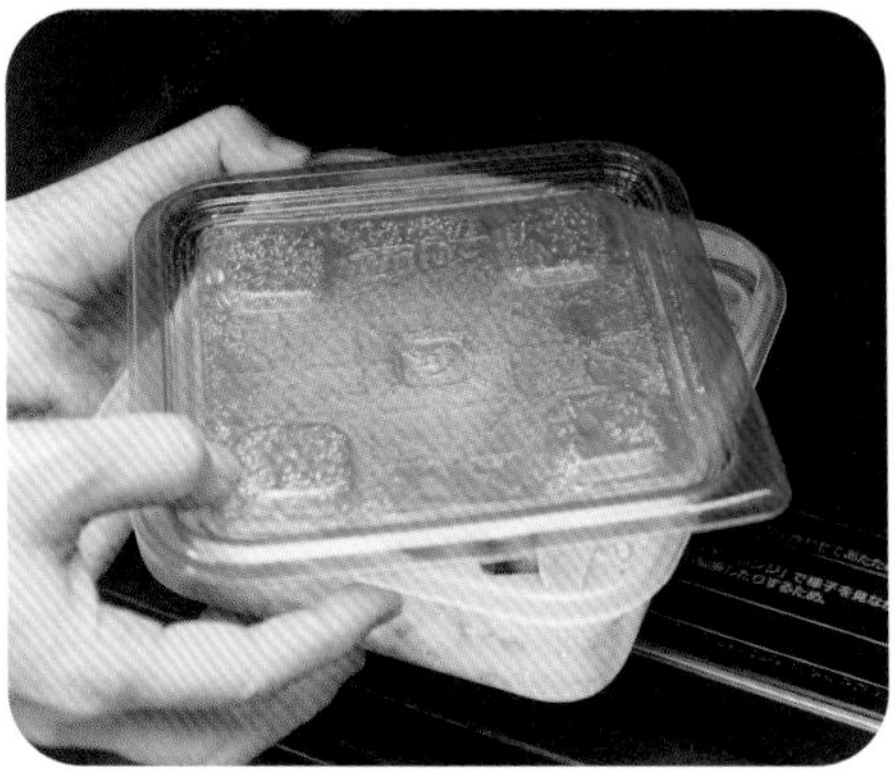

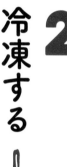

ふたを斜めにして600W8分加熱した後、混ぜる。

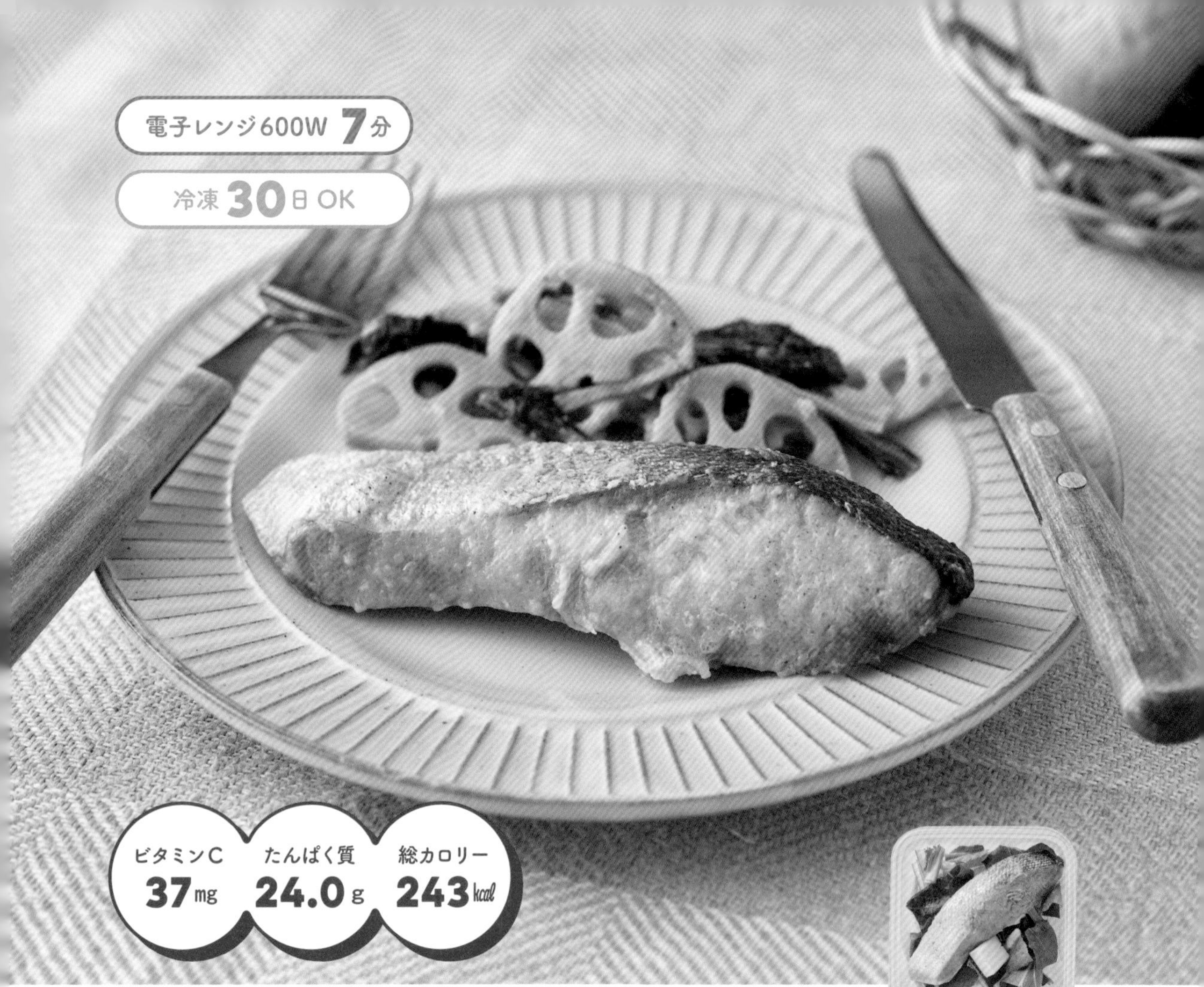

電子レンジ600W 7分

冷凍30日OK

ビタミンC 37mg

たんぱく質 24.0g

総カロリー 243kcal

洗い物が面倒な魚料理もラクチン。鮭にコーティングした小麦粉に調味料が絡んで美味しさアップ。

ガーリックサーモン

材料

鮭（切り身）…1切れ（100g）
レンコン…50g
小松菜…1株（30g）
小麦粉…小さじ1
バター…8〜10g
A 塩・コショウ・ニンニク（すりおろし）…各少々

1 詰める

レンコンは2㎜の半月切りにして酢水にさらし、水気を拭く。小松菜は3㎝長さに切って、それぞれコンテナに入れる。鮭は塩（分量外）を少々ふって5分ほど置き、水で洗い流し水気を拭く。小麦粉をまぶしてのせる。Aをかけて、バターをのせる

2 冷凍する

ふたを閉めて、冷凍庫へ。

3 電子レンジ加熱

ふたを斜めにして600W7分加熱した後、混ぜる。

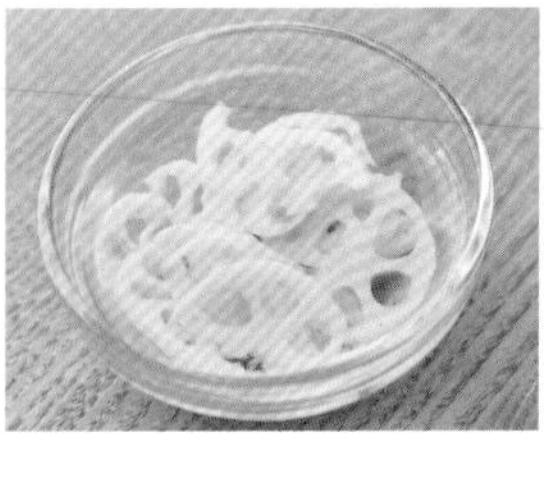

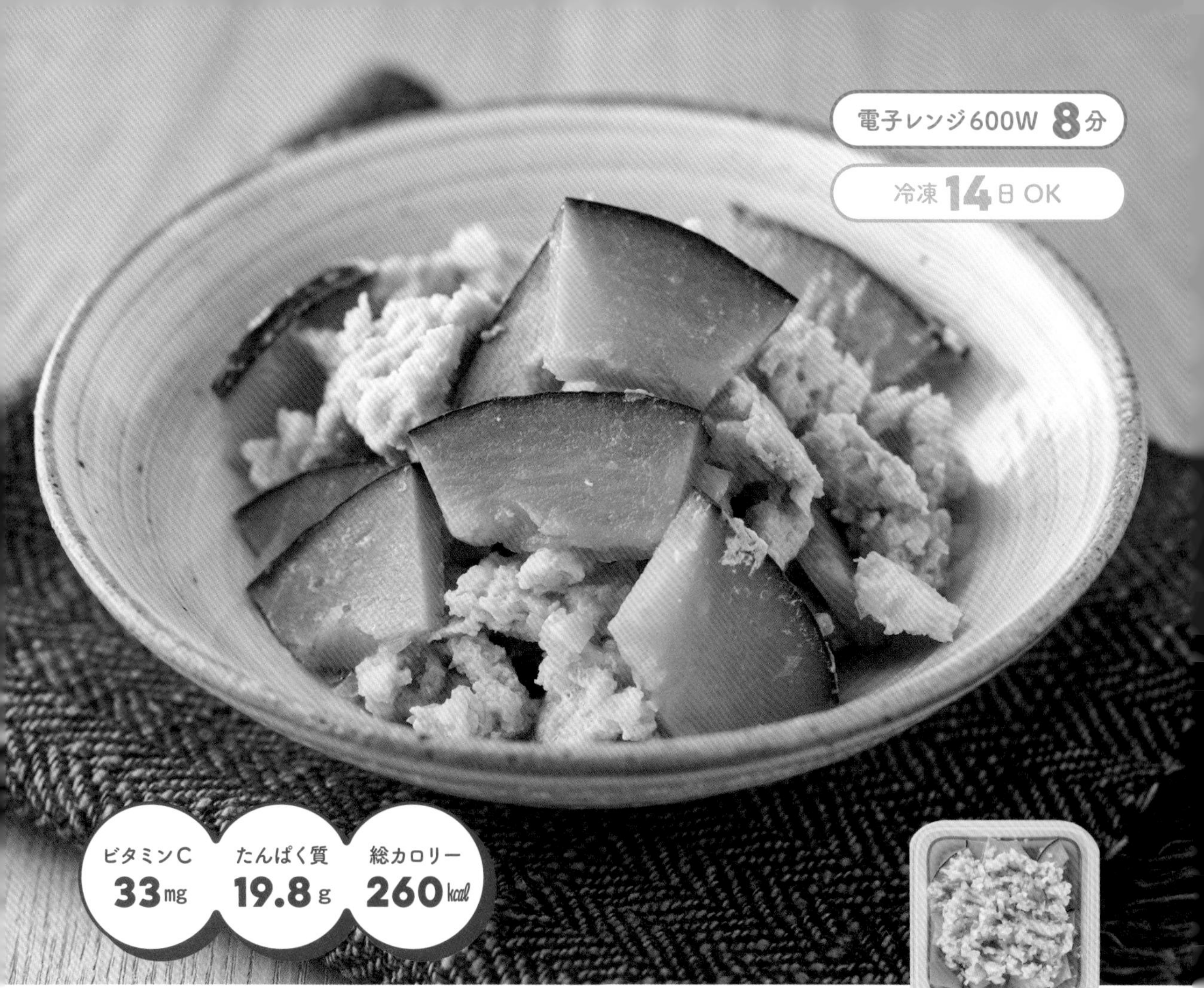

電子レンジ600W 8分

冷凍 14日 OK

ビタミンC 33mg
たんぱく質 19.8g
総カロリー 260kcal

ビタミンCたっぷりの
ほくほくかぼちゃを
消化のよいひき肉と一緒に

かぼちゃのそぼろ和え

材料

鶏ひき肉…100g
かぼちゃ…70g
玉ねぎ…1/8個(25g)

A
水…大さじ5
めんつゆ(3倍濃縮)…大さじ1
砂糖…小さじ1
しょうが(すりおろし)…少々

1 詰める

かぼちゃは5㎜幅の3㎝長さに切り、コンテナに入れる。玉ねぎはみじん切りにして、鶏ひき肉と混ぜて平らになるようにのせる。Aをかける。

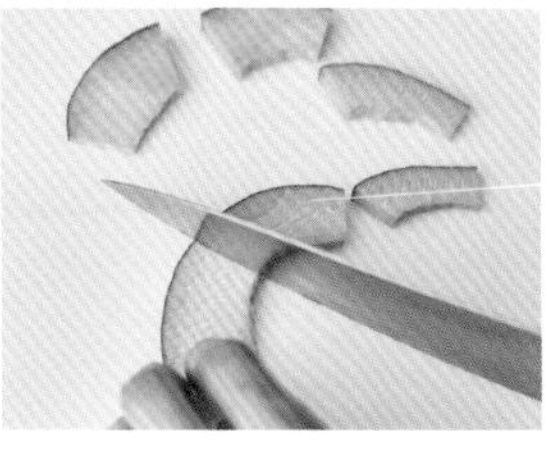

2 冷凍する

ふたを閉めて、冷凍庫へ。

3 電子レンジ加熱

ふたを斜めにして600W8分加熱した後、混ぜる。

免疫に有効な成分の宝庫・椎茸もプラス。
レンジ加熱なら
タラやかぼちゃの煮崩れもなし。

タラとかぼちゃの煮付け

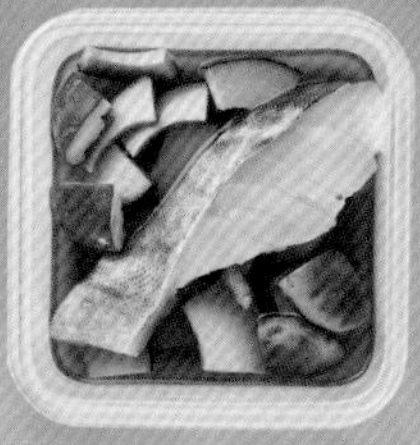

材料

タラ（切り身）…1切れ（100g）
かぼちゃ…70g
椎茸…1個（20g）
片栗粉…小さじ½

A
水…大さじ4
酒…大さじ1
しょうゆ・みりん…各小さじ2
しょうが（すりおろし）…少々

1 詰める
かぼちゃは3㎜幅の3㎝長さに、椎茸は四つ割りにしてコンテナに入れる。タラに塩（分量外）を少々ふって5分ほど置き、水で洗い流し水気を拭く。片栗粉をまぶしてのせる。Aをかける

2 冷凍する
ふたを閉めて、冷凍庫へ。

3 電子レンジ加熱
ふたを斜めにして600W7分加熱した後、混ぜる。

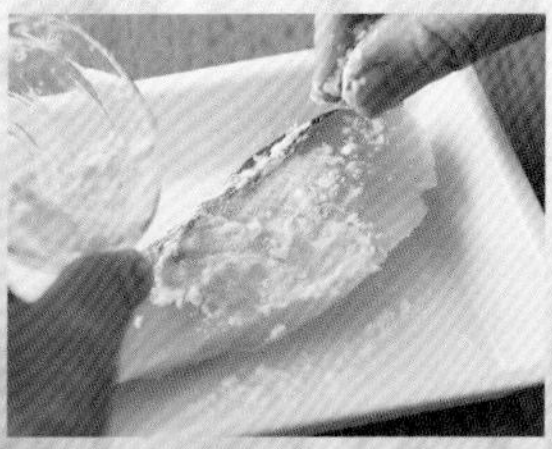

POINT
煮崩れを防ぐため、片栗粉をまぶす。

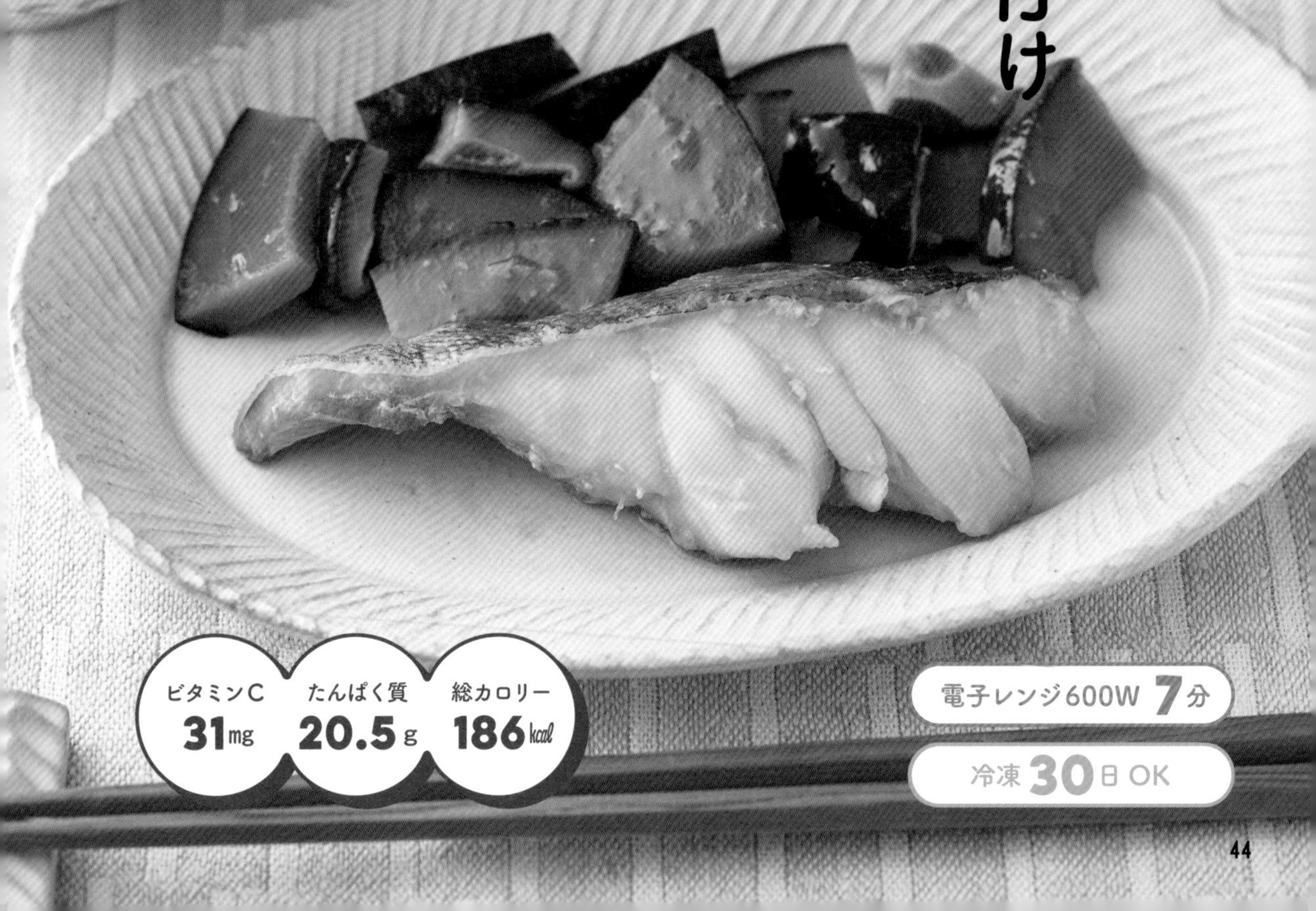

ビタミンC 31mg
たんぱく質 20.5g
総カロリー 186kcal

電子レンジ600W 7分
冷凍 30日 OK

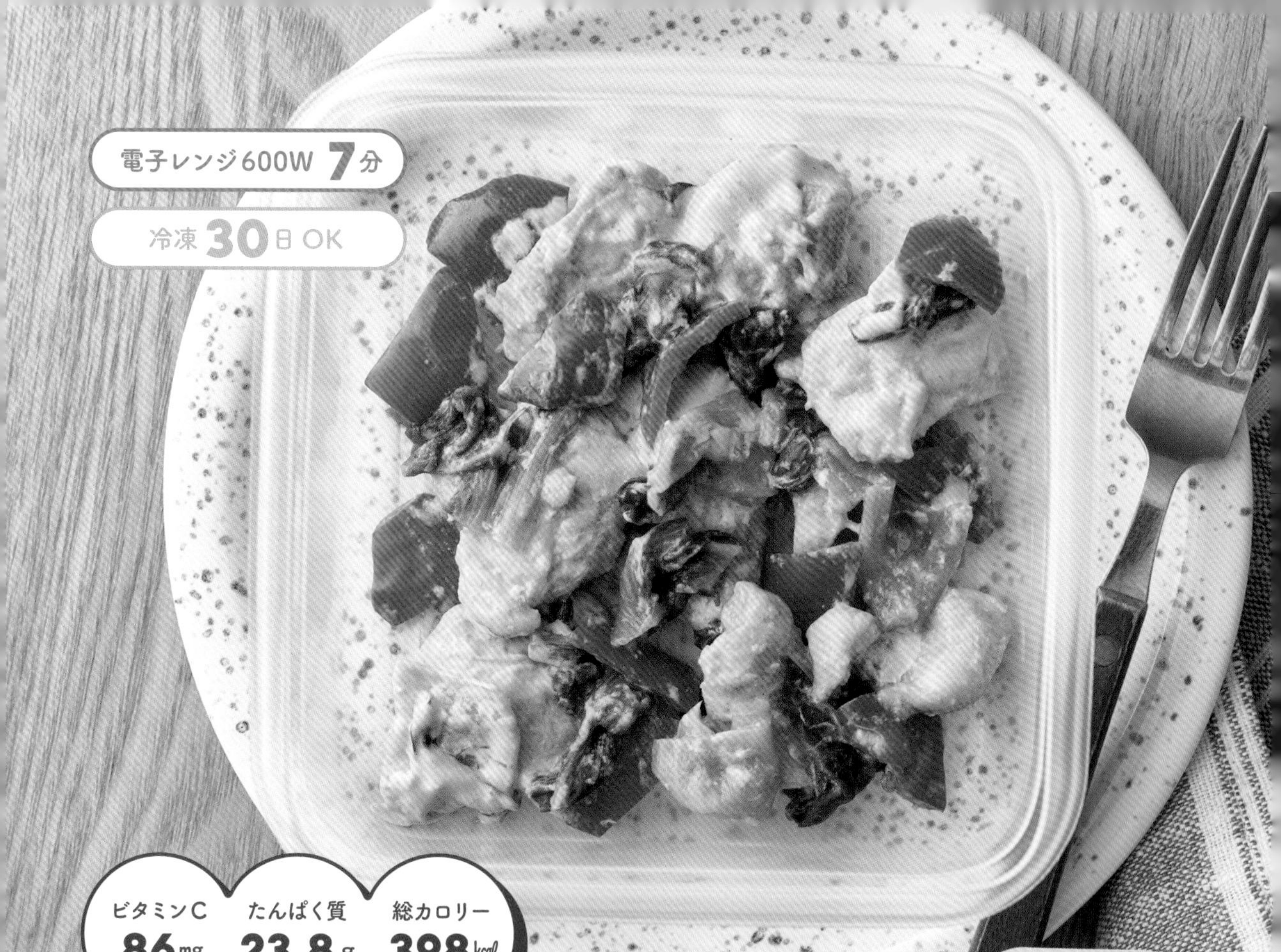
電子レンジ600W 7分
冷凍30日OK
ビタミンC 86mg
たんぱく質 23.8g
総カロリー 398kcal

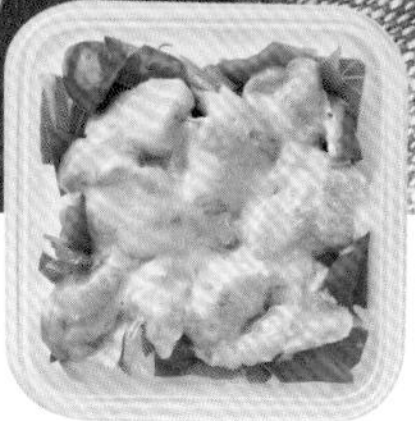

脂肪の少ないむね肉も
オーロラソースを絡めると
コクが出てしっとり。

鶏のオーロラソース

材料

鶏むね肉…100g
赤パプリカ…1/4個(40g)
チンゲン菜…1/4株(50g)
片栗粉…小さじ1

A
ケチャップ・マヨネーズ
…各大さじ2
牛乳…大さじ1
砂糖…小さじ1/2

1 詰める

赤パプリカは乱切りに、チンゲン菜は3cm長さに切ってコンテナに入れる。鶏肉はそぎ切りにして片栗粉をまぶしてのせる。**A**を混ぜ合わせてからかける。

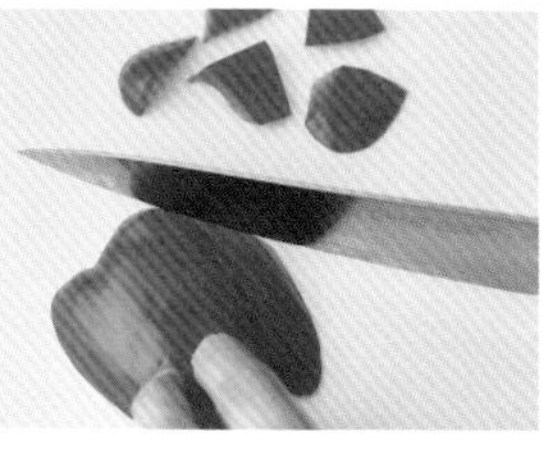

2 冷凍する

ふたを閉めて、冷凍庫へ。

3 電子レンジ加熱

ふたを斜めにして600W7分加熱した後、混ぜる。

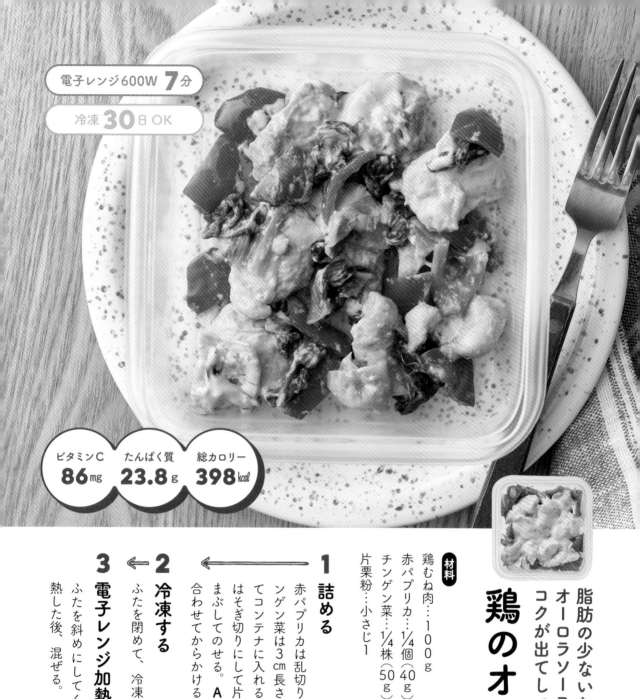

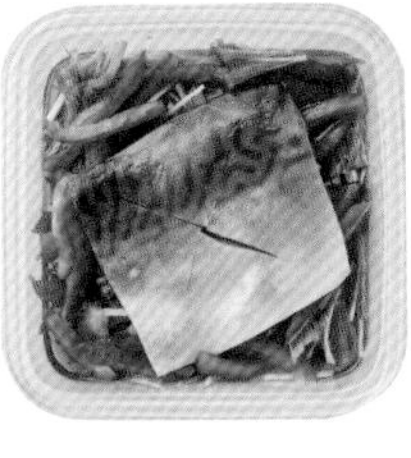

不飽和脂肪酸たっぷりのサバを南蛮風に。すし酢で血行促進効果のある酢酸も手軽に摂れる。

サバの南蛮漬け

材料

サバ（切り身）…1切れ（80g）
水菜…50g
赤パプリカ…1/4個（40g）

A
水…大さじ3
めんつゆ（3倍濃縮）・すし酢…各大さじ1
ごま油…小さじ1
輪切り赤唐辛子…少々

1 詰める

赤パプリカは細切り、水菜は3㎝長さに切ってコンテナに入れる。サバに塩（分量外）を少々ふって5分ほど置き、水で洗い流し水気を拭く。皮目に十字の切れ目を入れてのせる。Aをかける。

2 冷凍する

ふたを閉めて、冷凍庫へ。

3 電子レンジ加熱

ふたを斜めにして600W8分加熱した後、混ぜる。

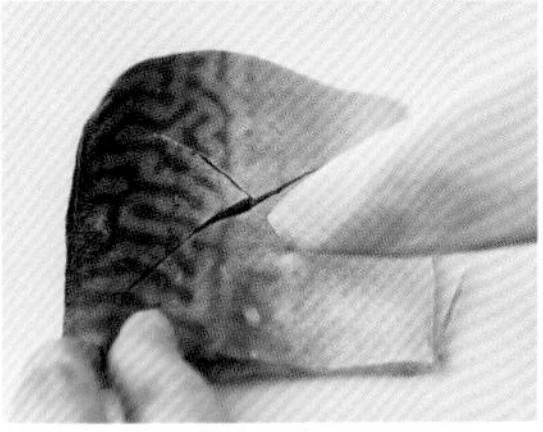

POINT
レンジ加熱時の破裂を防ぐため、皮目に切れ目を入れる。

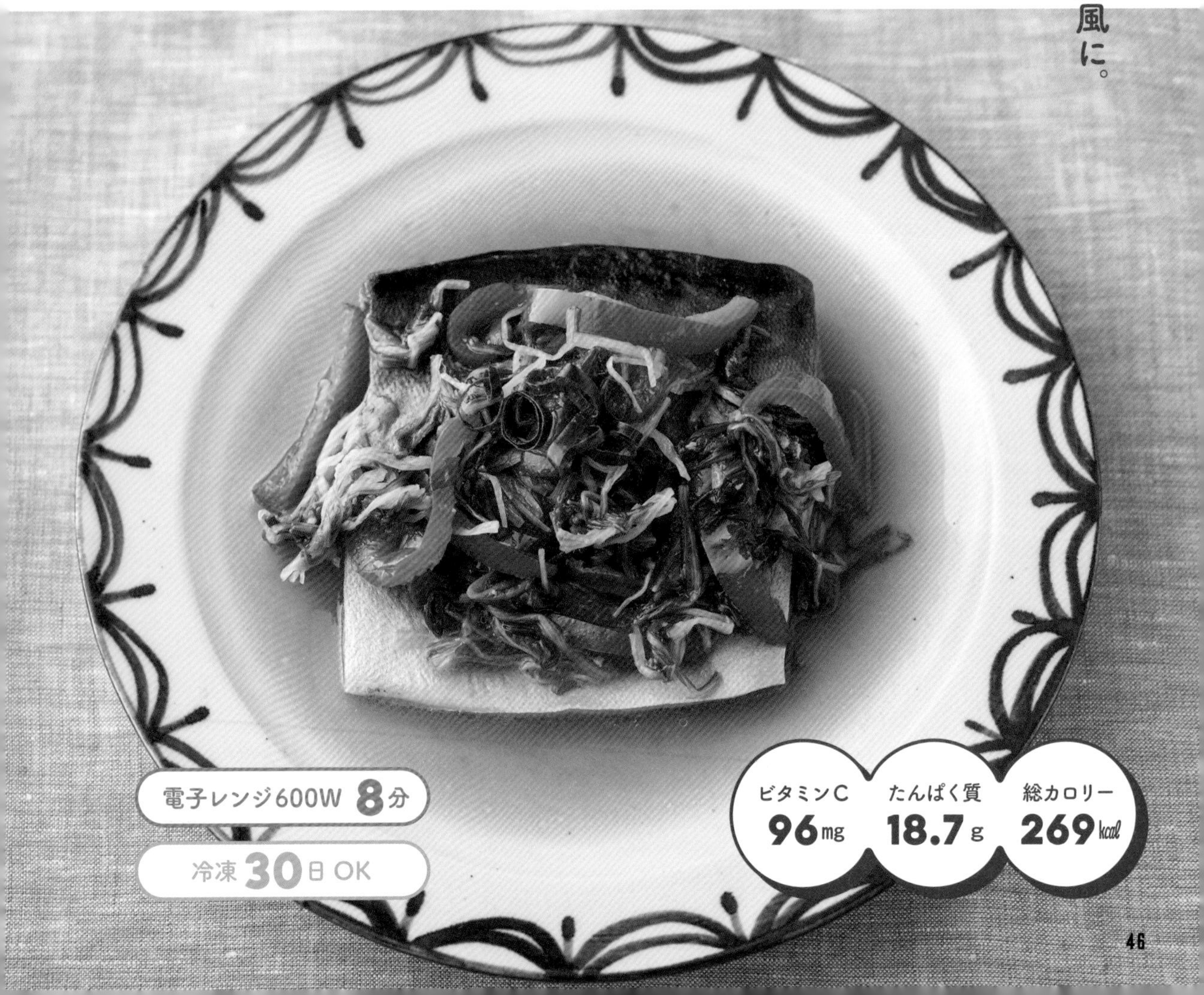

電子レンジ600W **8**分

冷凍 **30**日 OK

ビタミンC **96**mg
たんぱく質 **18.7**g
総カロリー **269**kcal

オイル不使用で蒸すように加熱するから
いつもの炒め物がヘルシーに
片栗粉のとろみ効果で食べやすい。

中華ポークブロッコリー

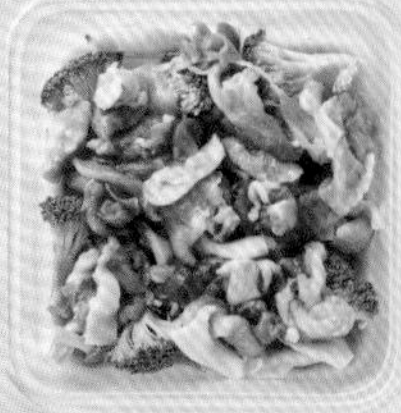

材料

豚もも薄切り肉…100g
ブロッコリー…40g
しめじ…20g
片栗粉…小さじ1

A
水…大さじ1
酒・オイスターソース…各小さじ2
鶏ガラスープの素（顆粒）…小さじ1/3

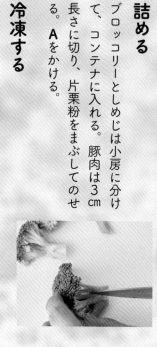

1 詰める

ブロッコリーとしめじは小房に分けて、コンテナに入れる。豚肉は3cm長さに切り、片栗粉をまぶしてのせる。Aをかける。

2 冷凍する

ふたを閉めて、冷凍庫へ。

3 電子レンジ加熱

ふたを斜めにして600W7分加熱した後、混ぜる。

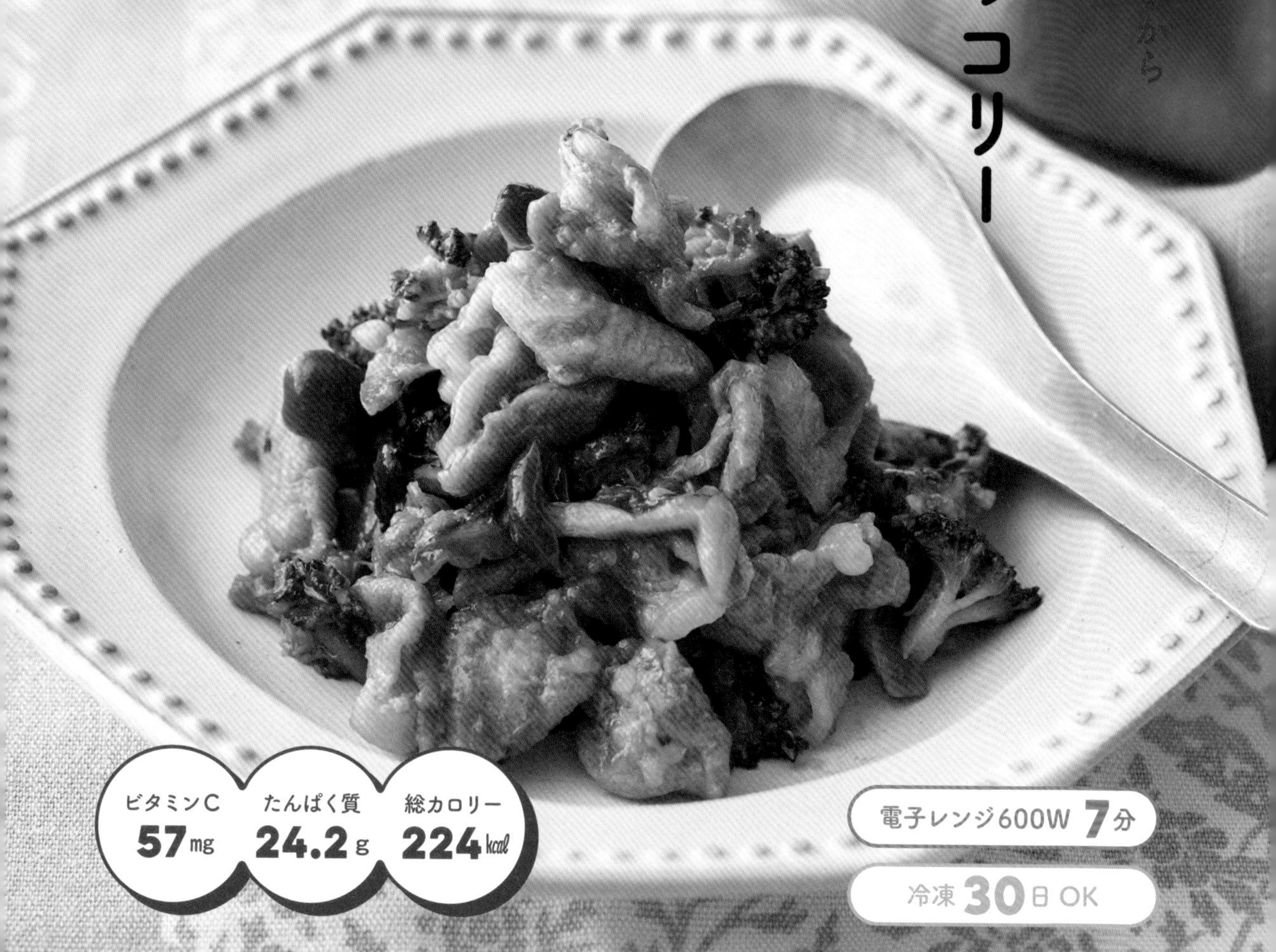

ビタミンC 57mg
たんぱく質 24.2g
総カロリー 224kcal

電子レンジ600W 7分
冷凍 30日 OK

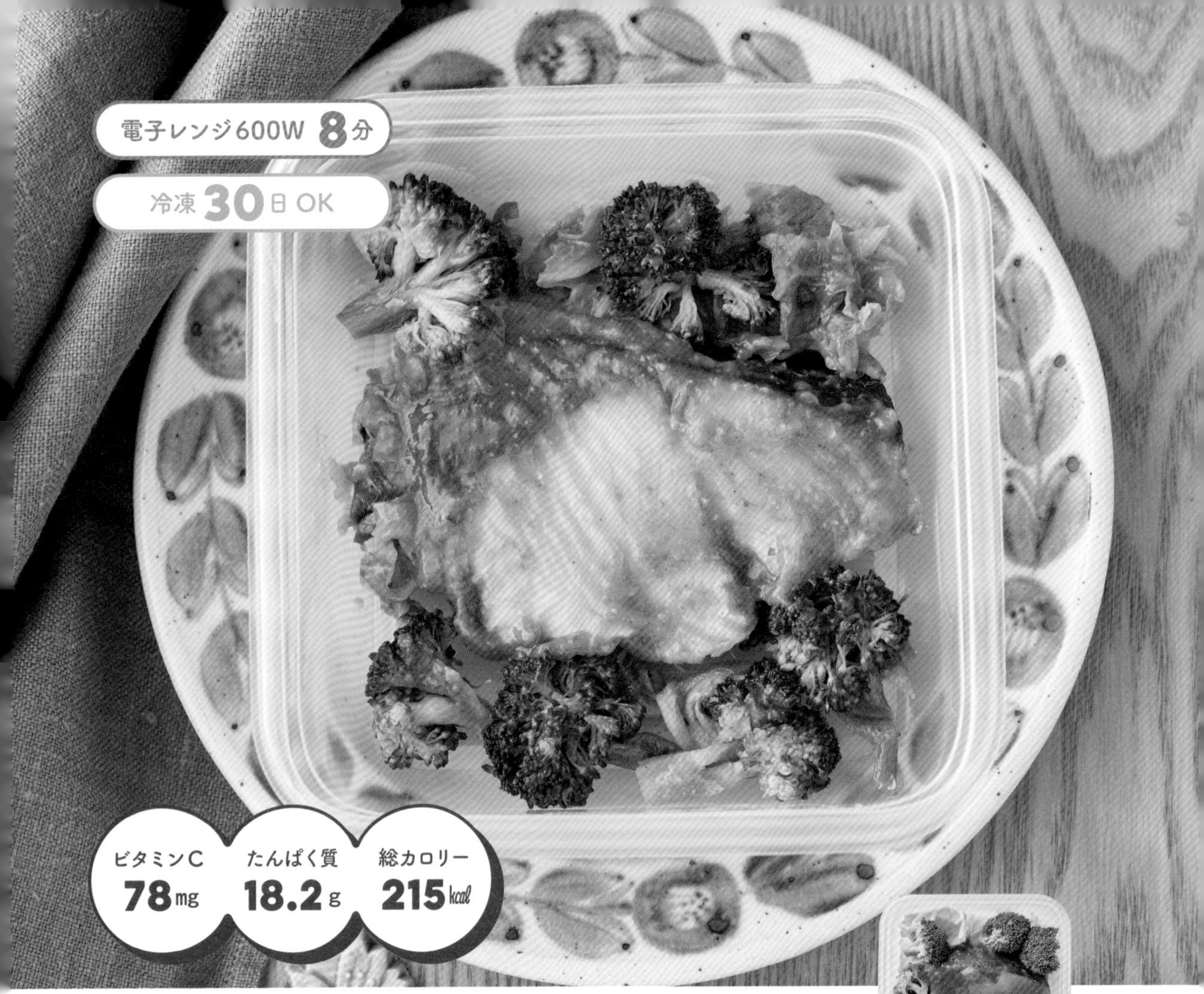

電子レンジ600W **8**分

冷凍**30**日OK

ビタミンC	たんぱく質	総カロリー
78mg	18.2g	215kcal

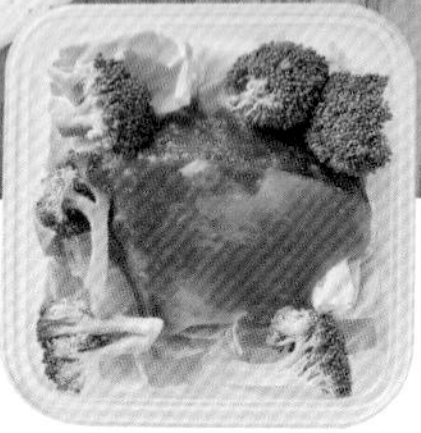

キャベツとブロッコリーで
ビタミンCをダブルチャージ
梅がほんのり香り素材の風味を引き立てる。

ブリの梅みそだれ

材料

ブリ（切り身）…1切れ（70g）
ブロッコリー…40g
キャベツ…1枚（50g）

A
みりん…小さじ2
梅肉…小さじ1
みそ…小さじ½

1 詰める

キャベツは3㎝角に、ブロッコリーは小房に分けて入れる。ブリに塩（分量外）を少々ふって5分ほど置き、水で洗い流し水気を拭く。コンテナに入れ、Aを混ぜ合わせてからかける。

2 冷凍する

ふたを閉めて、冷凍庫へ。

3 電子レンジ加熱

ふたを斜めにして600W8分加熱した後、混ぜる。

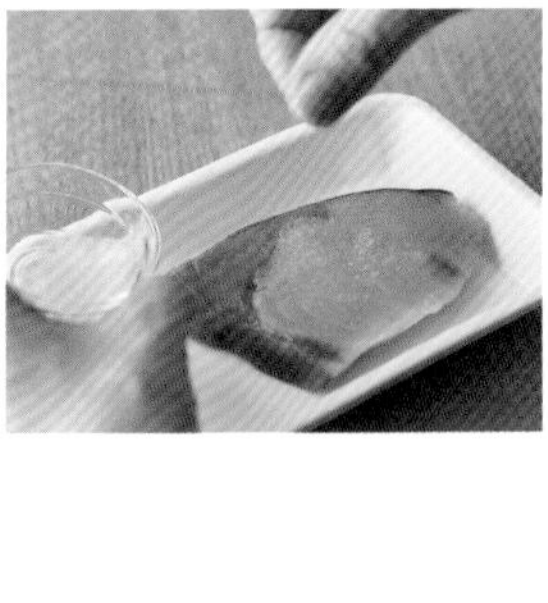

POINT

塩をふり、臭み抜きをする。

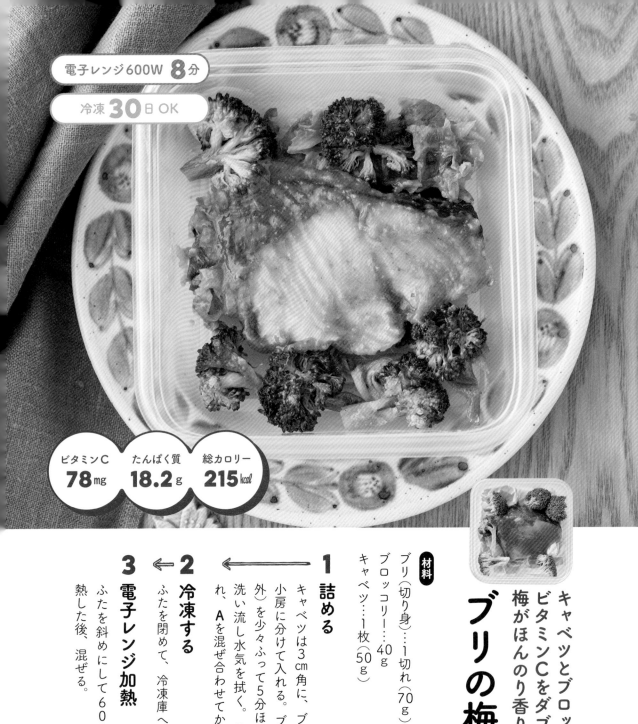

特別対談

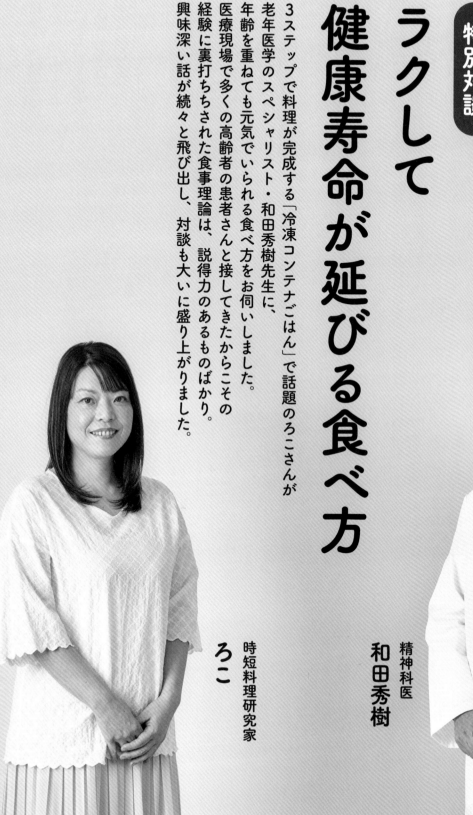

ラクして健康寿命が延びる食べ方

3ステップで料理が完成する「冷凍コンテナごはん」で話題のろこさんが老年医学のスペシャリスト・和田秀樹先生に、年齢を重ねても元気でいられる食べ方をお伺いしました。医療現場で多くの高齢者の患者さんと接してきたからこその経験に裏打ちちされた食事理論は、説得力のあるものばかり。興味深い話が続々と飛び出し、対談も大いに盛り上がりました。

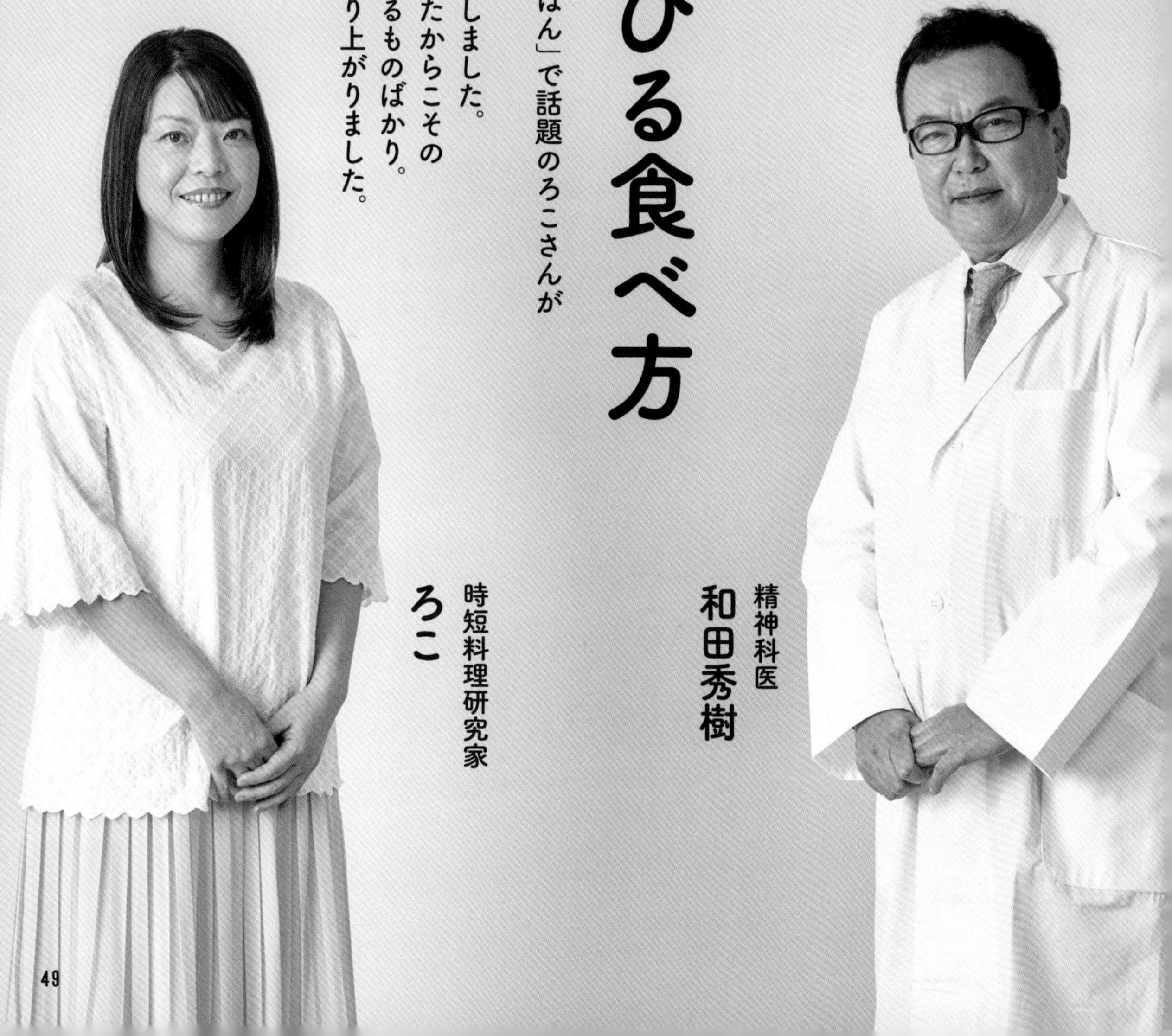

精神科医
和田秀樹

時短料理研究家
ろこ

我慢ばかりの食事で ストレスをためるより 美味しいものを食べて 幸せを感じる方が 免疫が上がります

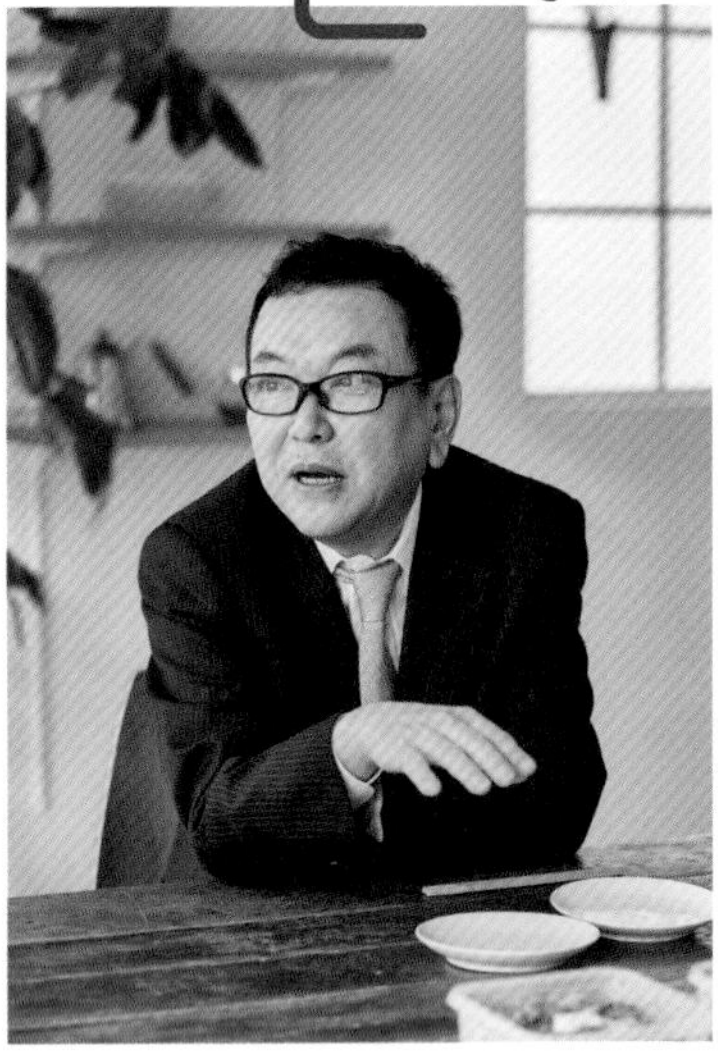

ろ「この度、シニア世代の方向けの冷凍コンテナごはんをレシピ制作するにあたり、監修をお引き受けくださり、とても感謝しています。私の両親ふたりとも、先生の大ファン。父も母も同じ書籍を同時購入し2冊書棚に置かれている本もあります（笑）。その影響から、私も先生の書籍を読ませていただくようになりました」。

和「ありがとうございます。私は医療現場で約6000人の高齢者の患者さんに接してきてつくづく感じることですが、いつまでも元気で過ごすために食事はとても大切です。この食材は体に悪いから食べない方がいい、量を減らした方がいいなどと多くの我慢を強いる方がいますが、かえって大きなストレスを与えてしまいます」。

ろ「70歳を過ぎたら好きなもの、美味しいものを優先して食べるべきだという先生のお考えに、大変共感しました。私も食事は喜びであり、楽しみながら食べるものだと思っています」。

和「美味しいと感じた時の〝幸福感〟は脳にもよい影響をもたらし、ナチュラルキラー細胞が活性化して免疫がアップ。1日3回の食事で毎回このような恩恵が受けられると、認知症や老人性うつになるリスクが下がり、フレイル（虚弱）予防も期待できます」。

塩分控えめがいいと 思っていましたが 足りないことでの 弊害もあるんですね

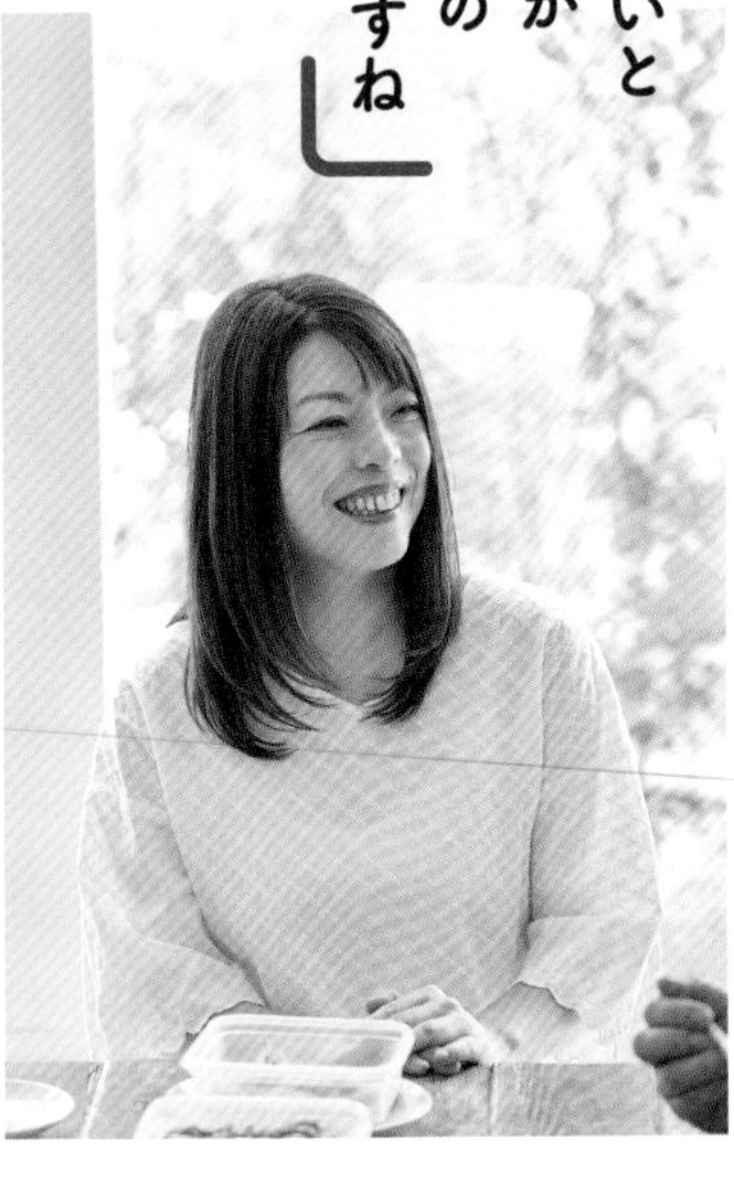

ろ「特に興味深かったのは、塩分をあまり気にする必要はないということ。低ナトリウム血症が起こりやすくなると書かれており、塩分が不足すると危険な状態になることがあるのだと驚きました」。

和「年を重ねるとナトリウム濃度を一定に保っている腎臓の機能が衰え、血液中のナトリウム濃度が不足する低ナトリウム血症を起こしやすくなります。意識が朦朧としたり、けいれんを起こしたりと、危険な状態になることも。ナトリウムを取りすぎる害ばかり取りだたされますが、足りなければどうなるのかも知っておいてほしいですね」。

ろ「たんぱく質は、本書でも優先的に取り入れるようレシピ制作しました。肉も鶏・豚・牛の3種をそれぞれメインにした料理を紹介しているほか、気軽に取り入れられる加工品を使ったおかずも掲載しています」。

和「〝高齢者はもっと肉を食べるべきだ〟と言い続けてきましたが、ようやく最近、たんぱく質を優先して摂取すべきという考え方が認知されてきました。日本人の野菜摂取量は平均的に見て十分足りています。野菜が必要ないわけ

※参考：厚生労働省「国民健康・栄養調査」

ではなく、肉・魚の摂取量がまだまだ足りていないのです。日本人の1日当たりのたんぱく質摂取量が戦後間もない頃の水準まで落ち込んでいる（※）という統計が出ていましたが、シニア世代の摂取量はさらに少ないと感じています。意識しすぎるくらいでちょうどいいのです」。

ろ「先生はスパイスを毎朝召し上がっているそうですね」。

和「ターメリックやシナモン、コリアンダーをヨーグルトにかけて毎朝食べています。スパイス消費世界一の国・インドの食事は高カロリーであるはずなのに脳梗塞や心筋梗塞、認知症の患者が少ないというデータがあります。スパイスは種類により脂肪燃焼や抗菌・抗酸化作用などさまざまな効能があり、健康長寿の強い味方です。脳を刺激し、血管の若返りも期待できるため、いろいろな料理に取り入れてください」。

ろ「今回、冷凍コンテナごはんシリーズで初めてスパイスの章を作りました。ターメリック、シナモン、コリアンダーなどがミックスされているカレー粉を使った料理のほか山椒、オールスパイスを使用しています」。

和「スパイスは塩の代用としても役立つほか、味のバリエーションが広がります。高齢者の方は年代的にスパイスを活用することが少ないかもしれませんが、新しい味に挑戦することは、前頭葉を刺激することにつながります。食べることを楽しむ姿勢で、どんどんチャレンジしましょう」。

ろ「先生が推奨されている栄養素をギュッと詰め込んだレシピをと思い、スペシャルメニューを作ってきましたので、ぜひ召し上がってください」。

和「ありがとうございます。冷凍コンテナごはんは手軽に作れるためシニア世代のライフスタイルにマッチしていると思います。パートナー同士別々のものを食べたい時や、シェアして多くの食材が摂れるというのもメリットですね」。

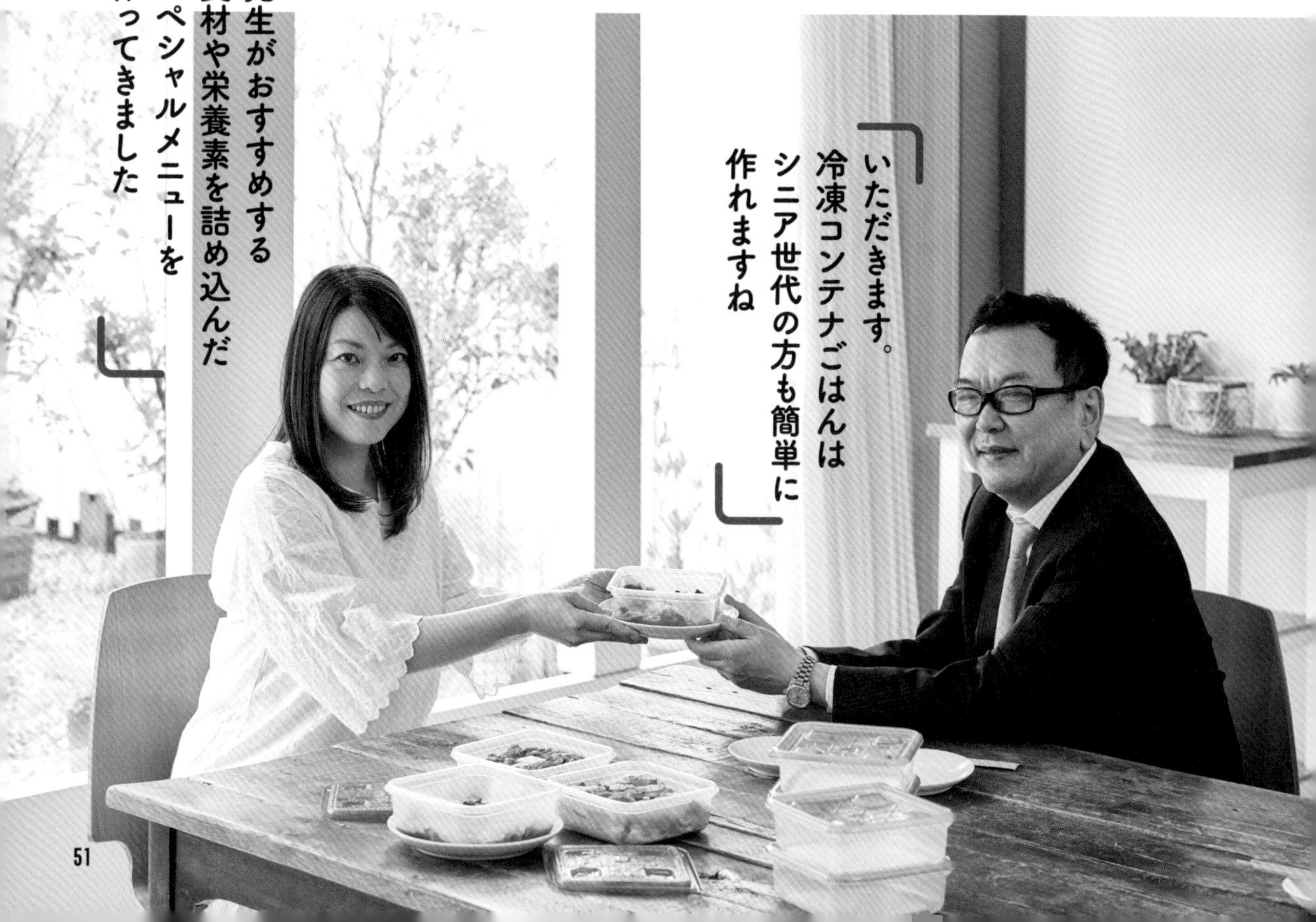

先生がおすすめする食材や栄養素を詰め込んだスペシャルメニューを作ってきました
いただきます。冷凍コンテナごはんはシニア世代の方も簡単に作れますね

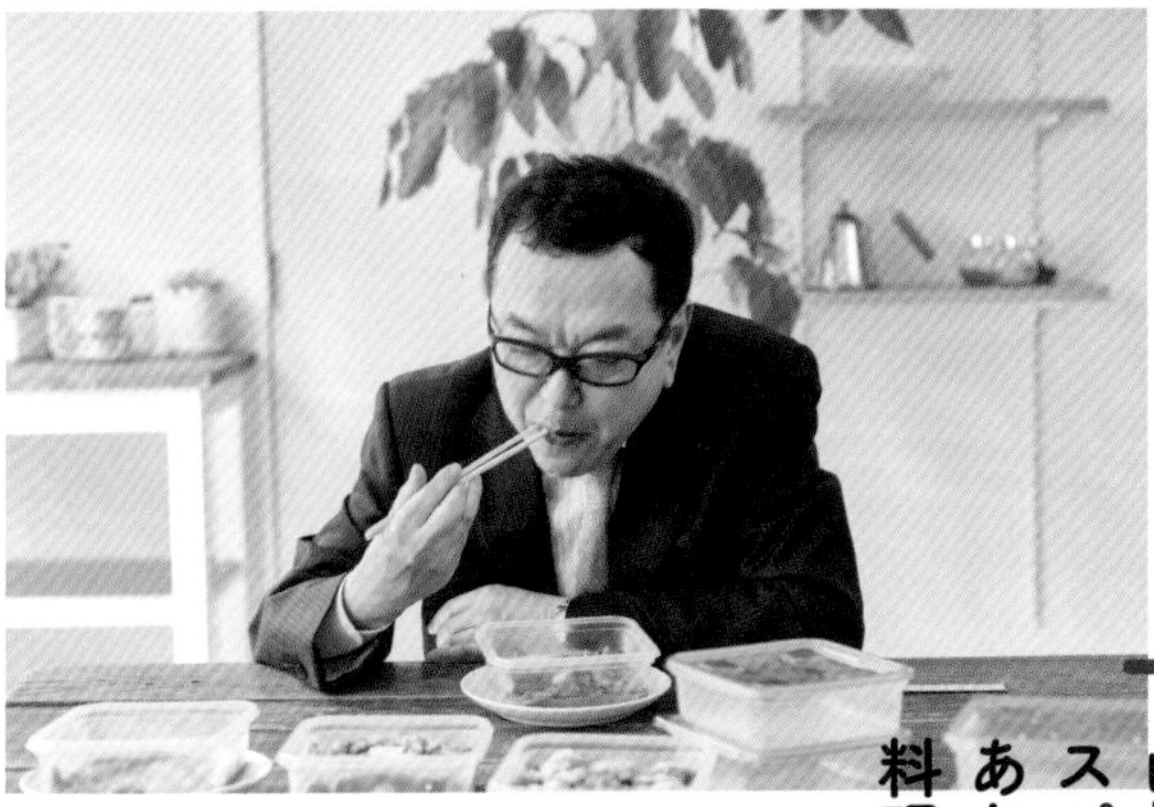

ろ「筋肉を維持し、幸せホルモンを増やす効果もあるというたんぱく質が効率的に摂れるよう、ひと品は牛肉をメインに作りました」。

和「山椒が効いていて、食が進みます。味つけもほどよいですね。シニア世代向けだからといって味つけを過剰に薄味にする必要はありません。味覚を感知する味蕾の機能が落ちるため、薄味にすると物足りなさを感じ、食事がつまらないものになってしまいます」。

山椒の香りがいいですね。スパイスはいろいろな効能がありますので料理に積極的に使ってください

ろ「牛肉の他、葉物や緑黄色野菜も使っています」。

和「無理のない範囲で意識して多くの栄養素をバランスよく含む食材を選びましょう。たんぱく質、脂質、炭水化物（糖質）といった三大栄養素以外に、ビタミン、ミネラル、亜鉛、DHAなど、少しでも複数の種類を取り込むことを心がけてください」。

ろ「料理の品数を増やすのはハードルが高いですが、食材選びで工夫することは簡単にできそうです」。

和「多くの食材を使っている料理や調味料を選ぶのもおすすめです。例えばラーメンは鶏ガラや椎茸、ネギなどを使ってスープを作ります。スープに使う食材もカウントしますので、一杯で10ほど摂取できるのです。カレー粉のようなミックススパイスも1度に数種取り込めますね」。

ろ「亜鉛は筋肉や骨の形成に役立つと先生にすすめていただいたので、もうひと品は亜鉛をたっぷりと含む牡蠣を使いました」。

和「亜鉛は男性ホルモン・テストステロンを活性化します。不足すると抜け毛や貧血などさまざまな不調が出るので、意識して摂りましょう。牡蠣の中華ソースは野菜もたくさん入っていますね。切るのが面倒であれば、カット野菜など時短商品もどんどん利用するといいですよ」。

ろ「冷凍コンテナごはんは1品で1食完結なので、ついつい作りすぎて、同じものをずっと食べるということがありません。いろいろなメニューを手軽に試せるというお声をいただくことも多いです」。

和「少し味つけを変えたり、新しい食材に挑戦したり、創意工夫して脳を刺激してほしいですね」。

ろ「〝ラクして、いろいろな食材を、楽しみながら食べられる。気づいたら、シニア世代の方にとっての必要栄養素が摂れていた〟。そんなレシピをこの本でたくさんお届けしたいと思います」。

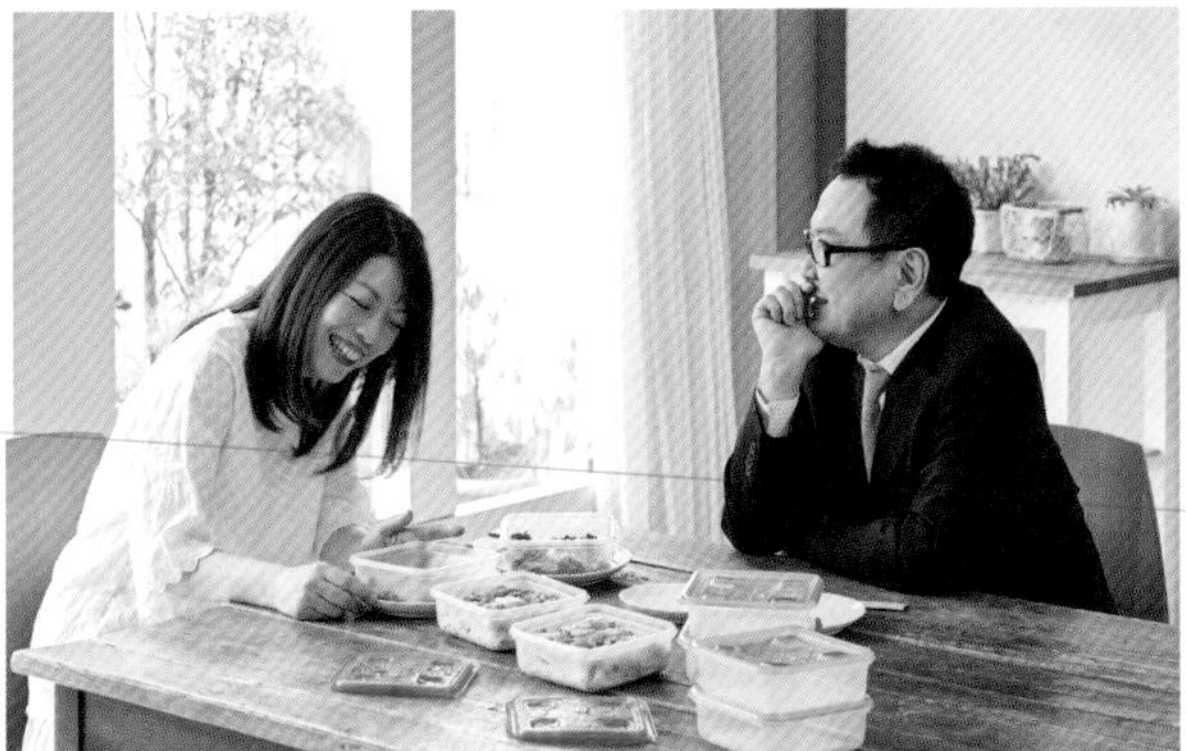

1コンテナ1食分だから気軽に試せます。料理を作ることも食べることも楽しんでもらえたらうれしいです

ろこさんが和田先生にお届けしたメニューはコレ！

「冷凍コンテナごはん」スペシャル版

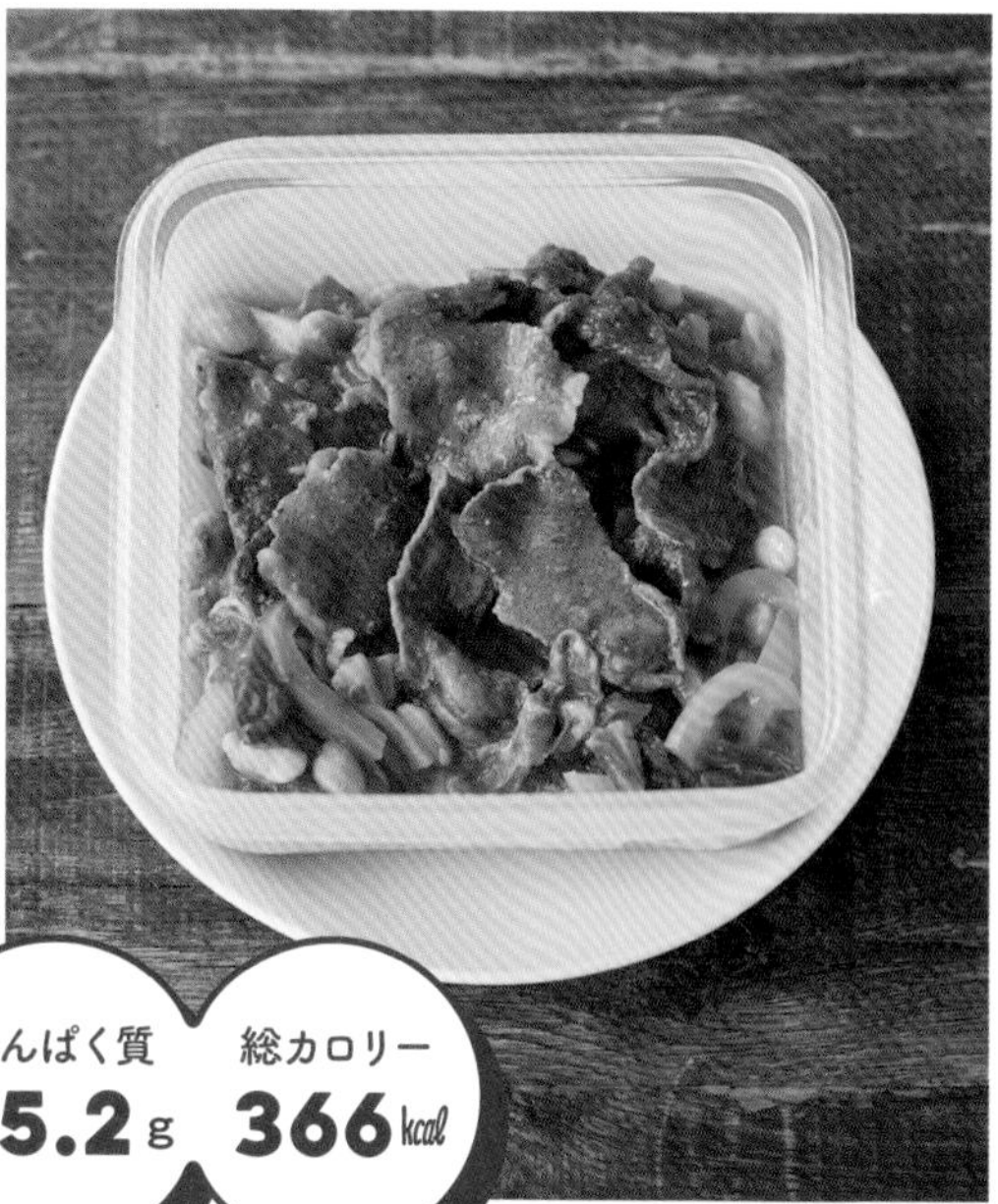

たんぱく質 25.2g　総カロリー 366kcal

こってりしがちな牛肉料理を山椒でさわやかに

牛肉の山椒みそバター

材料

牛肩薄切り肉…100g
黄パプリカ…1/4個（40g）
ミニトマト…4個
白菜…1/4枚（50g）
枝豆（冷凍）…大さじ2
片栗粉…小さじ1/2
粉山椒…小さじ1/3
バター…8〜10g
A みりん…大さじ2、みそ…小さじ1/2

1 詰める 黄パプリカは細切り、ミニトマトは半分、白菜は2cm長さに切り、コンテナに入れる。牛肉は3cm長さに切り片栗粉をまぶしてのせる。Aを混ぜ合わせてからかけ、粉山椒をふってバターをのせる。

2 冷凍する ふたを閉めて、冷凍庫へ。

3 電子レンジ加熱 600W8分加熱した後、混ぜる。

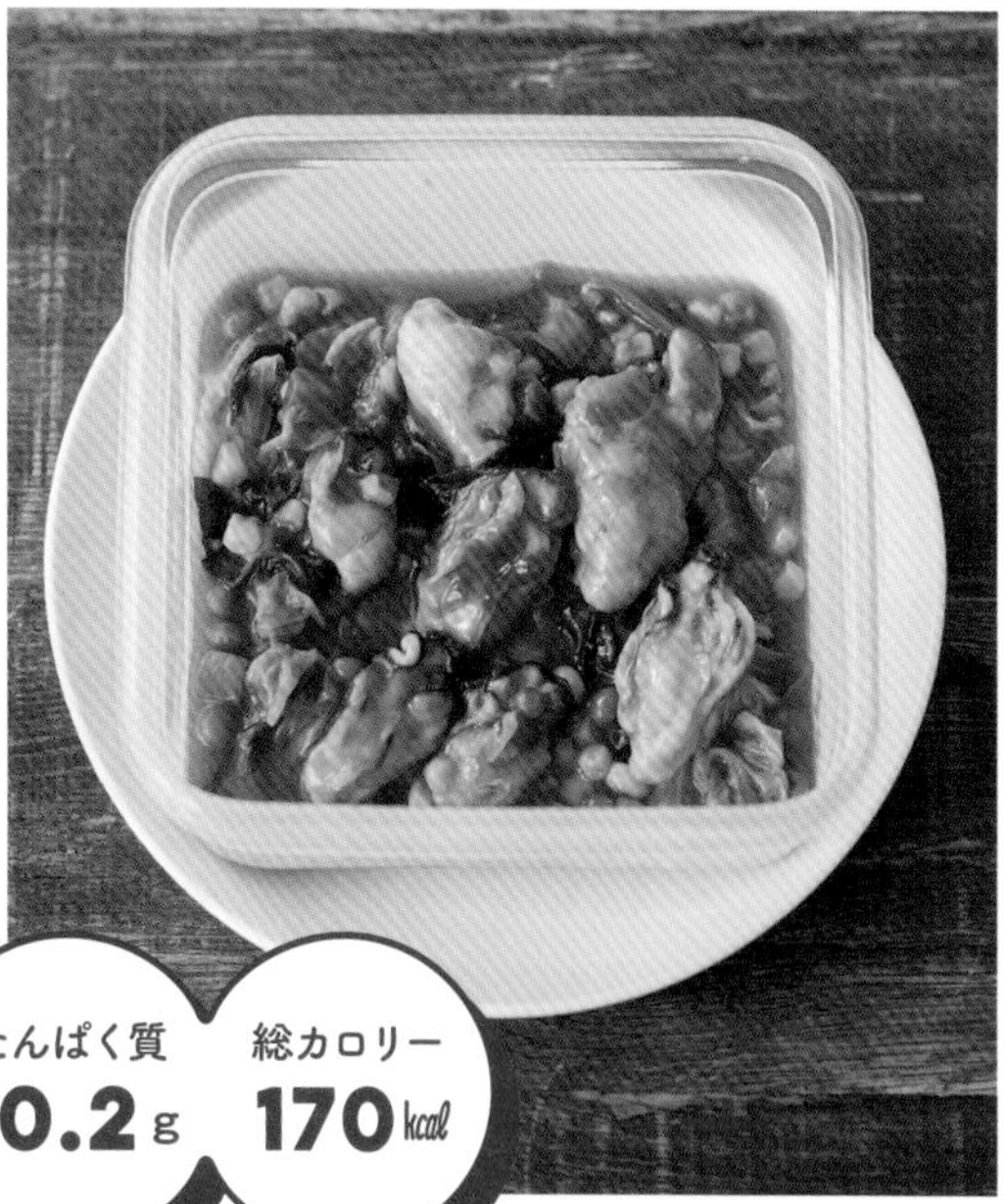

たんぱく質 10.2g　総カロリー 170kcal

男性ホルモンを増やす亜鉛が豊富

牡蠣の中華ソース

材料

牡蠣…100g
小松菜…30g
キャベツ…1枚（50g）
ミックスベジタブル（冷凍）…大さじ3
片栗粉…小さじ1
A 酒…大さじ1、しょうゆ・オイスターソース・ごま油…各小さじ1

1 詰める キャベツは3cm角に、小松菜は3cm長さに切ってミックスベジタブルとともにコンテナに入れる。牡蠣は塩と片栗粉（分量外）を少々ふり、軽くもみ洗いしたら水で洗い流して水気を拭く。片栗粉をまぶしてのせ、Aをかける。

2 冷凍する ふたを閉めて、冷凍庫へ。

3 電子レンジ加熱 600W9分加熱した後、混ぜる。

ラクして

健康寿命を延ばすレシピ4

エネルギー不足をバランスよく補う
1品完結「ごはん・麺」

肉も野菜もバランスよく摂れる、ごはんや麺類を使用したレシピをご紹介。コンテナひとつで1食が完結するので、作るのがおっくうな時に大助かりです。炭水化物は三大栄養素のひとつ。栄養の要（かなめ）であり、大切なエネルギー源です。むやみな糖質制限は避け、適量をバランスよく補い、老化を遅らせましょう。

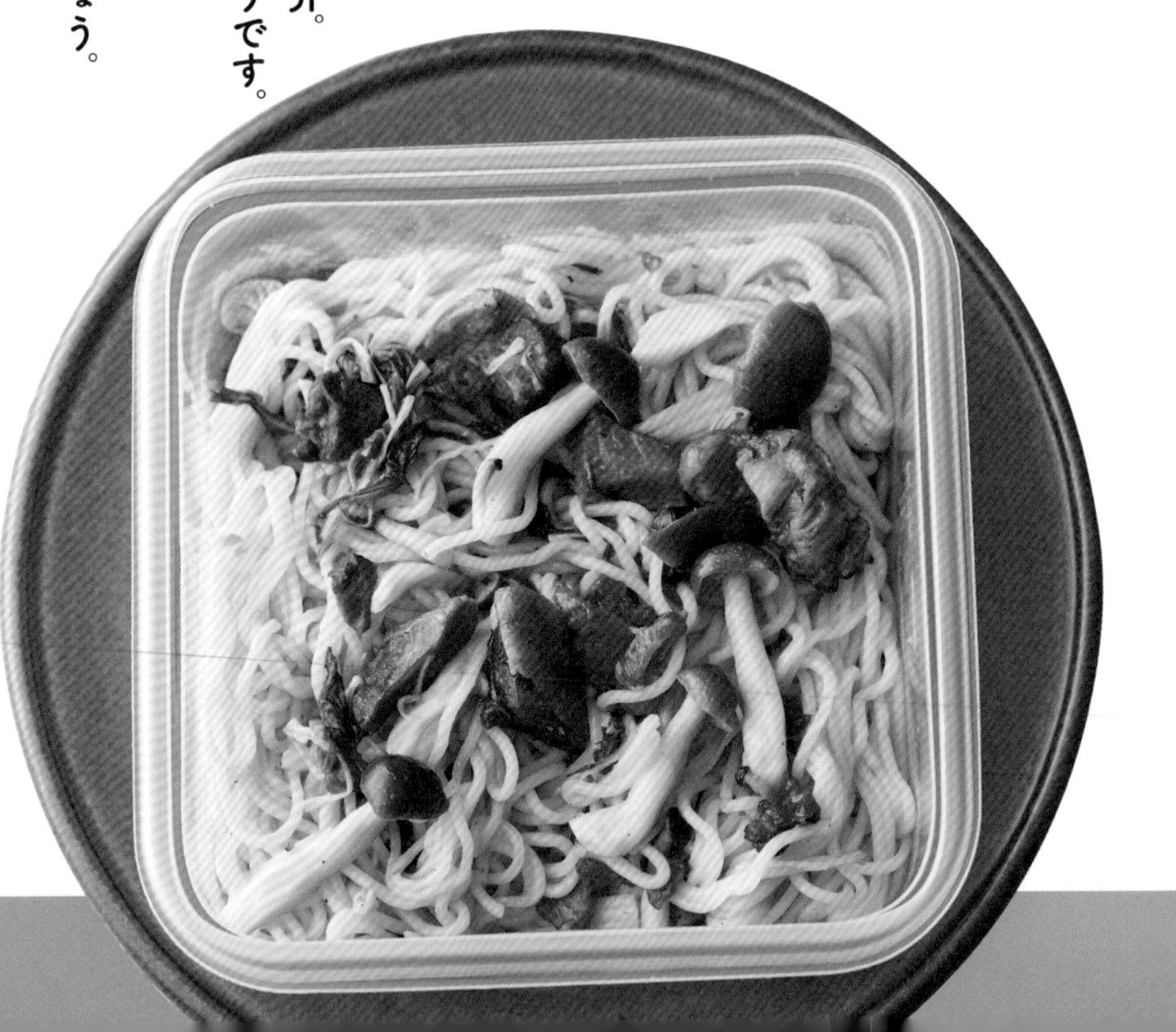

ごはん・麺類を摂ると得られる 3つのチカラ

脳や体のエネルギー源となる

炭水化物は糖質と食物繊維に分かれ、特に糖質が分解してできたブドウ糖は人体を動かす源になります。体を動かすには他の三大栄養素、たんぱく質や脂質も使われますが、即効性があるのがブドウ糖です。そして、脳にとっては唯一のエネルギー源です。

筋肉量の維持

糖質が不足すると、体内のたんぱく質を分解してエネルギーが作られてしまうため、筋肉の減少につながることも。いつまでも足腰が丈夫でいるために、必要量の糖質を補う必要があります。

たんぱく質やトリプトファンも一緒に摂れる

ごはんや麺類の栄養素は炭水化物がメインですが、たんぱく質や幸せホルモン・セロトニンを作るトリプトファンも含んでいます（下記参照）。

老化を加速させないためには糖質制限や麺・ごはんに偏った食事はNG

炭水化物の摂取目安量は総エネルギー量の50～65%と言われています。シニア世代の1日必要エネルギーが男性で2400㎉、女性が1850㎉だとすると、炭水化物をごはんだけで摂取すると考えた場合、男性は約4杯、女性は約3杯が適量です。不足しすぎると、頭がボーッとしたり、活力が低下するなど低血糖の危険があり、逆に簡単だからといって、ごはんや麺に偏った食事で済ませることもおすすめできません。「冷凍コンテナごはん」を利用して、他の栄養素もまんべんなく摂取するのがポイントです。実は、糖類と一緒に体内に取り込んではじめて、トリプトファン（P15参照）はセロトニンを作ることができます。活力アップや心地よい眠りのためにも、肉や魚は、ごはんや麺類と一緒に食べましょう。

レシピに使用したごはん・麺はコレ！

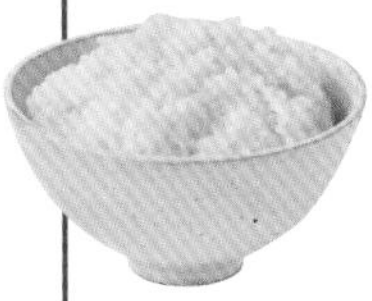

冷やごはん

冷めたごはんを使用。実は亜鉛やカルシウム、ビタミンB群も含む。

トリプトファン **35**mg
たんぱく質 **2.5**g
総カロリー **156**kcal

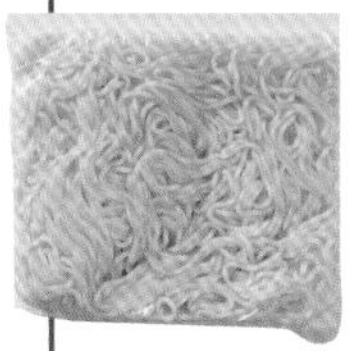

中華蒸し麺

焼きそばに使われる蒸した中華麺を使用。少量ではあるが、カルシウムやリン、食物繊維も。

トリプトファン **65**mg
たんぱく質 **4.9**g
総カロリー **162**kcal

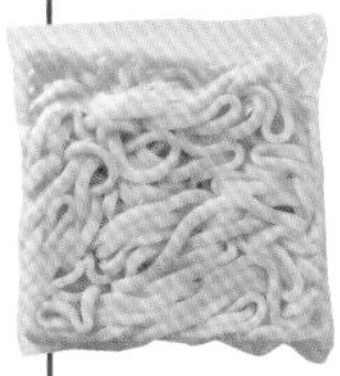

うどん

冷蔵ゆでうどんを使用。麺類の中では消化がよいため、食欲がない時にもおすすめ。

トリプトファン **36**mg
たんぱく質 **3.1**g
総カロリー **117**kcal

たんぱく質、ビタミンE、カルシウムを含んだ
栄養の宝庫・エビを
たっぷりの香味野菜で。

エビのピリ辛そば

材料
中華蒸し麺…1玉（150g）
むきエビ…50g
ニラ…2本（20g）
長ネギ…10cm（20g）
A ごま油・しょうゆ・オイスターソース・水
…各小さじ1
豆板醤…小さじ½

たんぱく質 18.7g
総カロリー 342kcal

電子レンジ600W 8分

冷凍 30日 OK

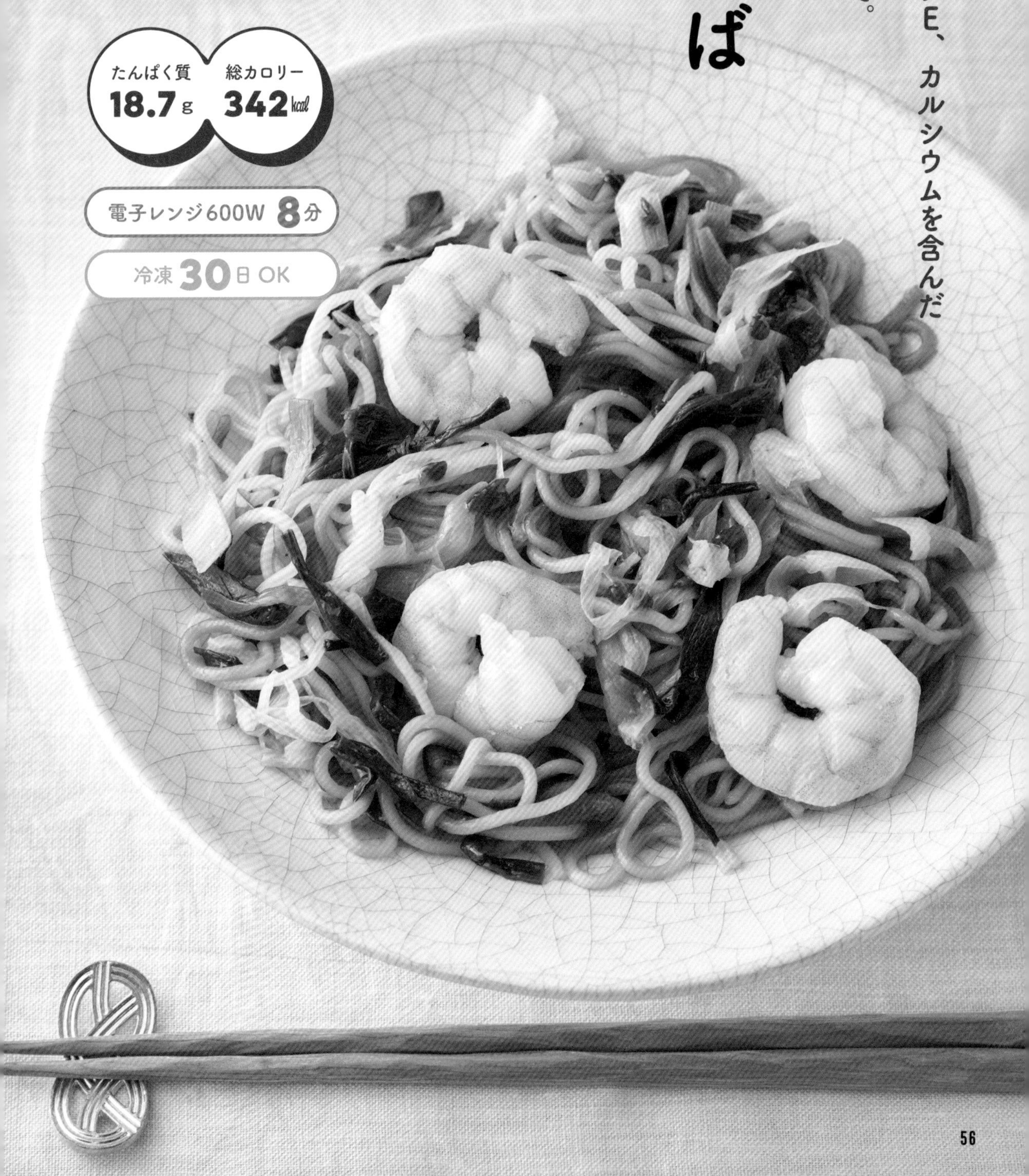

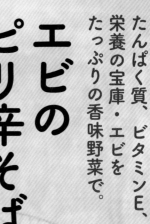

1 詰める

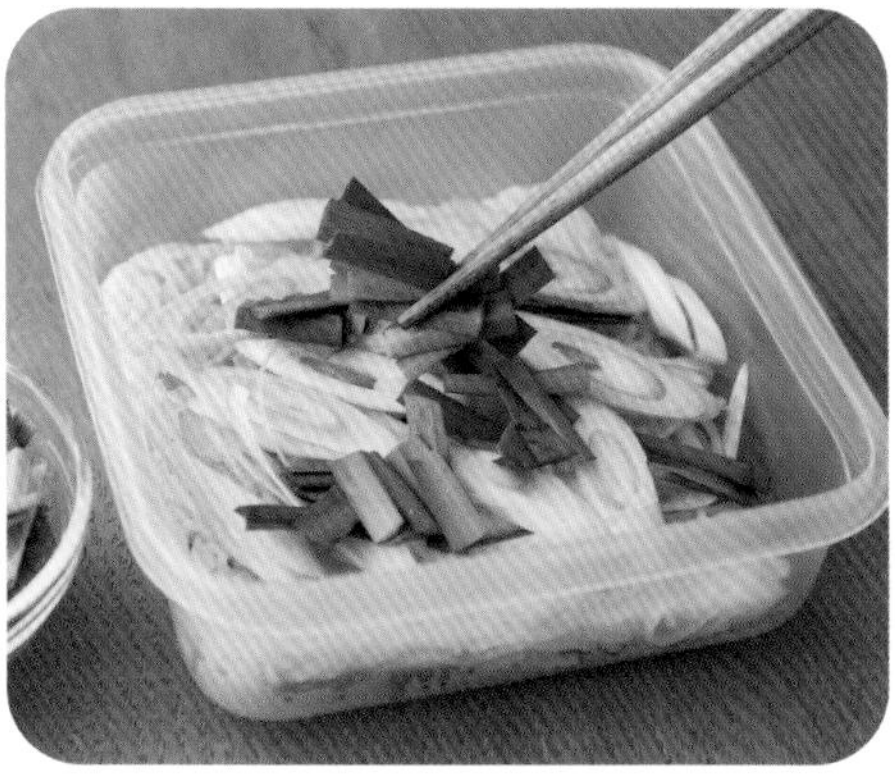

中華蒸し麺をコンテナに入れAをかける。長ネギは斜め薄切り、ニラは2cm長さに切りのせる。むきエビは塩と片栗粉（分量外）を少々まぶして水で洗い流し、水気を拭いてのせる。

2 冷凍する

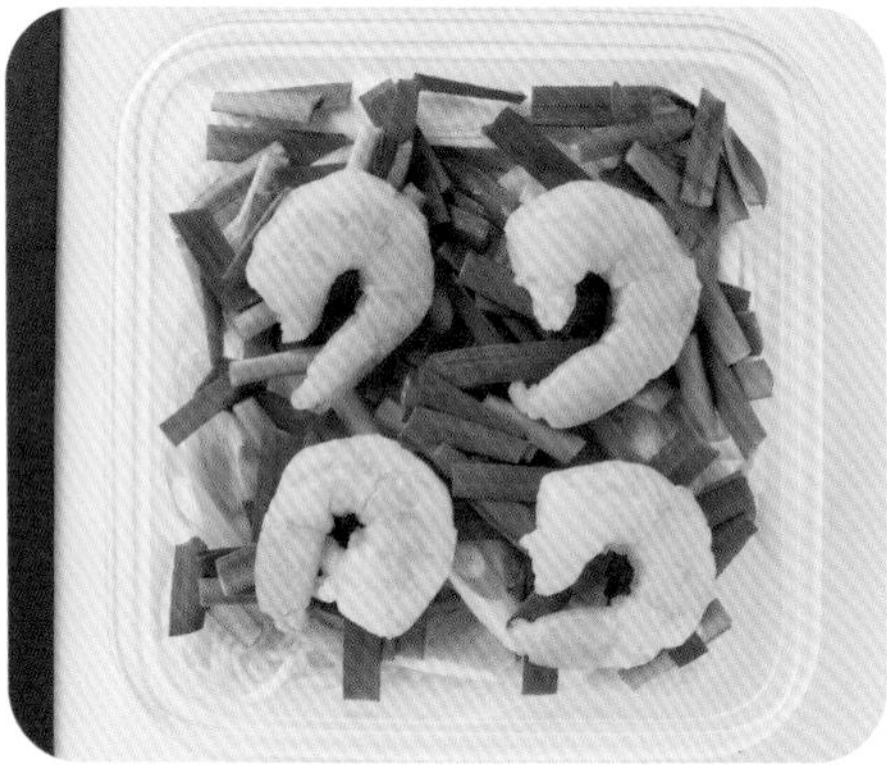

ふたを閉めて、冷凍庫へ。

3 電子レンジ加熱

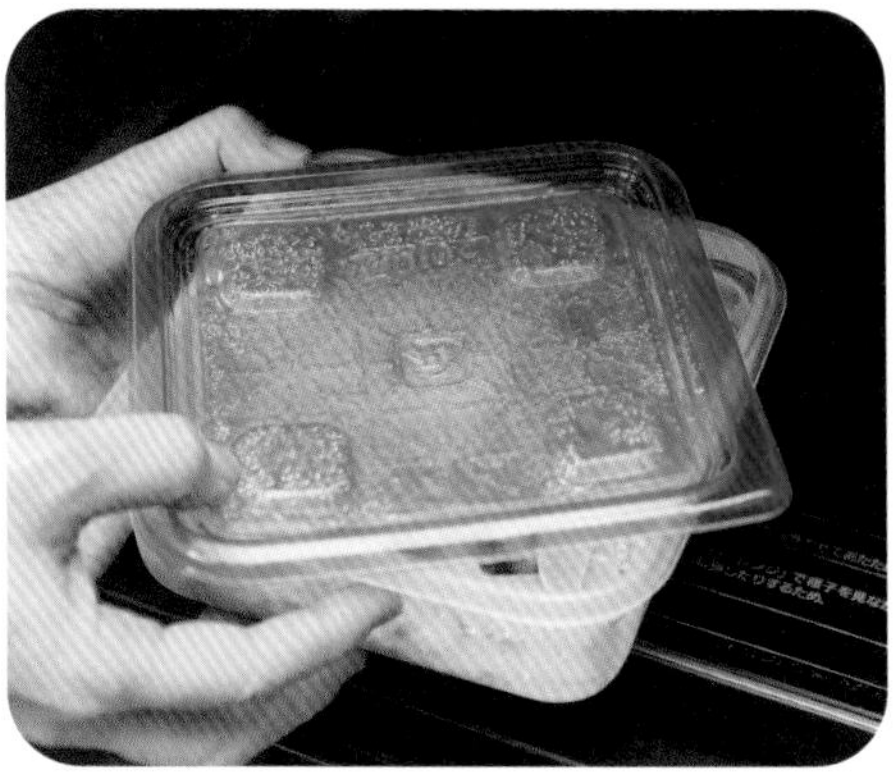

ふたを斜めにして600W8分加熱した後、混ぜる。

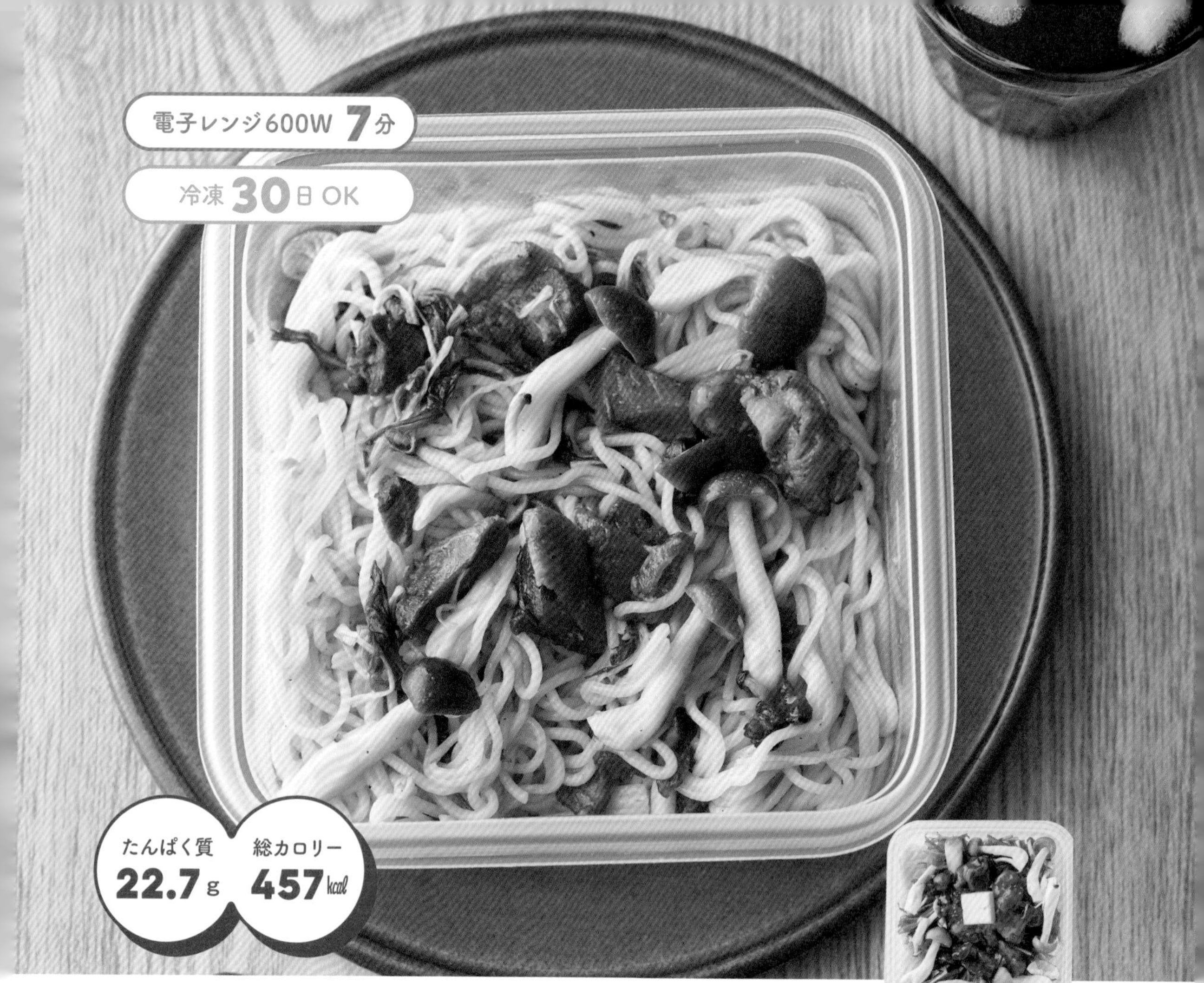

電子レンジ600W 7分
冷凍 30日 OK
たんぱく質 22.7g
総カロリー 457kcal

焼鳥缶の甘辛ダレと
バターのコラボで
ラクして風味豊かな味わい。

焼き鳥缶混ぜそば

材料

中華蒸し麺…1玉（150g）
焼き鳥缶（タレ）…1缶（75g）
水菜…30g
しめじ…30g
水…小さじ2
バター…8〜10g

1 詰める
中華蒸し麺をコンテナに入れ、水をかける。水菜は3㎝長さに切り、しめじは小房に分けてのせる。焼き鳥缶をほぐして入れ、バターをのせる。

2 冷凍する
ふたを閉めて、冷凍庫へ。

3 電子レンジ加熱
ふたを斜めにして600W7分加熱した後、混ぜる。

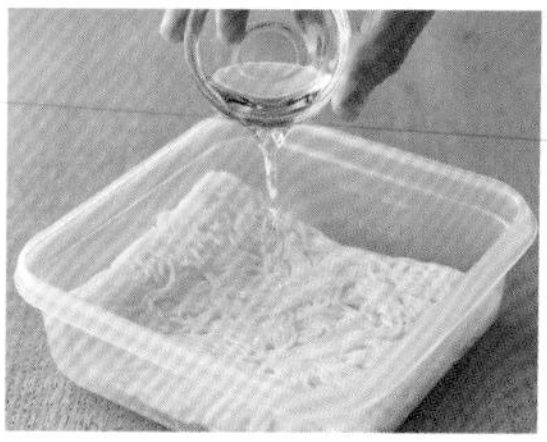

POINT
水を少し入れると、麺が蒸すように加熱され、もっちりと仕上がる。

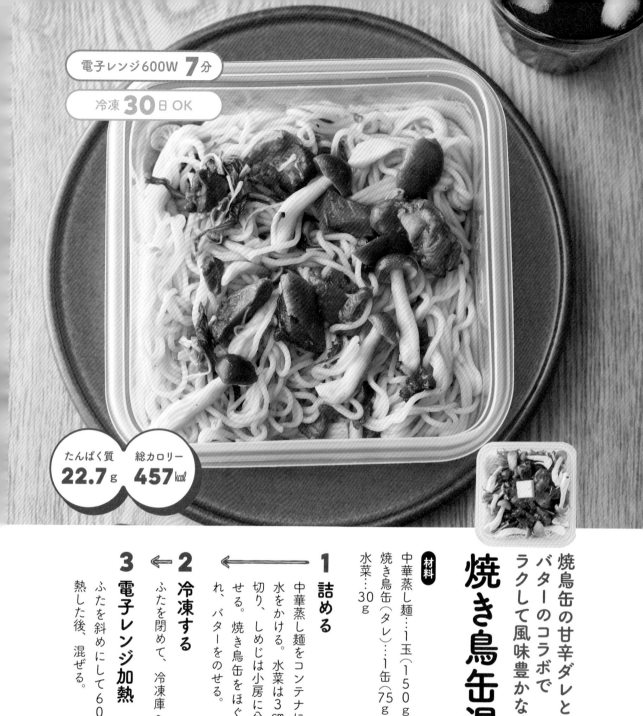

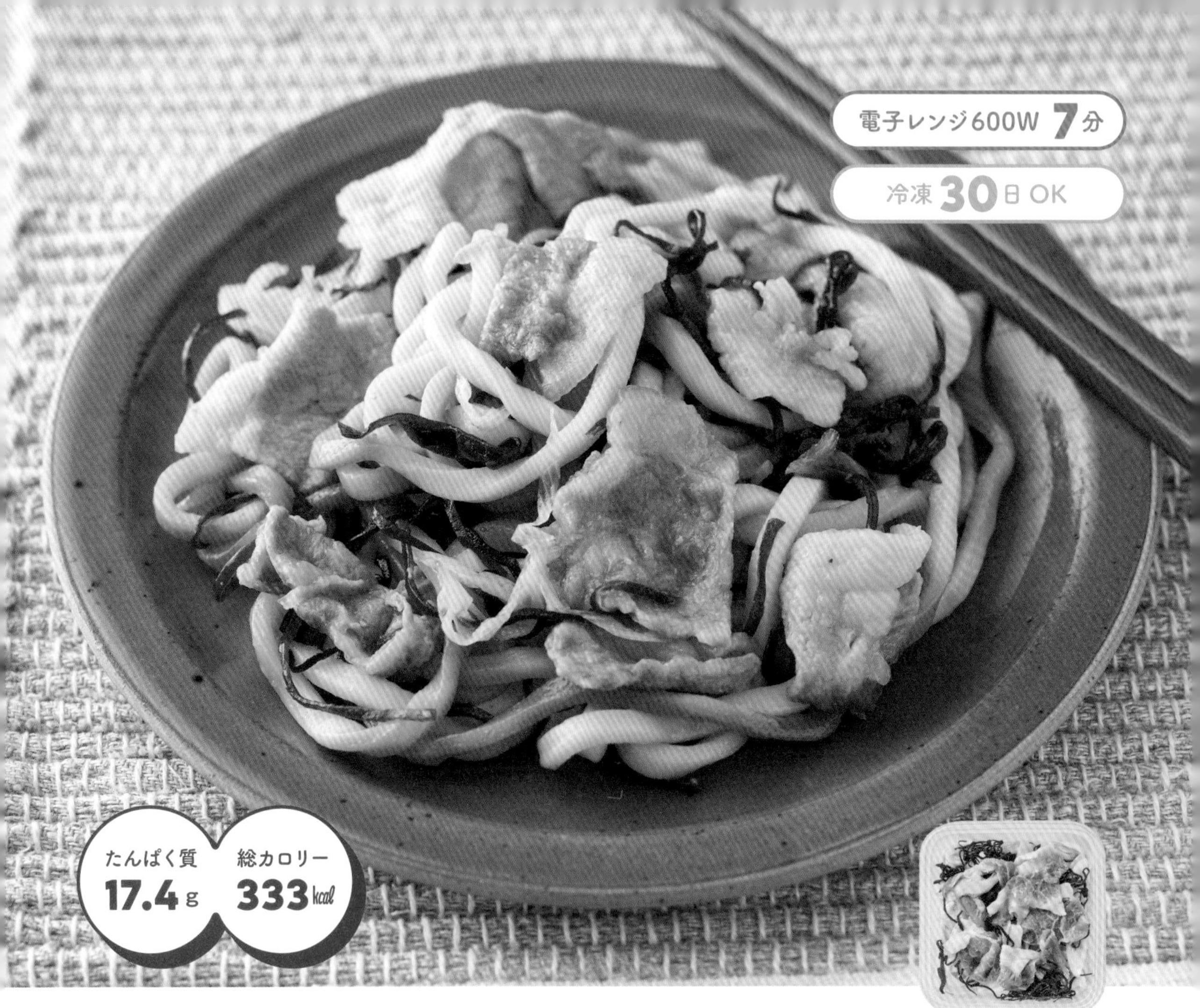
電子レンジ600W 7分
冷凍30日OK
たんぱく質 17.4g
総カロリー 333kcal

食欲がない日もスルスルいけるひと皿。疲れた時は豚肉の良質なたんぱく質とビタミンB群を味方に。

豚塩昆布の焼きうどん

材料

ゆでうどん…1玉（180g）
豚もも薄切り肉…50g
長ネギ…10cm（20g）
塩昆布…10g
片栗粉…小さじ½
A 水…大さじ1
めんつゆ（3倍濃縮）…小さじ2
ごま油…小さじ1
しょうが（すりおろし）…少々

1 詰める
ゆでうどんをコンテナに入れ、Aをかける。長ネギは斜め薄切りにし、塩昆布をのせる。豚肉は3cm長さに切り、片栗粉をまぶしてのせる。

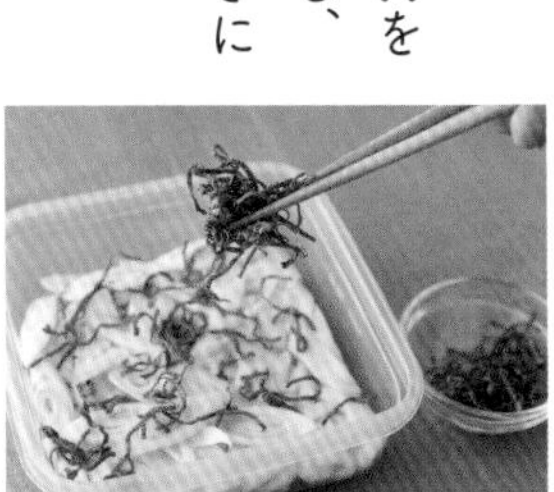

2 冷凍する
ふたを閉めて、冷凍庫へ。

3 電子レンジ加熱
ふたを斜めにして600W7分加熱した後、混ぜる。

鶏南蛮の混ぜうどん

シンプルな鶏南蛮うどんは
長ネギと椎茸の抗酸化作用で
パワーを底上げ。

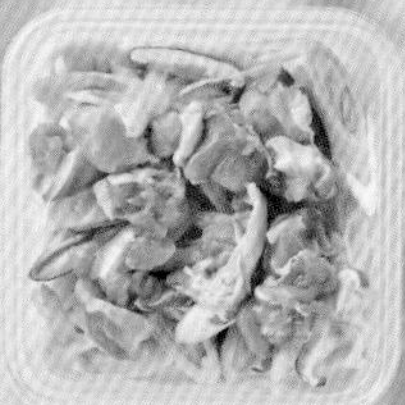

材料

ゆでうどん…1玉（180g）
鶏もも肉…80g
長ネギ…20cm（40g）
椎茸…1個（20g）

A
水…大さじ3
めんつゆ（3倍濃縮）…大さじ1
サラダ油…小さじ1

1 詰める

ゆでうどんをコンテナに入れ、Aをかける。長ネギは斜め薄切りにし、椎茸は薄切りにしてのせる。鶏肉は小さめのそぎ切りにしてのせる。

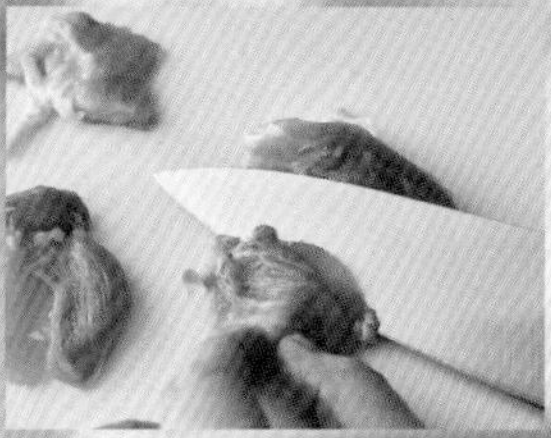

POINT
加熱ムラができないよう、包丁を寝かせてそぎ切りに。

2 冷凍する

ふたを閉めて、冷凍庫へ。

3 電子レンジ加熱

ふたを斜めにして600W9分加熱した後、混ぜる。

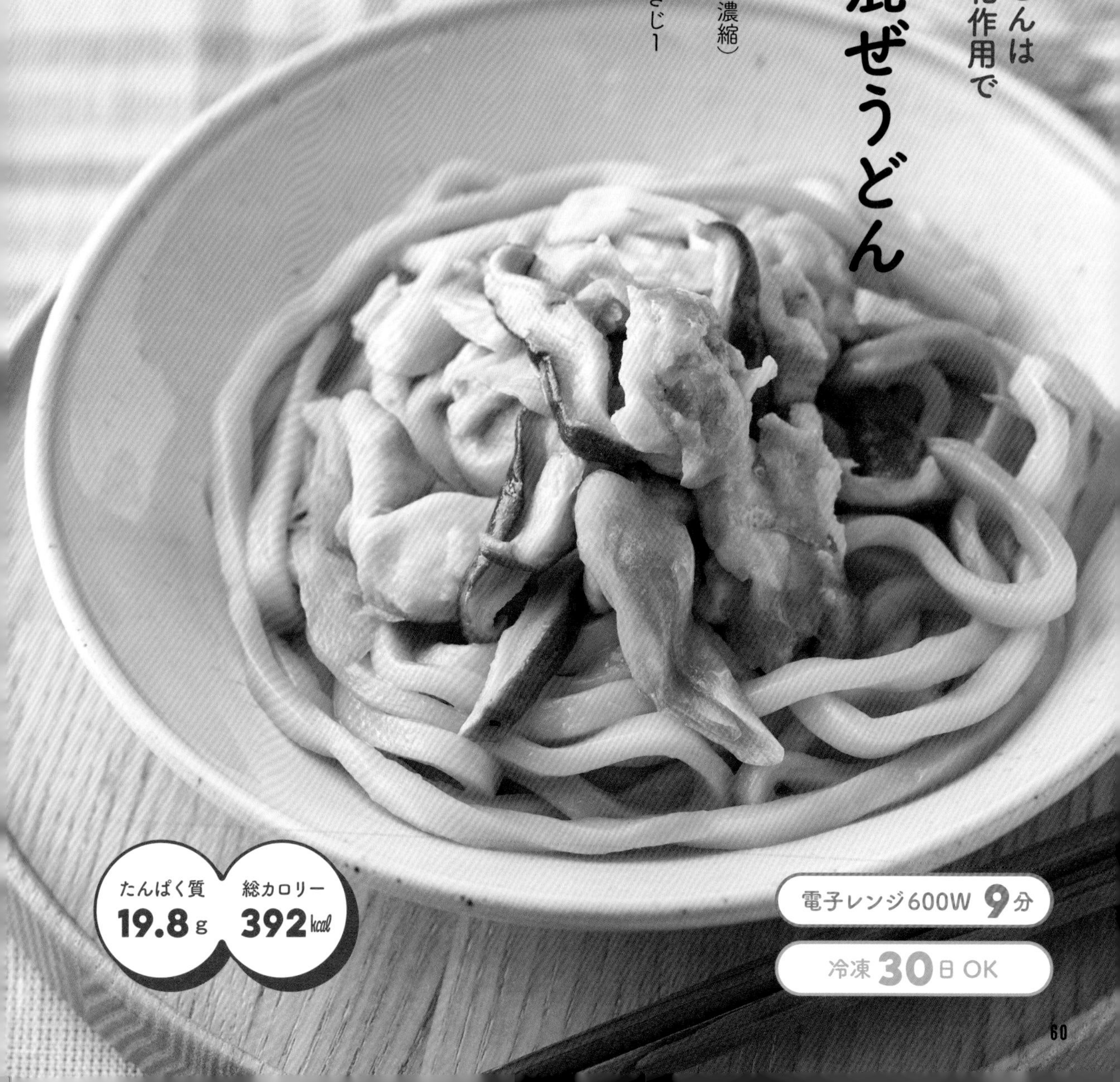

たんぱく質 19.8g
総カロリー 392kcal

電子レンジ600W 9分
冷凍 30日 OK

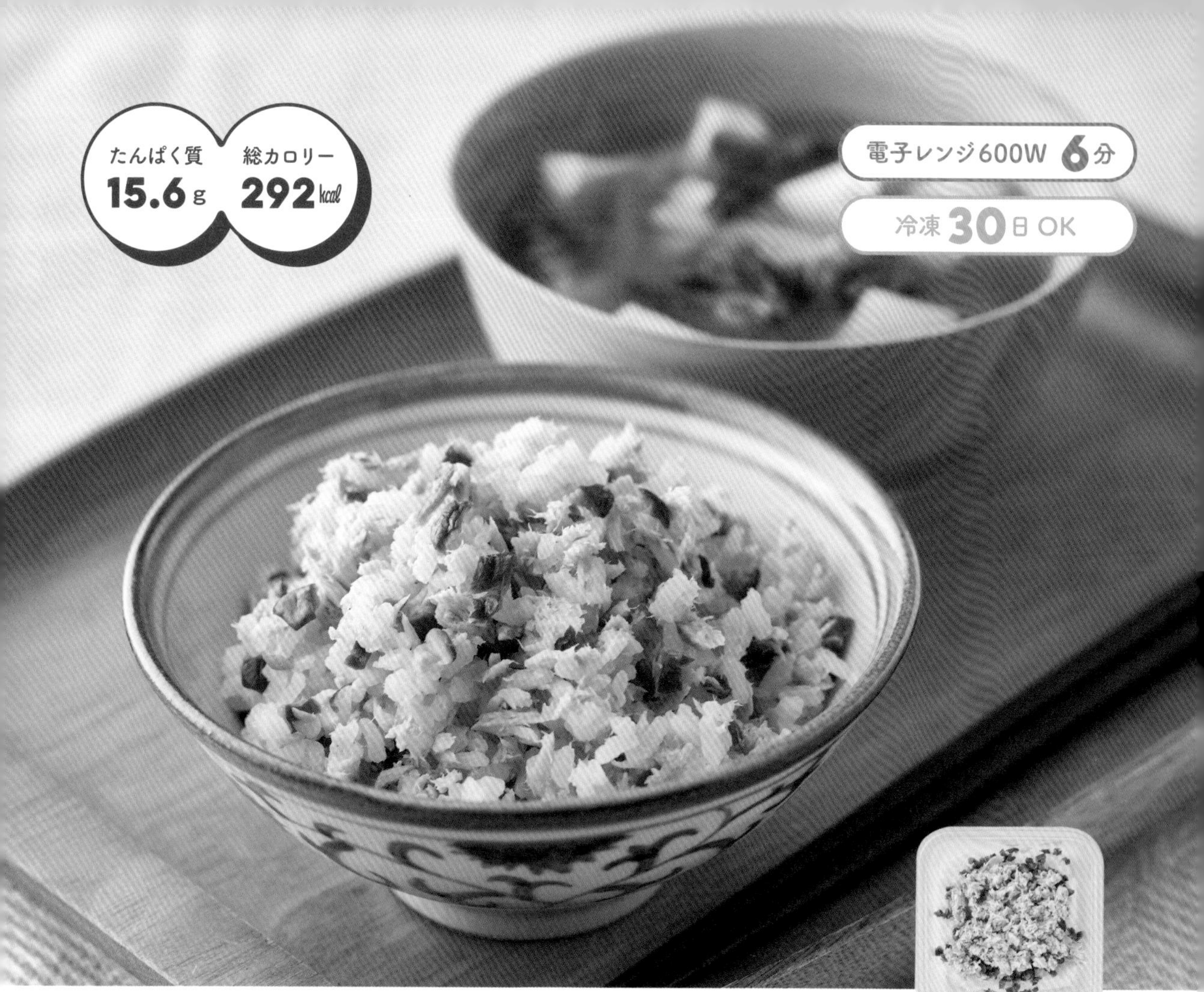

たんぱく質 15.6g　総カロリー 292kcal

電子レンジ600W 6分

冷凍 30日 OK

しば漬けのまろやかな塩味と
缶汁ごと入れたツナで
簡単なのに手間暇かけた味。

ツナとしば漬け混ぜごはん

材料

冷やごはん…150g
ツナ缶（ノンオイル）…1缶（70g）
しば漬け…20g
和風だしの素（顆粒）…小さじ½

1 詰める

冷やごはんをコンテナに入れ、和風だしの素をかける。しば漬けはみじん切りに、ツナ缶は汁ごとのせる。

2 冷凍する

ふたを閉めて、冷凍庫へ。

3 電子レンジ加熱

ふたを斜めにして600W6分加熱した後、混ぜる。

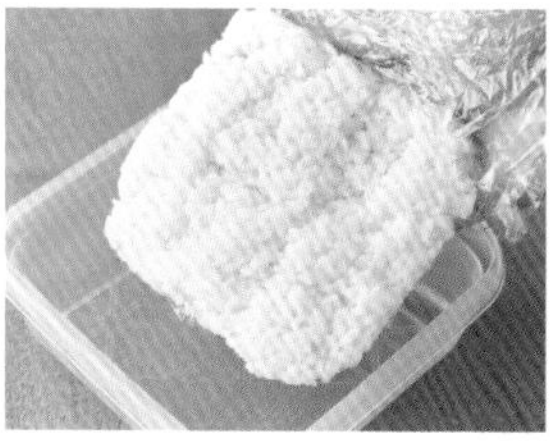

POINT

一緒に詰める食材に熱が加わらないよう、必ず冷やごはんを使う。あらかじめ、ラップで平らに保存しておくと便利。

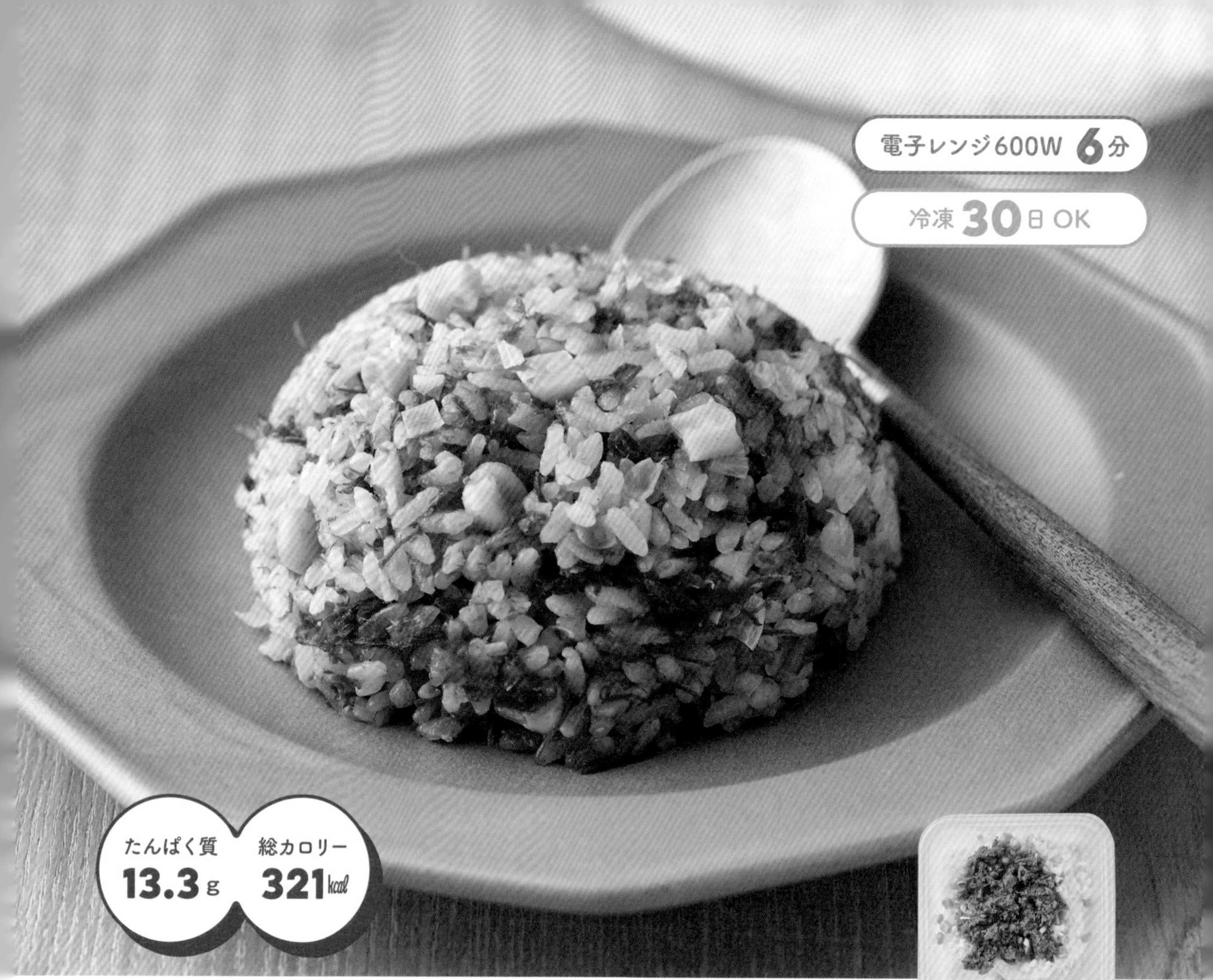

電子レンジ600W 6分

冷凍 30日 OK

たんぱく質 13.3g

総カロリー 321kcal

高たんぱくで鉄分も豊富なコンビーフ。
旨みがごはんに染み込み
わずかな調味料でも味がキマル。

コンビーフのソースめし

材料

冷やごはん…150g
コンビーフ（低脂肪タイプ）…40g
長ネギ…10cm（20g）
ホールコーン…大さじ1
A 中濃ソース…小さじ2
酒…小さじ1

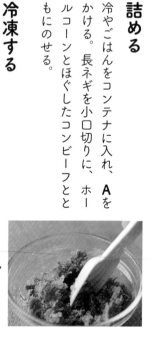

1 詰める

冷やごはんをコンテナに入れ、**A**をかける。長ネギを小口切りに、ホールコーンとほぐしたコンビーフとともにのせる。

2 冷凍する

ふたを閉めて、冷凍庫へ。

3 電子レンジ加熱

ふたを斜めにして600W6分加熱した後、混ぜる。

POINT

ダマにならないよう、コンビーフはあらかじめほぐす。

「冷凍コンテナごはん」はなぜ“冷凍”して、“電子レンジ加熱”するの?

メリット1
冷凍すると食材に調味料が染み込み、旨みアップ

冷凍すると食材の細胞壁が壊れて水分が引き出されるため、調味料が染み込みやすくなります。調味料がコーティングとなり、冷凍焼けを防ぐのもポイント。ほかに、きのこ類は旨みがアップ、玉ねぎは甘みが増すなど、冷凍したほうが美味しくなる食材を覚えておくとアレンジしやすくなります。

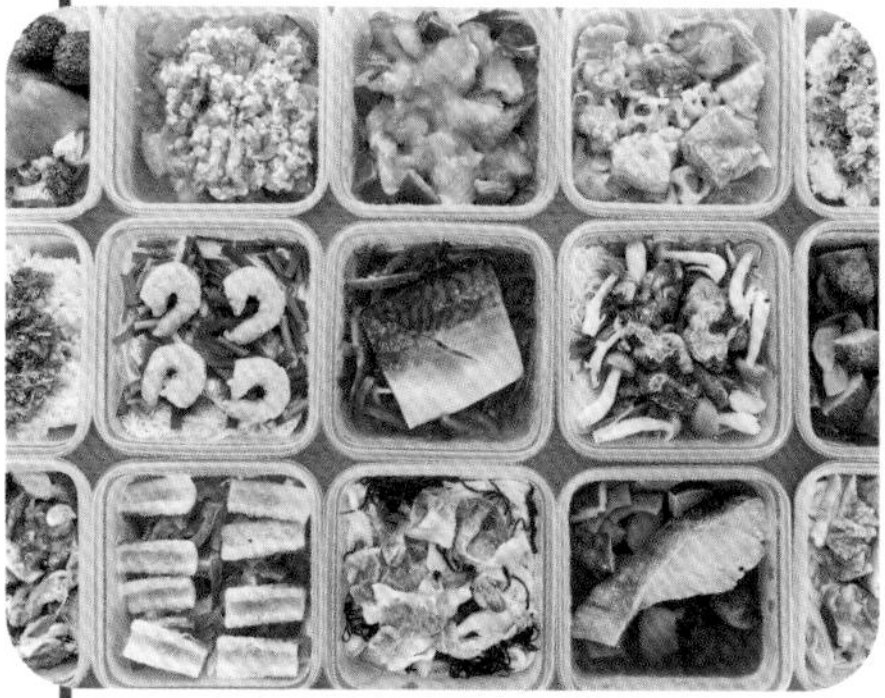

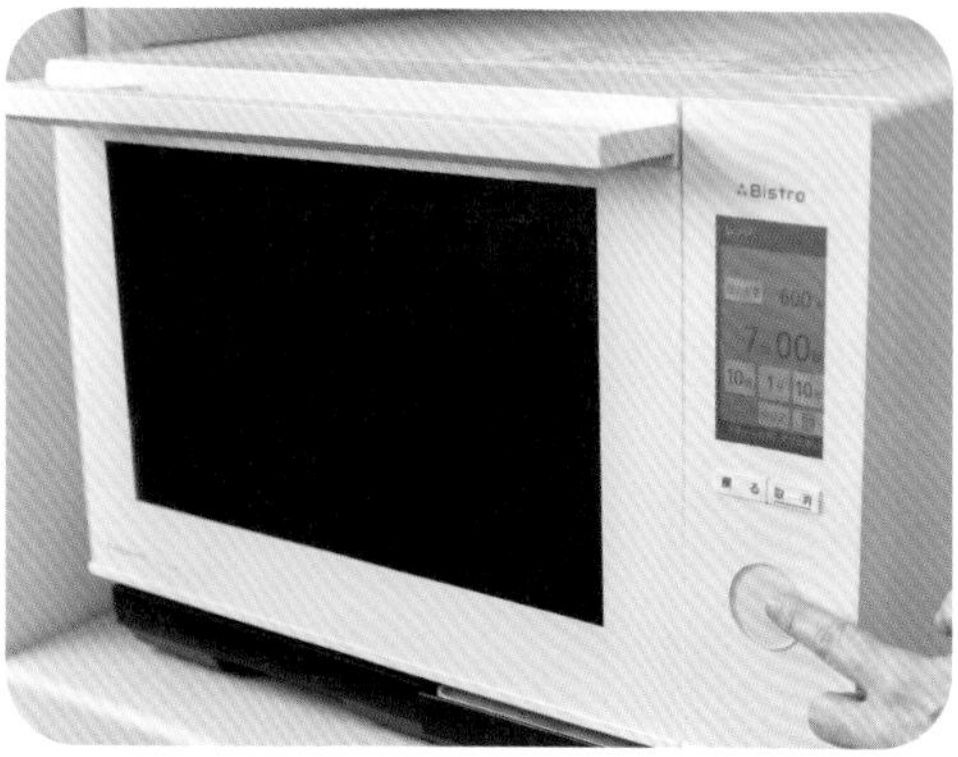

メリット2
電子レンジ加熱をすると余分な油や調味料を減らせる

電子レンジは電磁波の一種、マイクロ波を食材に当て、食材の持つ水分を揺り動かして温める仕組み。食材の持つ水分と調味料のみで調理していきます。ゆでたり、油で焼く必要がないから、油も調味料も使う量はグンと減らせるのに美味しい料理ができあがります。

メリット3
電子レンジ加熱すると栄養成分が逃げにくい

効率よく食材に火を通していく電子レンジは究極の時短調理器具です。短い加熱時間で調理できるうえ、ゆでこぼしの心配もないため、ビタミンB群やCなどの水溶性ビタミンが残りやすいのもメリットです。

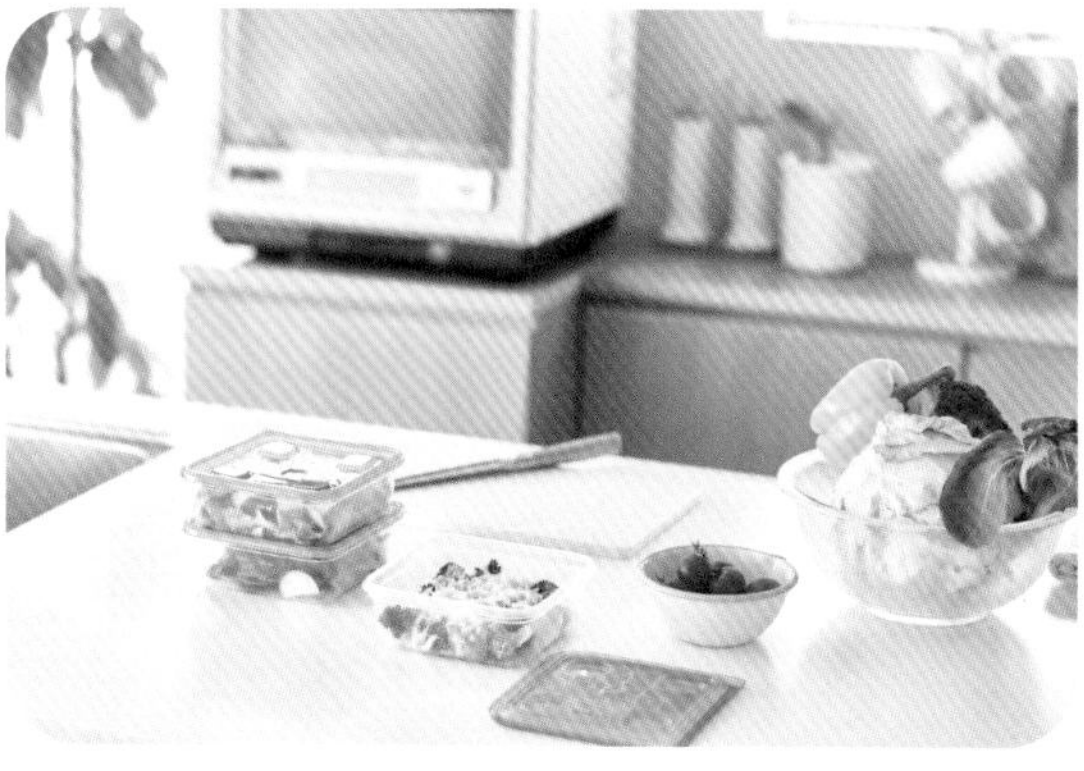

ラクして

健康寿命が延びるレシピ5

丈夫な骨を作るため、カルシウムと一緒に摂りたい

「ビタミンD・Kたっぷりおかず」

魚やきのこ類に多く含まれるビタミンDと、納豆や葉物野菜などから摂取できるビタミンK。丈夫な骨を作るための栄養素としてカルシウムばかりが注目されますが、実はビタミンDやKと一緒に摂取することが重要です。

そこで、肉や魚を使った主菜から副菜、スープまでカルシウムとビタミンDやKがたくさん摂れるレシピをご紹介。

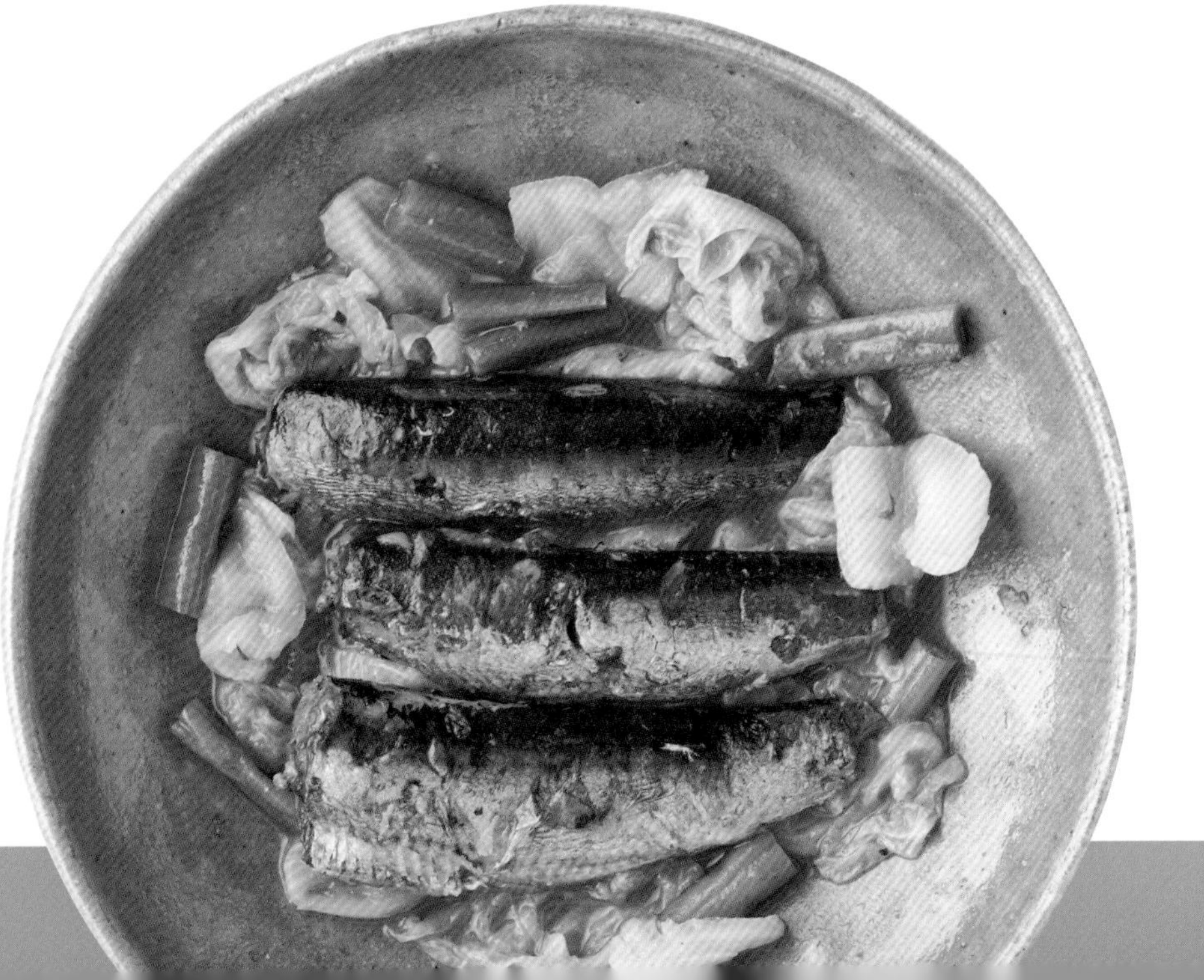

ビタミンD・Kを摂ると得られる3つのチカラ

【ビタミンD・K】骨を健やかに保つ

骨の形成に必要なカルシウムを腸から吸収する役割があるビタミンD。カルシウムだけを摂取しても、ビタミンDがなければ体内に取り込むことはできません。ビタミンKはカルシウムを骨に取り込んで強くする働きがあり、不足すると骨がもろくなります。

【ビタミンD】免疫機能を調整する

免疫細胞を活性化、体内に侵入したウィルスや細菌に対して、免疫機能をコントロールします。風邪やインフルエンザなどの感染症、アレルギーの予防改善の研究も進められています。

【ビタミンK】動脈硬化予防に

血液の凝固作用を持ち、「止血のビタミン」と呼ばれています。高齢者には不足しやすい栄養素で血が止まりにくい、鼻血が出るなどの症状があれば欠乏のサイン。ほかに動脈の石灰化を抑制する作用もあり、動脈硬化予防に期待が寄せられています。

レシピに使用したビタミンK食材はコレ!

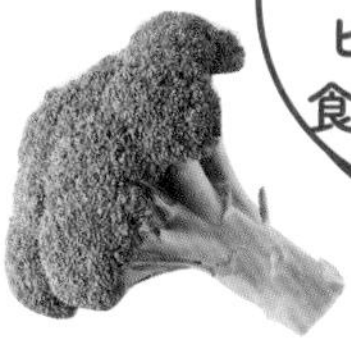

カルシウム680mg含むチーズと一緒に使用!

ブロッコリー

ビタミンCや葉酸、βカロテン、カリウムなど栄養バランス抜群。

ビタミンK **210** μg
総カロリー **37**kcal

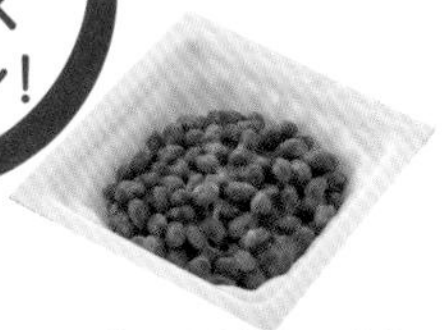

カルシウム1000mg含むひじきと一緒に使用!

納豆

日本発のスーパーフード。骨粗しょう症予防はもちろん、免疫・筋力アップに。

ビタミンK **600** μg
総カロリー **190**kcal

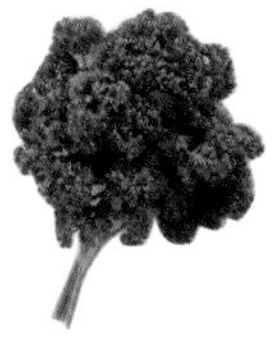

カルシウム110mg含む牛乳と一緒に使用!

パセリ

飾りにはもったいない。ほうれん草と比べてβカロテンが1.7倍、鉄は3.7倍。

ビタミンK **850** μg
総カロリー **34**kcal

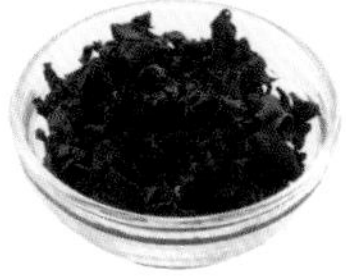

カルシウム660mg含む高野豆腐と一緒に使用!

乾燥わかめ

マグネシウムやヨウ素などのミネラルがたくさん。高血圧予防にも。

ビタミンK **1600** μg
総カロリー **186**kcal

レシピに使用したビタミンD食材はコレ!

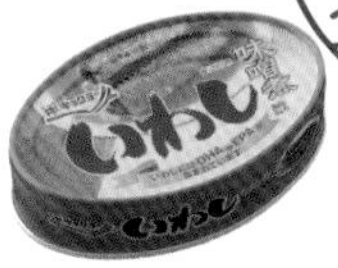

カルシウム43mg含む白菜と一緒に使用!

イワシみそ煮缶

骨ごと食べられて、手軽。生のイワシと比べてDHAやEPAが豊富。

ビタミンD **20** μg
総カロリー **203**kcal

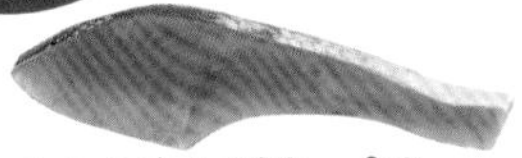

カルシウム680mg含むチーズと一緒に使用!

鮭

ビタミンDの1日目安量8.5μgを1切れでまかなえる。たんぱく質も豊富。

ビタミンD **32** μg
総カロリー **124**kcal

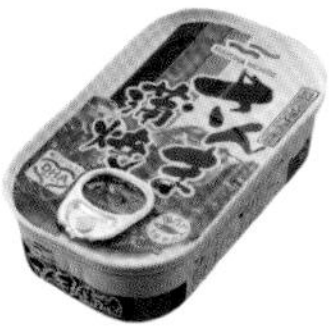

カルシウム170mg含む小松菜と一緒に使用!

さんまかば焼き缶

生で食べる場合と比べて、シニア世代に不足しがちな鉄分が約2倍摂れる。

ビタミンD **12** μg
総カロリー **219**kcal

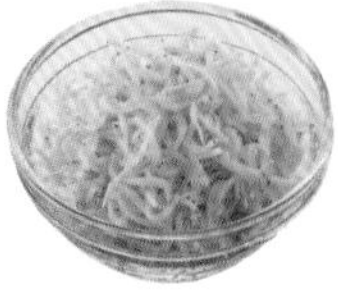

カルシウム24mg含む大根と一緒に使用!

しらす干し

カタクチイワシやマイワシなどの稚魚。カルシウムもビタミンDも摂れて一石二鳥。

ビタミンD **61** μg
総カロリー **187**kcal

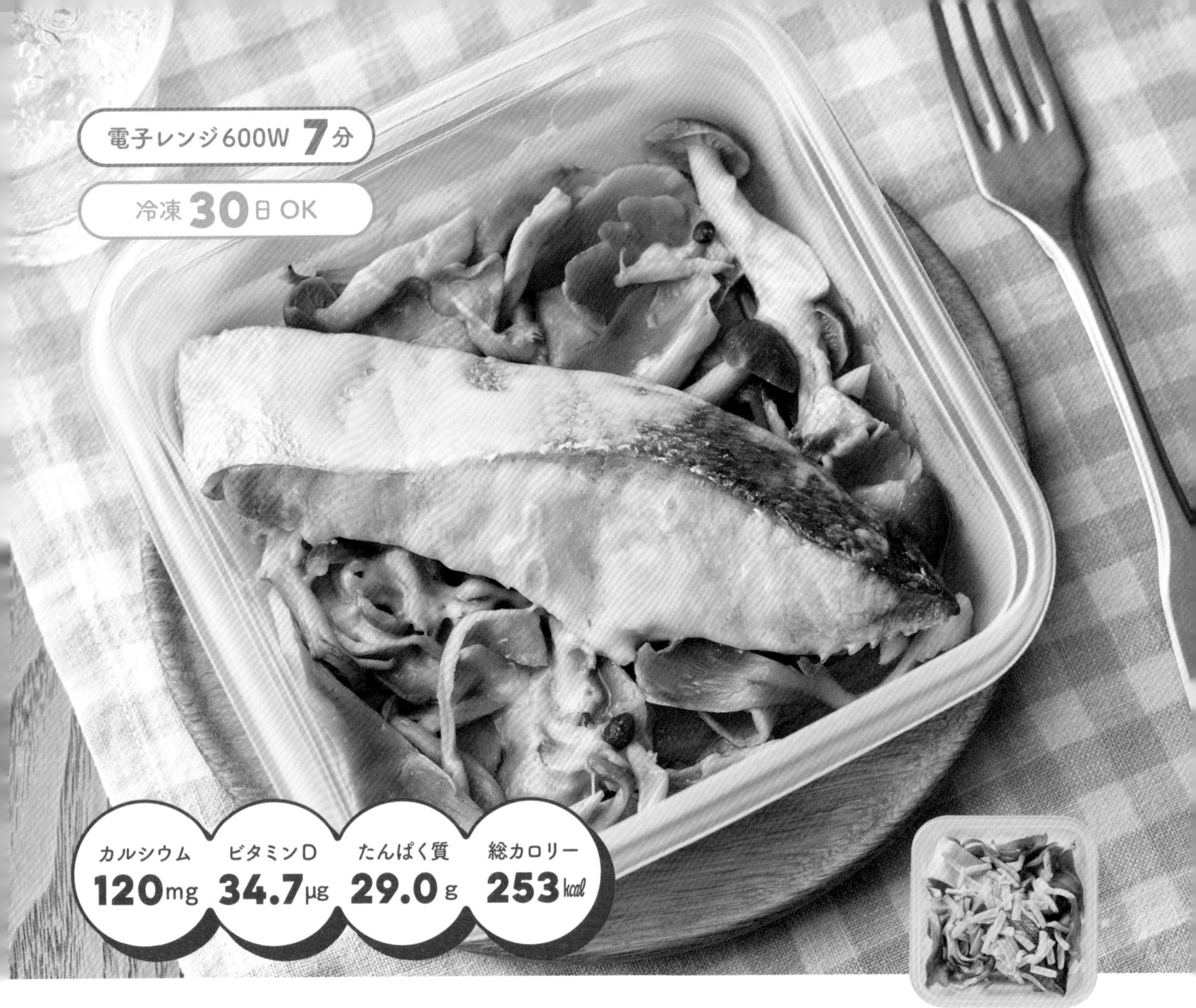
電子レンジ600W 7分
冷凍30日OK
カルシウム 120mg
ビタミンD 34.7μg
たんぱく質 29.0g
総カロリー 253kcal

鮭のカルシウムと
チーズのビタミンDを組み合わせ
骨密度アップをサポート。

鮭のチーズきのこ蒸し

材料

鮭（切り身）…1切れ（100g）
しめじ…50g
舞茸…50g
シュレッドチーズ…大さじ2
A 酒…小さじ2
オリーブオイル・
ポン酢しょうゆ…各小さじ1

1 詰める

しめじと舞茸は小房に分けて入れる。鮭に塩（分量外）を少々ふって5分ほど置き、水で洗い流し水気を拭く。コンテナにのせ、Aをかけ、最後にシュレッドチーズをのせる。

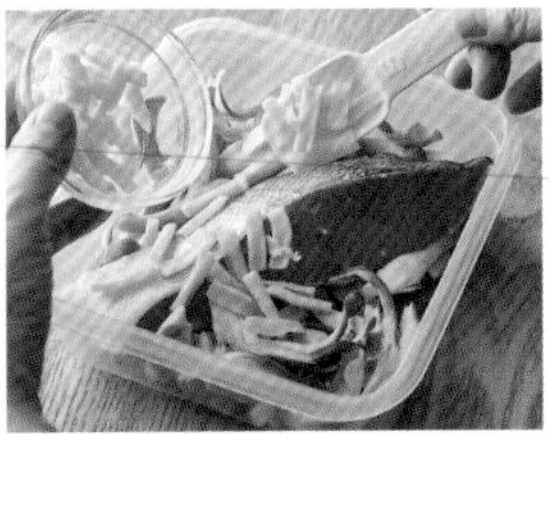

2 冷凍する

ふたを閉めて、冷凍庫へ。

3 電子レンジ加熱

ふたを斜めにして600W7分加熱した後、混ぜる。

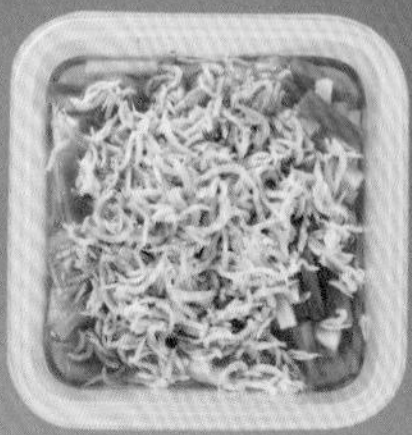

しらすと大根の煮物

しらすは骨を強くする栄養素たっぷり。
大根と合わせ
カルシウム吸収率をさらにアップ。

材料

しらす…50g
大根…3㎝（120g）
にんじん…1/4本（30g）

A
水…100㎖
めんつゆ（3倍濃縮）…大さじ1
みりん…小さじ1

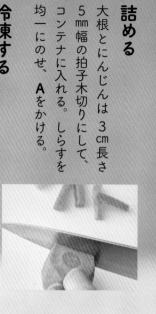

1 詰める

大根とにんじんは3㎝長さ5㎜幅の拍子木切りにして、コンテナに入れる。しらすを均一にのせ、Aをかける。

2 冷凍する

ふたを閉めて、冷凍庫へ。

3 電子レンジ加熱

ふたを斜めにして600W9分加熱した後、混ぜる。

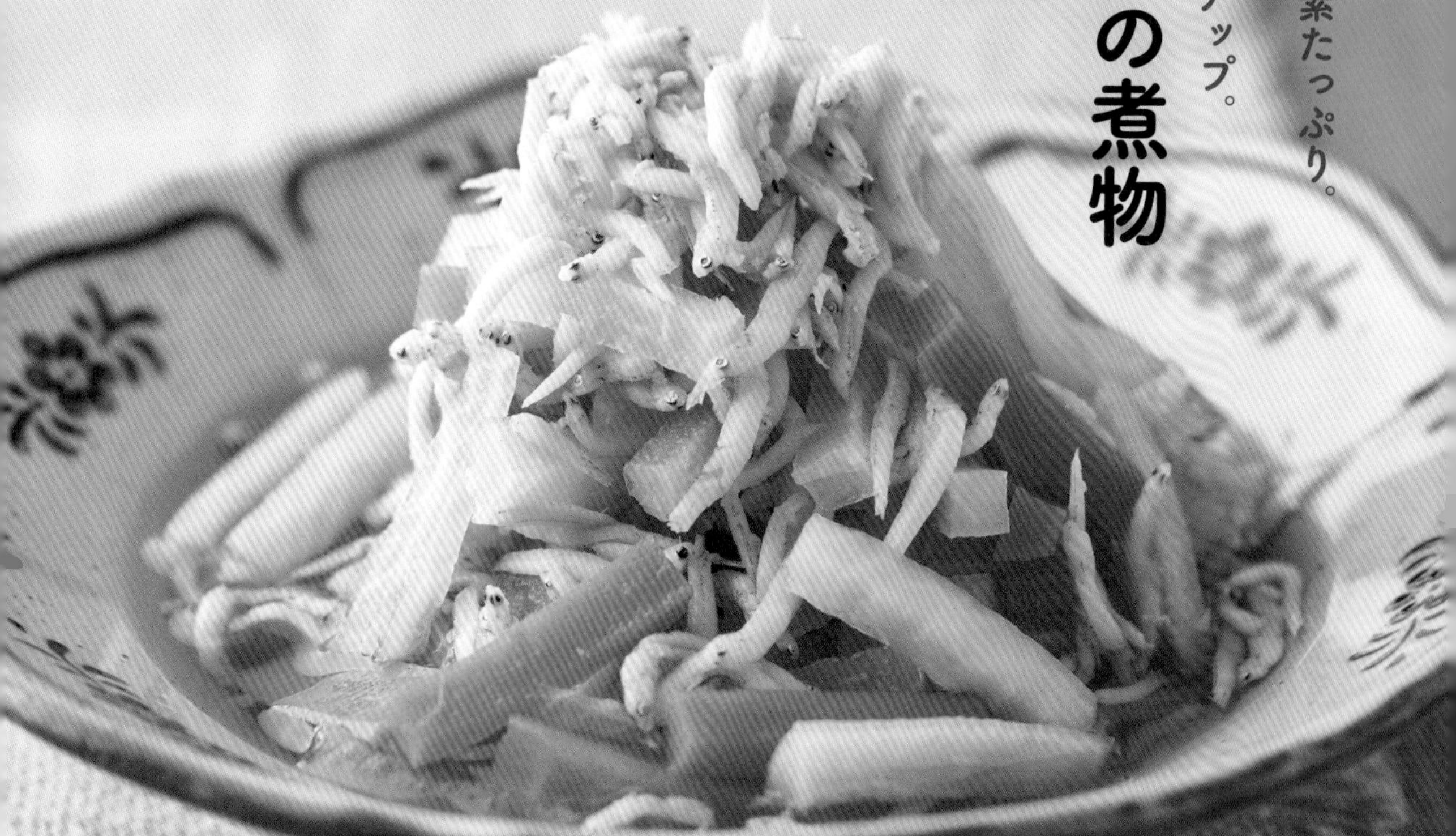

電子レンジ600W 9分

冷凍30日OK

カルシウム	ビタミンD	たんぱく質	総カロリー
300mg	30.5μg	21.7g	150kcal

強い抗酸化作用が期待できる
ごま油で風味豊かに。
ごちそうクイックメニュー。

白菜とイワシのみそ煮

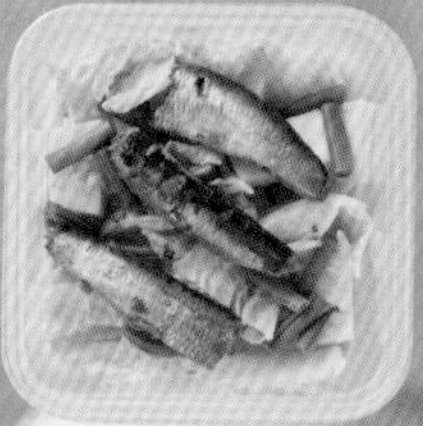

材料

イワシ缶（みそ煮）…1缶（70g）
白菜…1/4枚（50g）
いんげん…2本（10g）
A ごま油・酒…各小さじ1

1 詰める
白菜は2cm幅、いんげんは2cm長さに切り、コンテナに入れる。イワシは缶汁ごと入れ、**A**をかける。

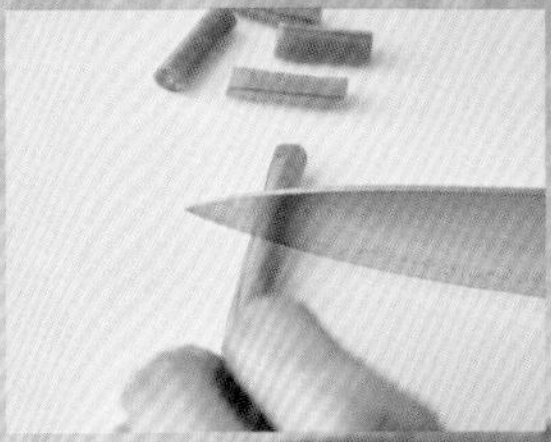

2 冷凍する
ふたを閉めて、冷凍庫へ。

3 電子レンジ加熱
ふたを斜めにして600W7分加熱した後、混ぜる。

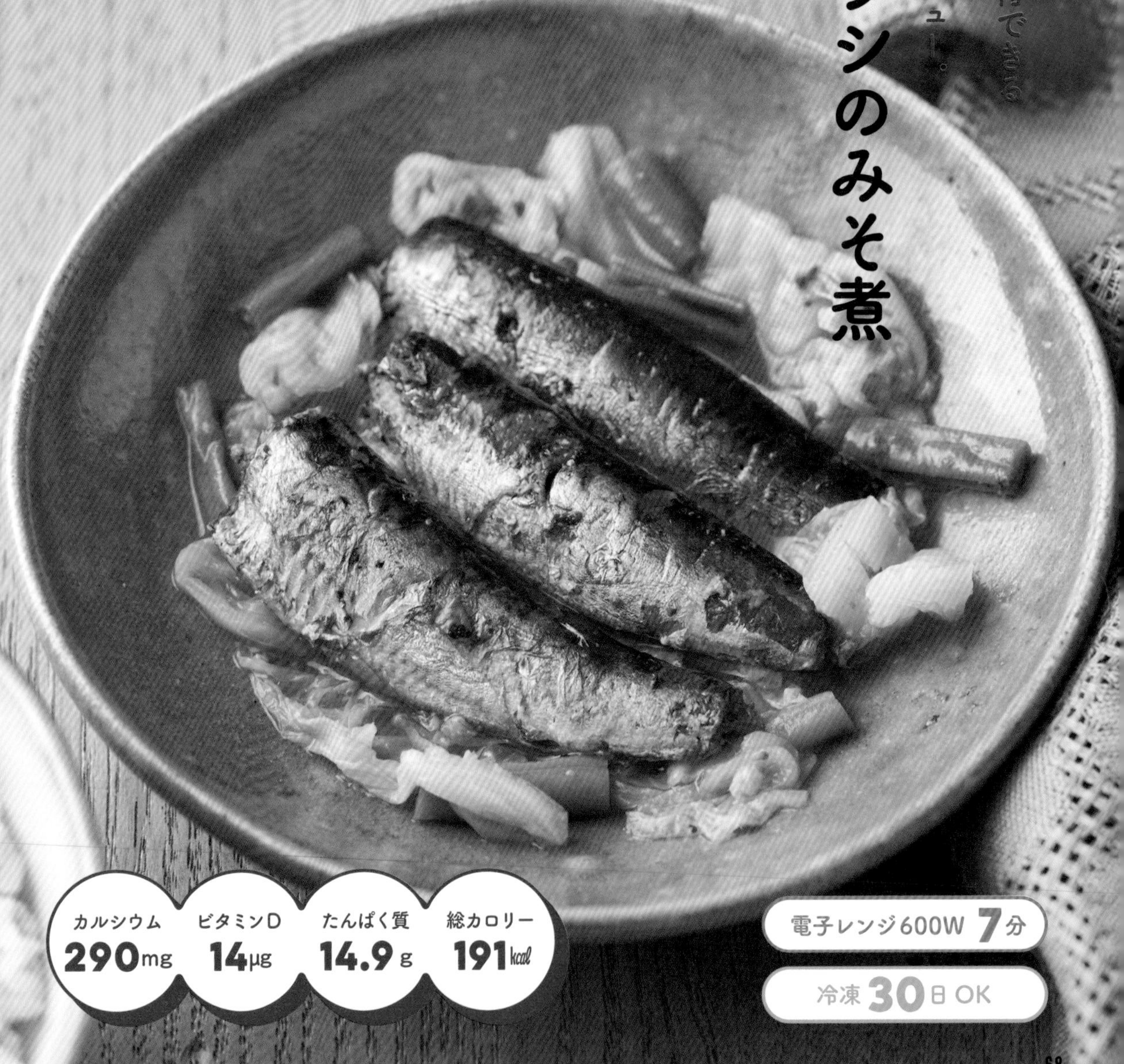

カルシウム	ビタミンD	たんぱく質	総カロリー
290mg	14μg	14.9g	191kcal

電子レンジ600W **7**分

冷凍 **30**日 OK

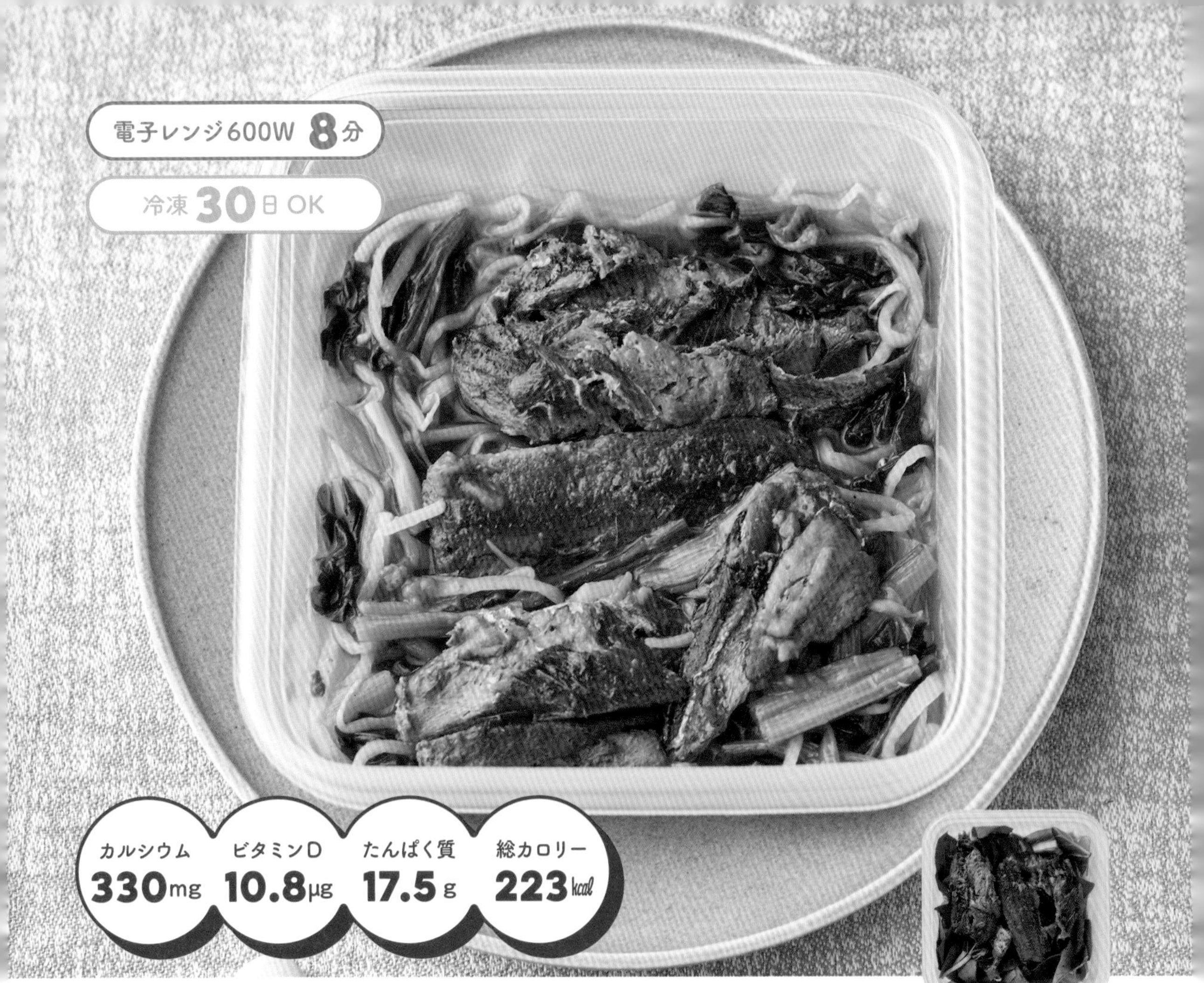

電子レンジ600W 8分

冷凍30日OK

カルシウム	ビタミンD	たんぱく質	総カロリー
330mg	10.8μg	17.5g	223kcal

小松菜はβカロテン・鉄・カルシウムを多く含む優秀選手。かば焼きのタレを絡めて大満足のひと皿に。

さんまの蒲焼き梅風味

材料

さんま缶（蒲焼き）…1缶（90g）
小松菜…2株（60g）
もやし…50g

A
酒…小さじ2
梅肉…小さじ1

1 詰める

小松菜は3㎝長さに切ってもやしとともにコンテナに入れる。さんまは缶汁ごと入れ、Aをかける。

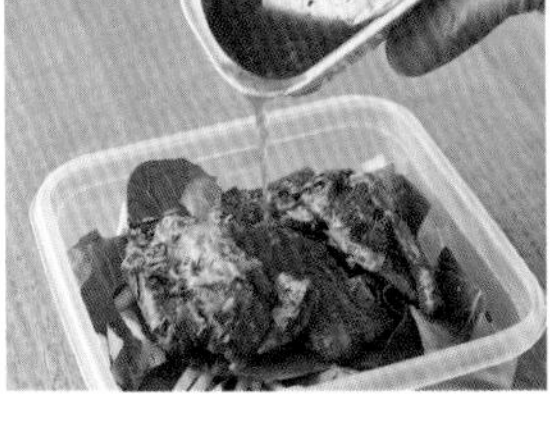

2 冷凍する

ふたを閉めて、冷凍庫へ。

3 電子レンジ加熱

ふたを斜めにして600W7分加熱した後、混ぜる。

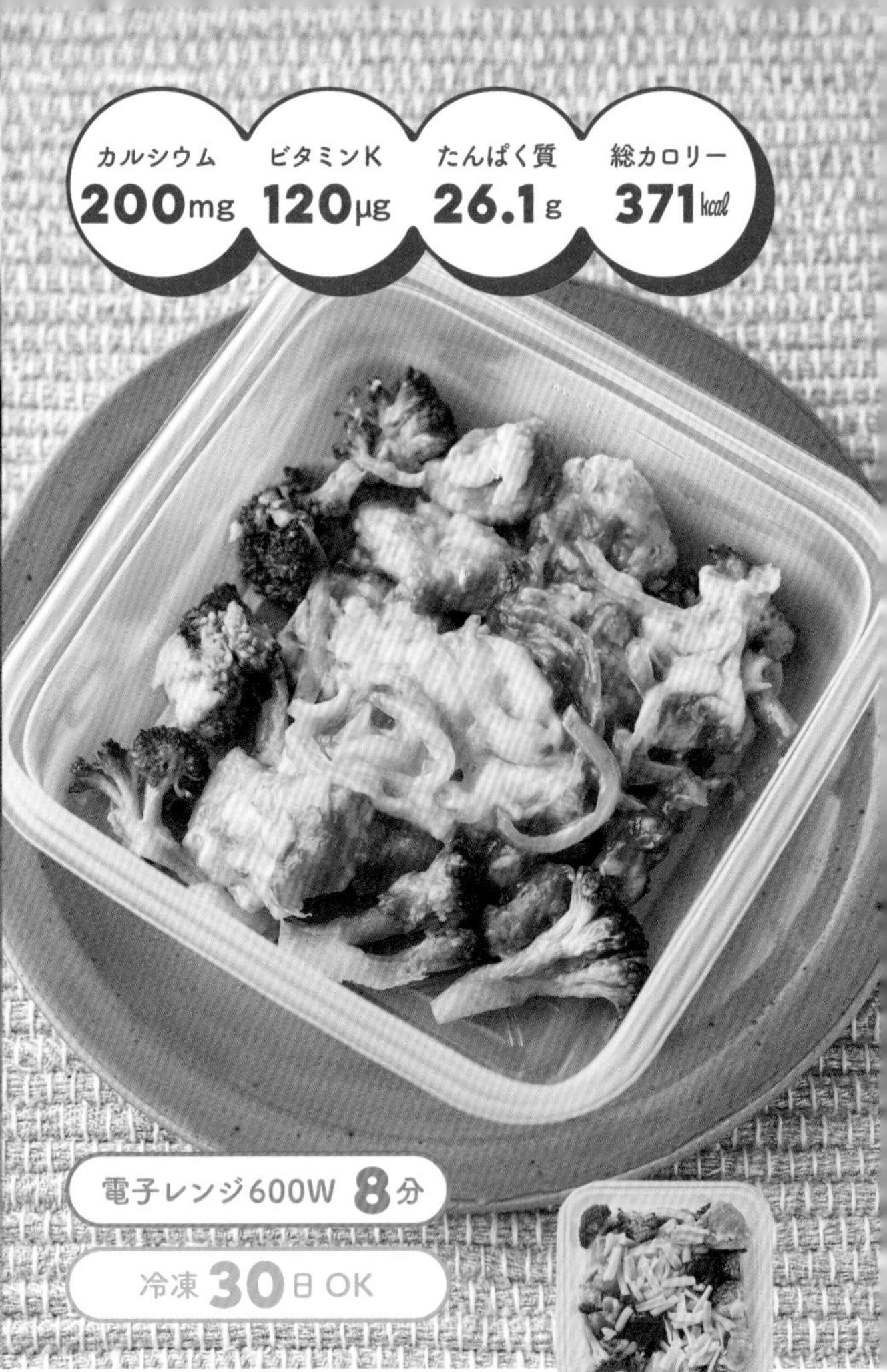

カルシウム 200mg　ビタミンK 120μg　たんぱく質 26.1g　総カロリー 371kcal

電子レンジ600W 8分

冷凍 30日 OK

鶏肉でたんぱく質を、チーズとブロッコリーで骨の形成を助ける黄金メニュー。

鶏とブロッコリーのチーズ焼き

材料

鶏もも肉…100g
玉ねぎ…1/8個（25g）
ブロッコリー…40g
小麦粉…小さじ1
シュレッドチーズ…大さじ3
A
ケチャップ…大さじ2
酒…大さじ1
砂糖…小さじ1

1 詰める 玉ねぎは薄切り、ブロッコリーは小房に分けてコンテナに入れる。鶏肉はひと口大に切り、小麦粉をまぶしてのせる。Aをかけ、シュレッドチーズをのせる。

2 冷凍する ふたを閉めて、冷凍庫へ。

3 電子レンジ加熱 ふたを斜めにして600W8分加熱した後、混ぜる。

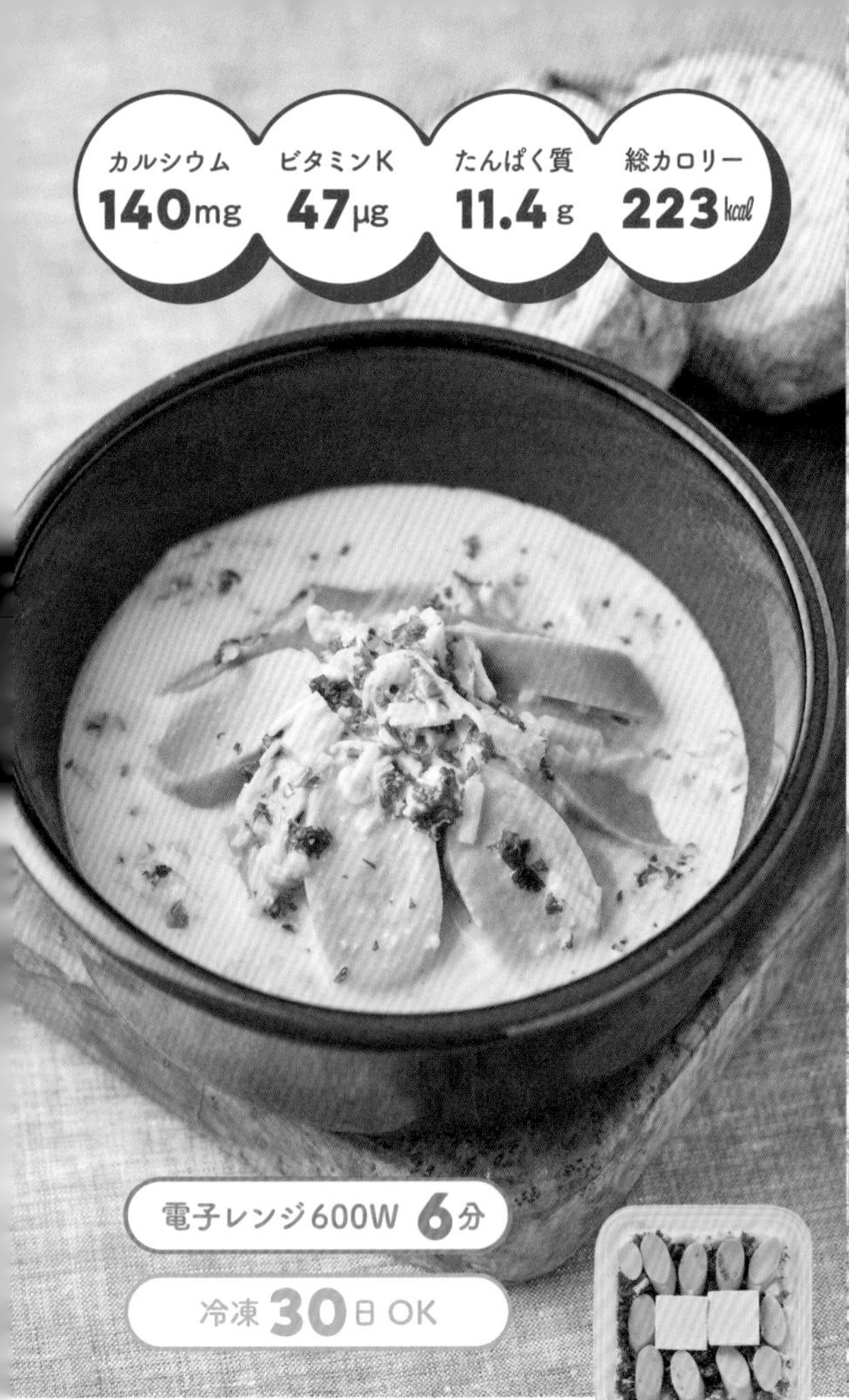

カルシウム 140mg　ビタミンK 47μg　たんぱく質 11.4g　総カロリー 223kcal

電子レンジ600W 6分

冷凍 30日 OK

カルシウム・DHAたっぷりの魚肉ソーセージが主役。スープパスタにもおすすめ。

パセリのチーズクリーム

材料

魚肉ソーセージ…1本（50g）
パセリ…5g
えのきだけ…50g
クリームチーズ…30g
A
水…50ml
牛乳…大さじ3
洋風スープの素（顆粒）…小さじ1/2

1 詰める えのきだけは1cm長さ、パセリはみじん切りにしてコンテナに入れる。魚肉ソーセージは5mm幅の斜め切りにしてのせる。Aをかけ、クリームチーズをのせる。

2 冷凍する ふたを閉めて、冷凍庫へ。

3 電子レンジ加熱 ふたを斜めにして600W6分加熱した後、混ぜる。

カルシウム	ビタミンK	たんぱく質	総カロリー
100mg	**500**µg	**12.0**g	**214**kcal

カルシウム	ビタミンK	たんぱく質	総カロリー
130mg	**54**µg	**9.6**g	**98**kcal

電子レンジ600W **5**分

冷凍 **30**日 OK

電子レンジ600W **7**分

冷凍 **30**日 OK

高野豆腐とわかめの煮物

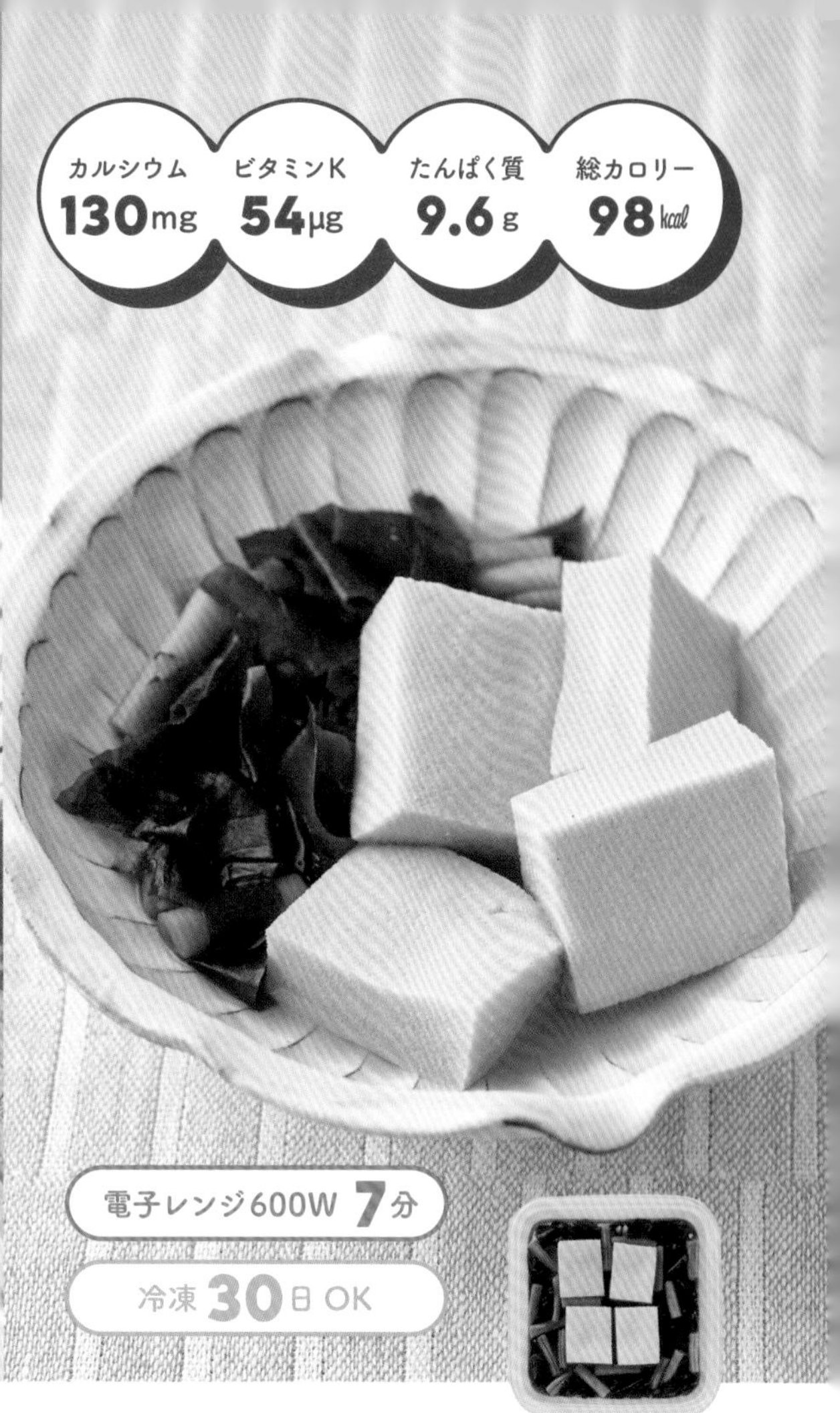

高野豆腐もわかめも老化防止栄養素の宝庫。
シンプルな味つけで使い勝手がよいひと品。

材料

高野豆腐…1枚（16・5ｇ）
乾燥わかめ…大さじ1
いんげん…4本（20ｇ）
A
　水…150㎖
　めんつゆ（3倍濃縮）
　…小さじ1
　和風だしの素（顆粒）
　…小さじ½

1 詰める　いんげんは2㎝長さに切り、乾燥わかめとともにコンテナに入れる。高野豆腐は水に1分ほど浸して水気を軽く絞る。十字に4等分に切ってのせ、Aをかける。

2 冷凍する　ふたを閉めて、冷凍庫へ。

3 電子レンジ加熱　600W7分加熱した後、混ぜる。

ひじきと納豆のめんつゆバター

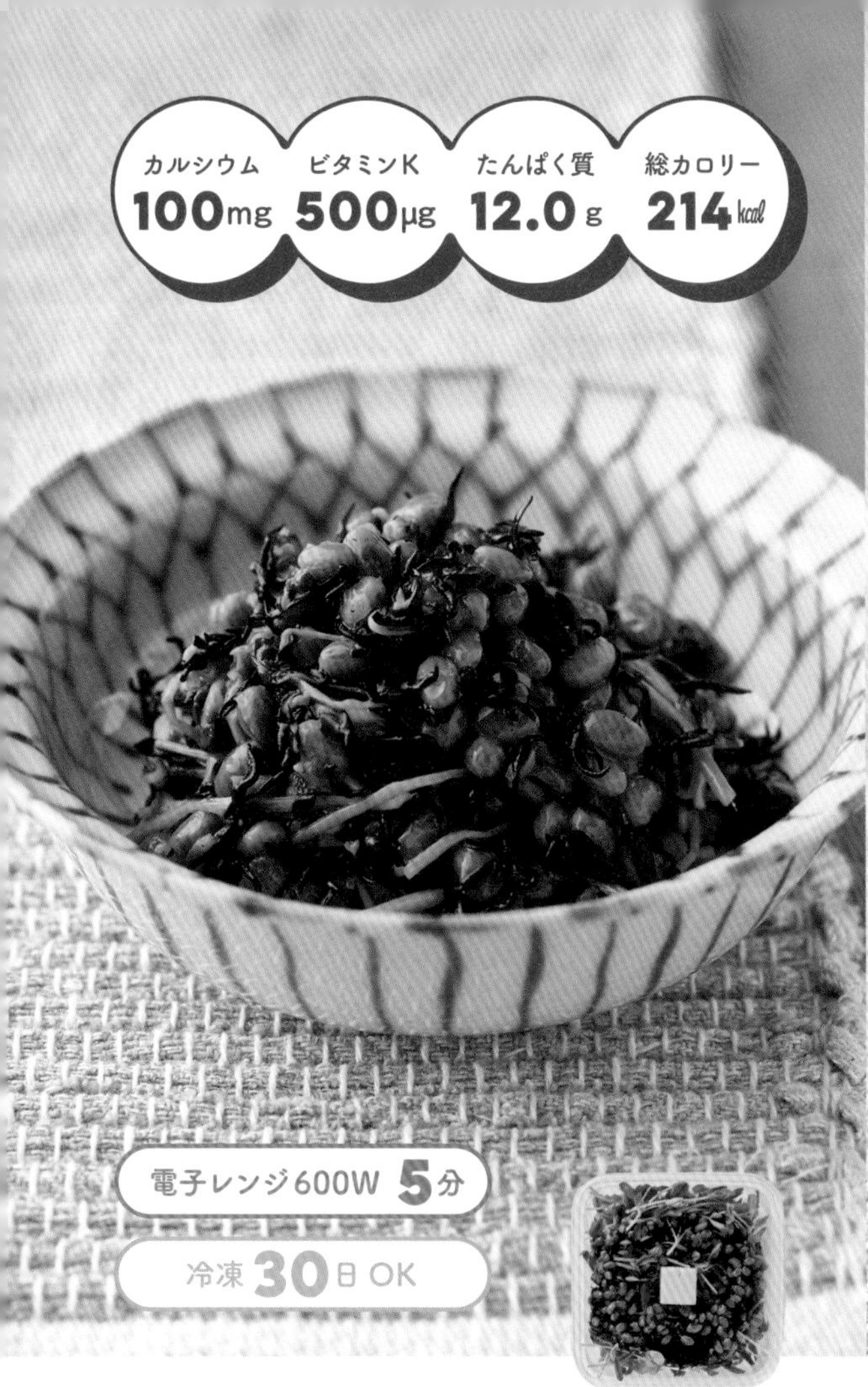

納豆と豆苗で植物性たんぱく質をダブルチャージ。
乾燥ひじきは戻さず入れて手間もカット。

材料

乾燥ひじき…5ｇ
納豆…1パック
豆苗…80ｇ
バター…8〜10ｇ
A
　—めんつゆ（3倍濃縮）・
　みりん…各小さじ1

1 詰める　豆苗は5㎝長さに切ってコンテナに入れる。ひじきと納豆とAを混ぜ合わせてのせる。最後にバターを置く。

2 冷凍する　ふたを閉めて、冷凍庫へ。

3 電子レンジ加熱　ふたを斜めにして600W5分加熱した後、混ぜる。

ラクして

健康寿命を延ばすレシピ 6

食欲がない日も
たんぱく質を手軽に摂れる

「魚肉練り物&大豆加工品おかず」

高齢者が特に不足しがちなたんぱく質。不足すると低栄養状態につながりやすいため、手軽にたんぱく質が摂れる加工品を使った副菜のストックがあると安心です。

1回の食事量が減り、必要量が十分に摂れない時は、おやつを上手に利用してたんぱく質をこまめにチャージしましょう。

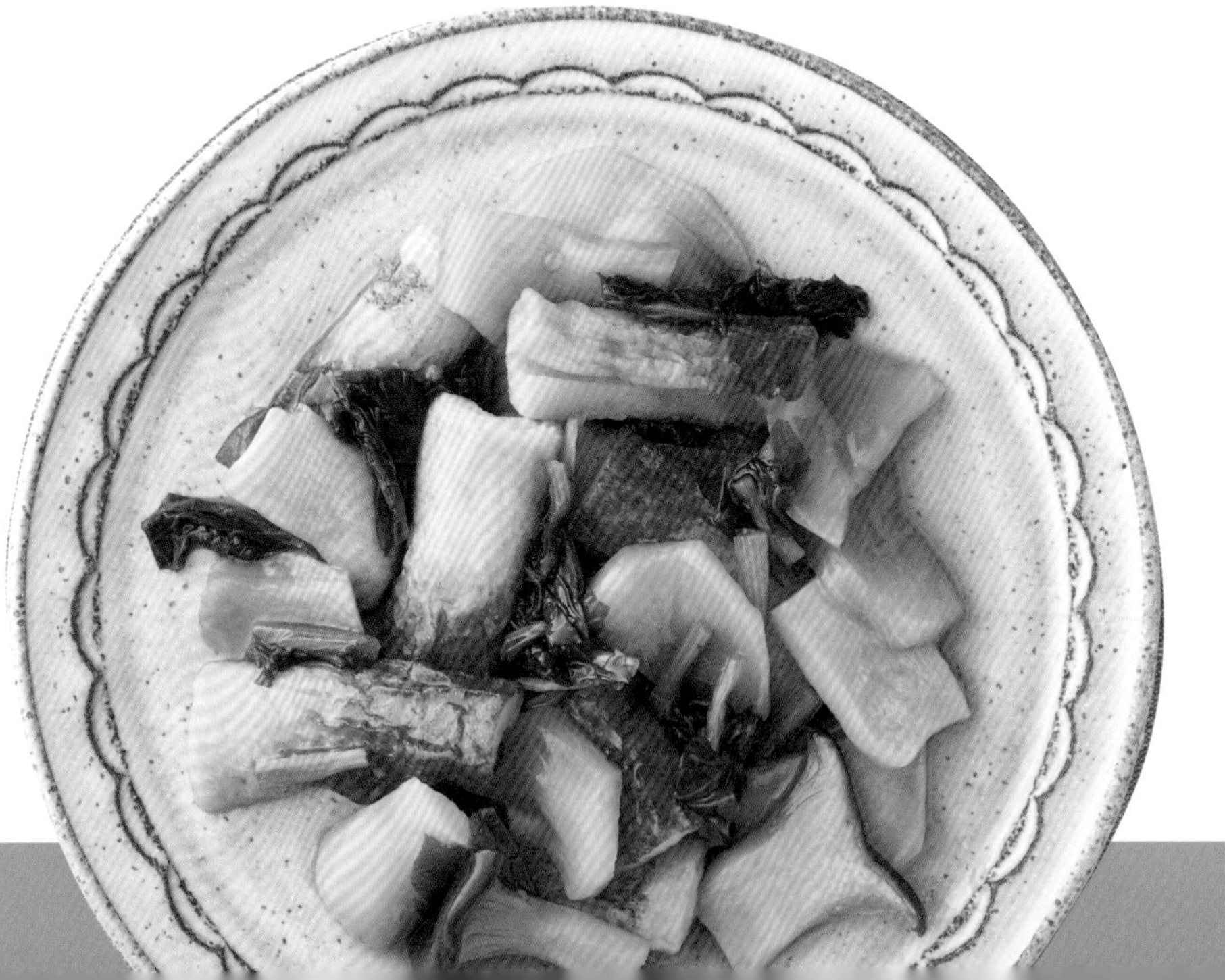

副菜は加工品で手間なくたんぱく質補給

たんぱく質は体内に蓄えておくことができないため、筋肉量を維持するためには毎食摂ることが必要です。日本人の食事摂取基準によると、シニア世代の1食の推奨たんぱく質量は15～20gとされており、これは鶏むね肉70～90g分、豚もも肉75～100g分に相当します。たんぱく質が足りていないと感じたら、高たんぱくで低カロリーな魚肉の練り製品や大豆加工品を利用、ラクして1品をプラスしましょう。

レシピに使用した加工品はコレ!

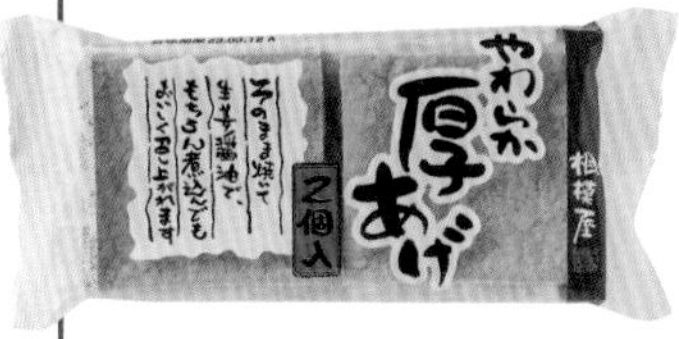

厚揚げ

木綿豆腐と比べて、たんぱく質は1.5倍、カルシウムは2.5倍、鉄は1.7倍と豊富。加熱しても崩れにくいのもポイント。

たんぱく質 **10.7**g
総カロリー **143**kcal

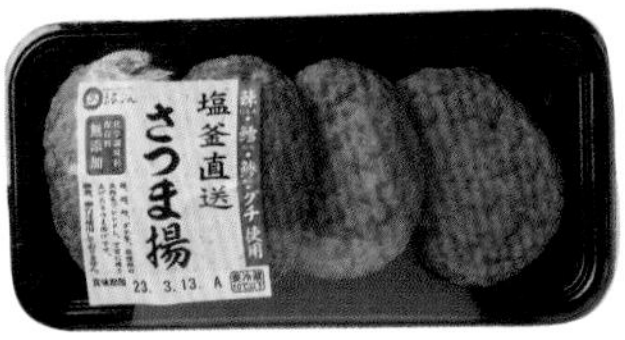

さつま揚げ

白身魚をすり身にしているため、消化吸収が良くヘルシー。コクのある味わいで、魚が苦手な人にもおすすめ。

たんぱく質 **12.5**g
総カロリー **135**kcal

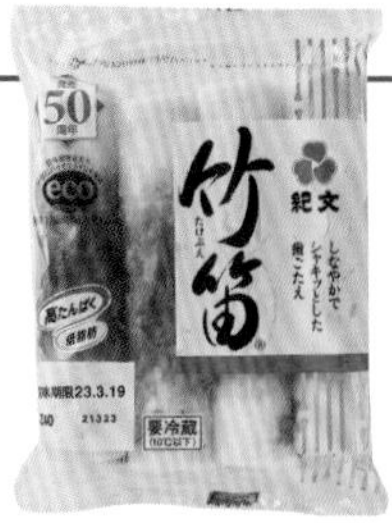

生ちくわ

原料であるスケソウダラのたんぱく質を摂ると、加齢によって衰えやすい下肢の筋肉量がアップしたという研究結果も。

たんぱく質 **12.2**g
総カロリー **119**kcal

スーパーやコンビニで買えるたんぱく質おやつ

※たんぱく質、総カロリーは、写真の容量により算出しています。

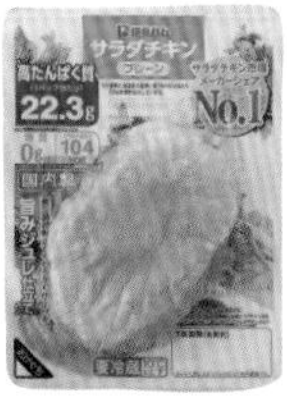

サラダチキン

鶏むね肉を加工。そのまま食べても、サラダやインスタント麺の上にトッピングしても。

たんぱく質 **22.3**g
総カロリー **104**kcal

豆乳

大豆サポニン成分の働きでコレステロール値や中性脂肪を下げる効果が期待。

たんぱく質 **7.0**g
総カロリー **111**kcal

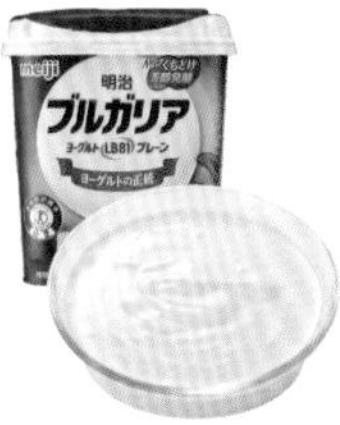

ヨーグルト

カルシウムも豊富。発酵製品のため、牛乳より吸収されやすい形になっています。

たんぱく質 **14.4**g
総カロリー **224**kcal

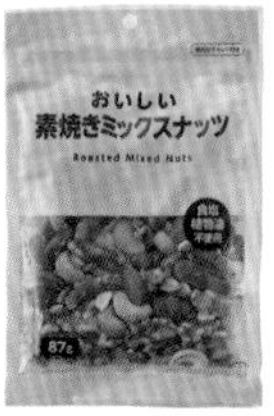

ミックスナッツ

肉や魚と同様の割合である、15～25%がたんぱく質。生活習慣病の予防に。

たんぱく質 **14.3**g
総カロリー **543**kcal

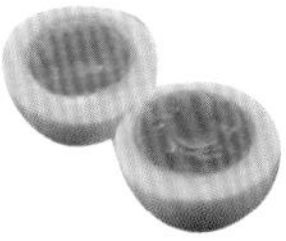

ゆで卵

完全栄養食。たんぱく質や脂質、ビタミン、ミネラルのバランスも抜群。

たんぱく質 **7.5**g
総カロリー **80**kcal

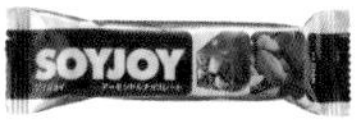

プロテインバー

大豆由来に特化した製品や、必須アミノ酸9種をすべて含むものなど種類も味も豊富。

たんぱく質 **5.0**g
総カロリー **145**kcal

オイスターソースが隠し味。緑黄色野菜を積極的に摂取して脳を活性化。

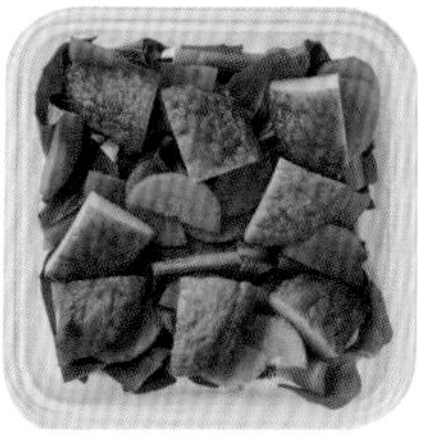

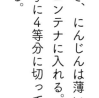

さつま揚げと小松菜の中華風

材料

さつま揚げ…2枚(90g)
小松菜…2株(60g)
にんじん…1/4本(30g)

A
酒…小さじ2
オイスターソース・水…各小さじ1
しょうゆ…小さじ1/2

1 詰める

小松菜は3cm長さ、にんじんは薄い半月切りにしてコンテナに入れる。さつま揚げは十字に4等分に切ってのせ、Aをかける。

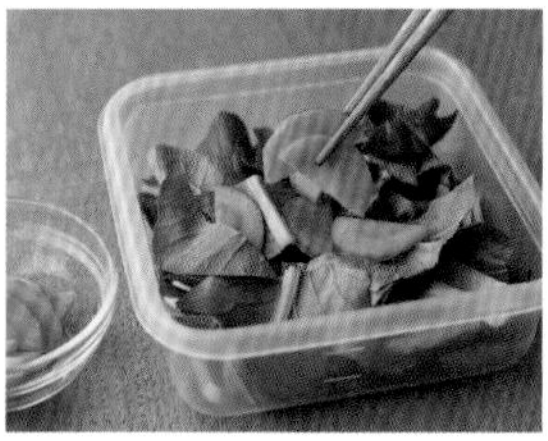

2 冷凍する

ふたを閉めて、冷凍庫へ。

3 電子レンジ加熱

ふたを斜めにして600W6分加熱した後、混ぜる。

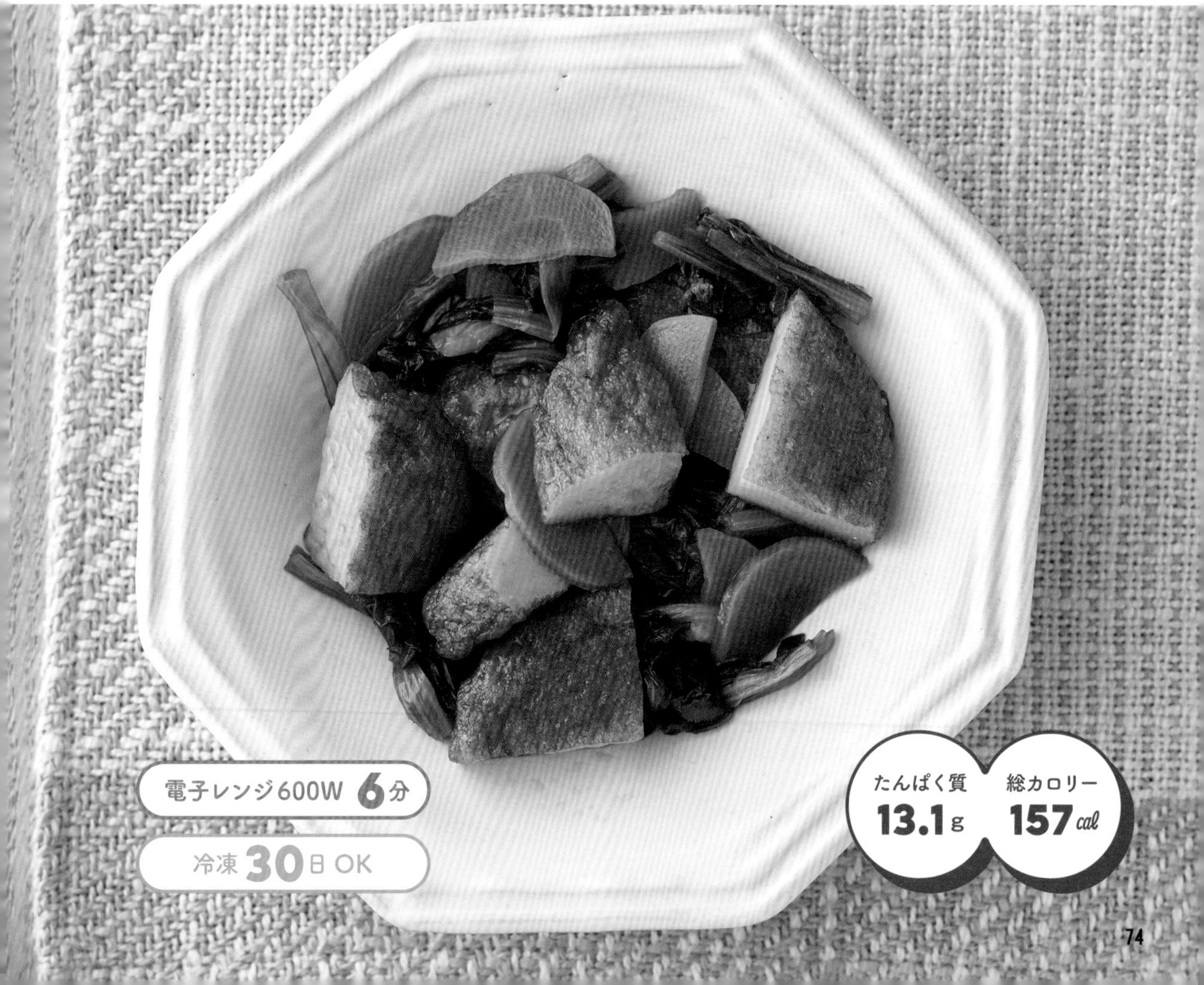

電子レンジ600W 6分

冷凍 30日 OK

たんぱく質 13.1g

総カロリー 157cal

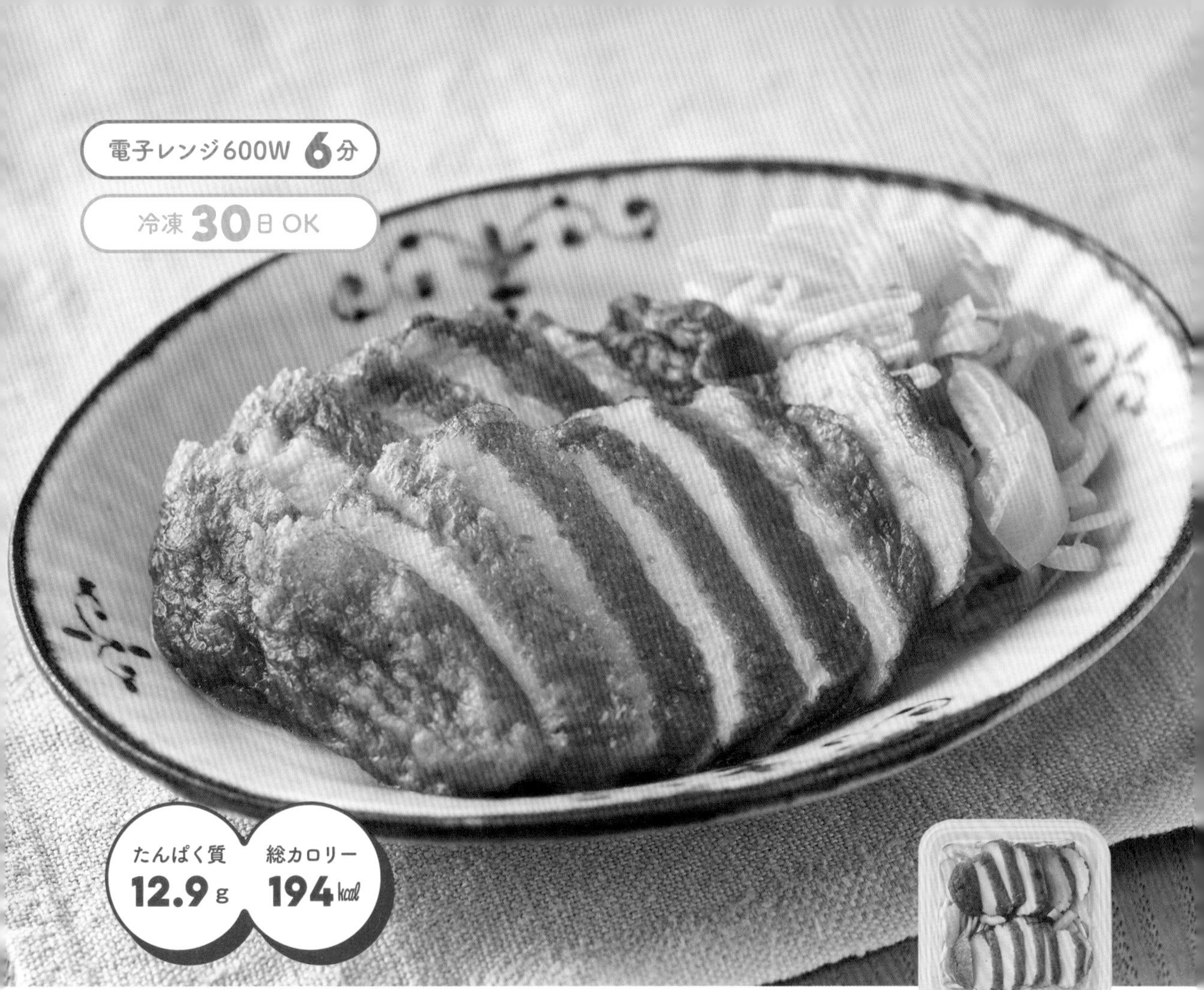

電子レンジ600W 6分

冷凍 30日 OK

たんぱく質 12.9g

総カロリー 194kcal

練り物も30日冷凍保存OK。シンプルなしょうがじょうゆにごま油で風味をプラスして。

さつま揚げのしょうがじょうゆ

材料

さつま揚げ…2枚（90g）
もやし…50g
黄パプリカ…1/4個（40g）

A
水…大さじ2
酒…大さじ1
しょうゆ・ごま油…各小さじ1
しょうが（すりおろし）…少々

1 詰める

もやし、黄パプリカは細切りにしてコンテナに入れる。さつま揚げは1cm幅のそぎ切りにしてのせる。Aをかける。

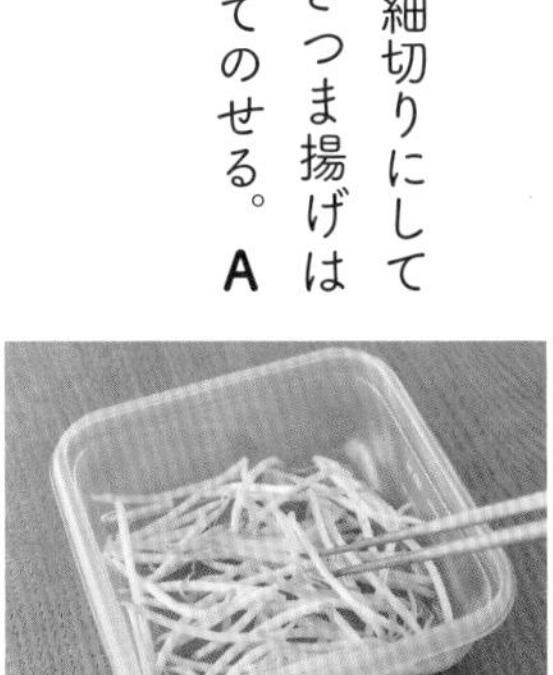

2 冷凍する

ふたを閉めて、冷凍庫へ。

3 電子レンジ加熱

ふたを斜めにして600W6分加熱した後、混ぜる。

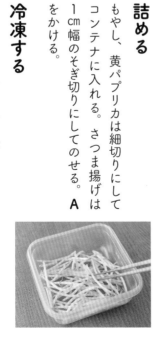

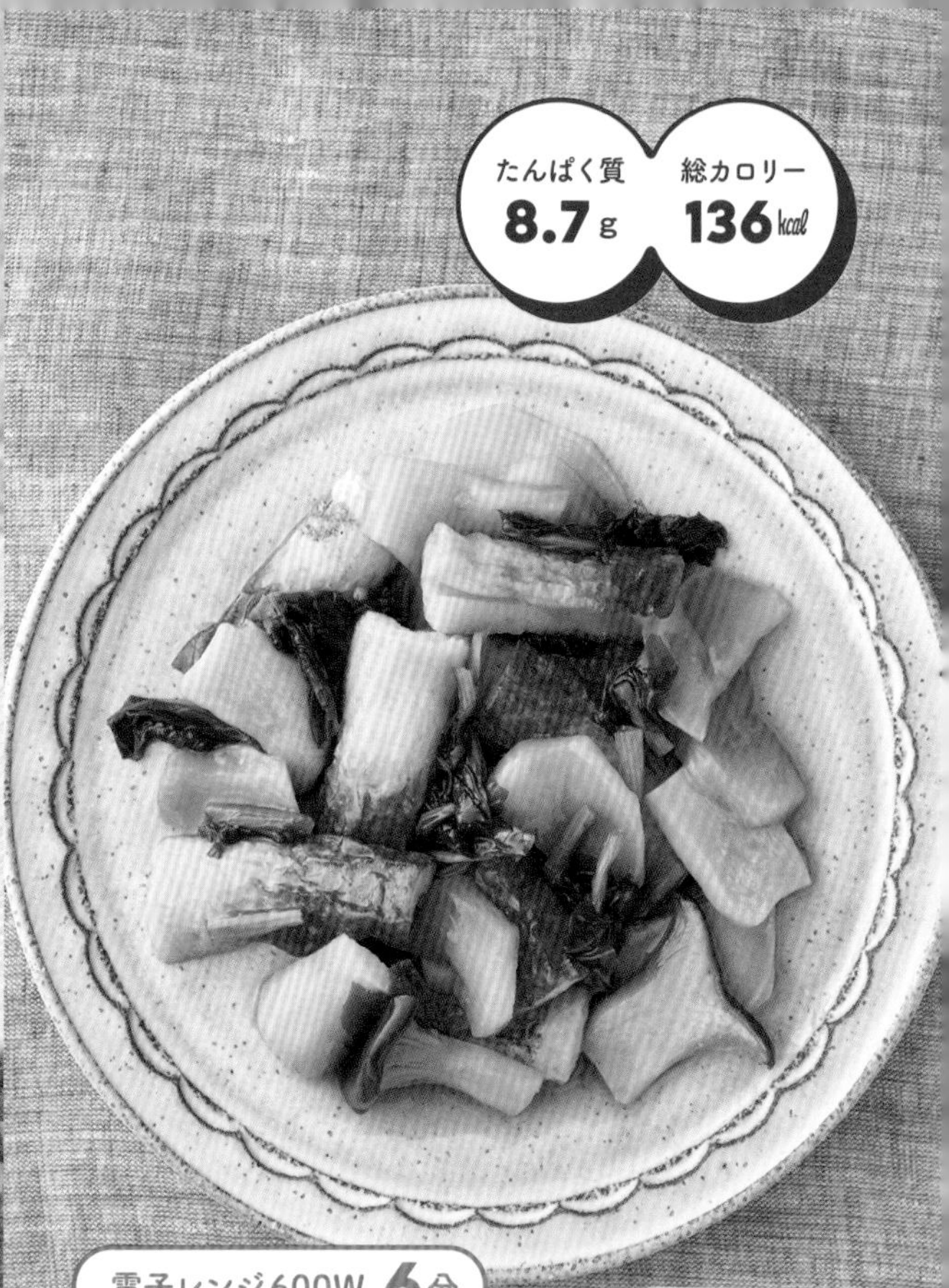

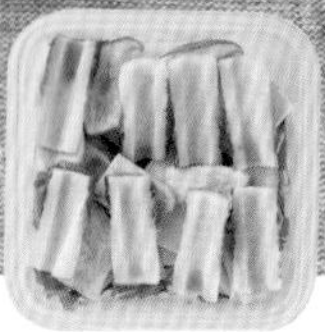

片栗粉でとろみのついた甘辛あんをごはんにかけても◎。

ちくわとかぶの甘辛煮

材料

ちくわ…2本(40g)
かぶ…1個(120g)
エリンギ…1本(40g)
A みりん・しょうゆ…各小さじ2
砂糖・水…各小さじ1
片栗粉…小さじ½

1 詰める かぶは5㎜幅に、かぶの葉は2㎝長さに切る。エリンギは長さを半分に切ってから5㎜幅の薄切りにし、それぞれコンテナに入れる。ちくわは長さを半分に切ってから、縦半分に切ってのせる。**A**を混ぜ合わせてかける。

2 冷凍する ふたを閉めて、冷凍庫へ。

3 電子レンジ加熱 ふたを斜めにして600W6分加熱した後、混ぜる。

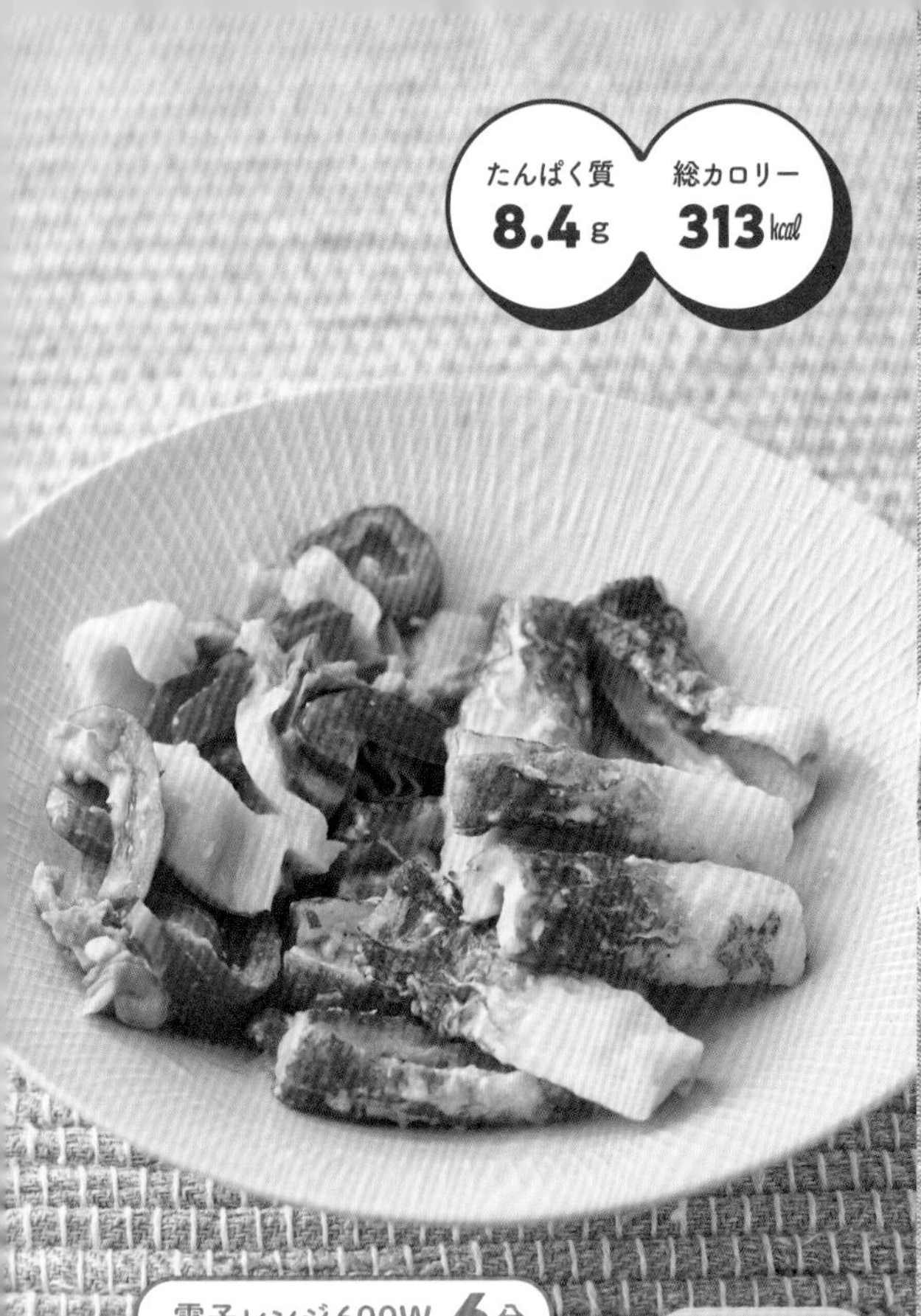

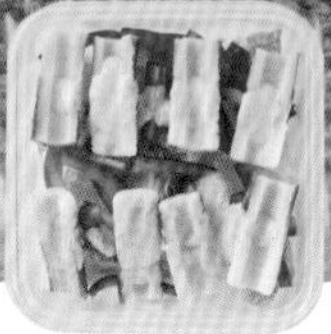

マヨダレを絡めて淡泊な野菜ももりもり。たっぷりのごまで疲労回復の期待大！

ちくわと白菜のごまマヨ

材料

ちくわ…2本(40g)
白菜…¼枚(50g)
赤パプリカ…¼個(40g)
A マヨネーズ…大さじ2
白すりごま…大さじ1
酒…小さじ1
しょうゆ…小さじ½

1 詰める 白菜は2㎝幅に切り、赤パプリカは薄切りにしてコンテナに入れる。ちくわは長さを半分に切ってから縦半分に切ってのせる。**A**を混ぜ合わせてかける。

2 冷凍する ふたを閉めて、冷凍庫へ。

3 電子レンジ加熱 ふたを斜めにして600W6分加熱した後、混ぜる。

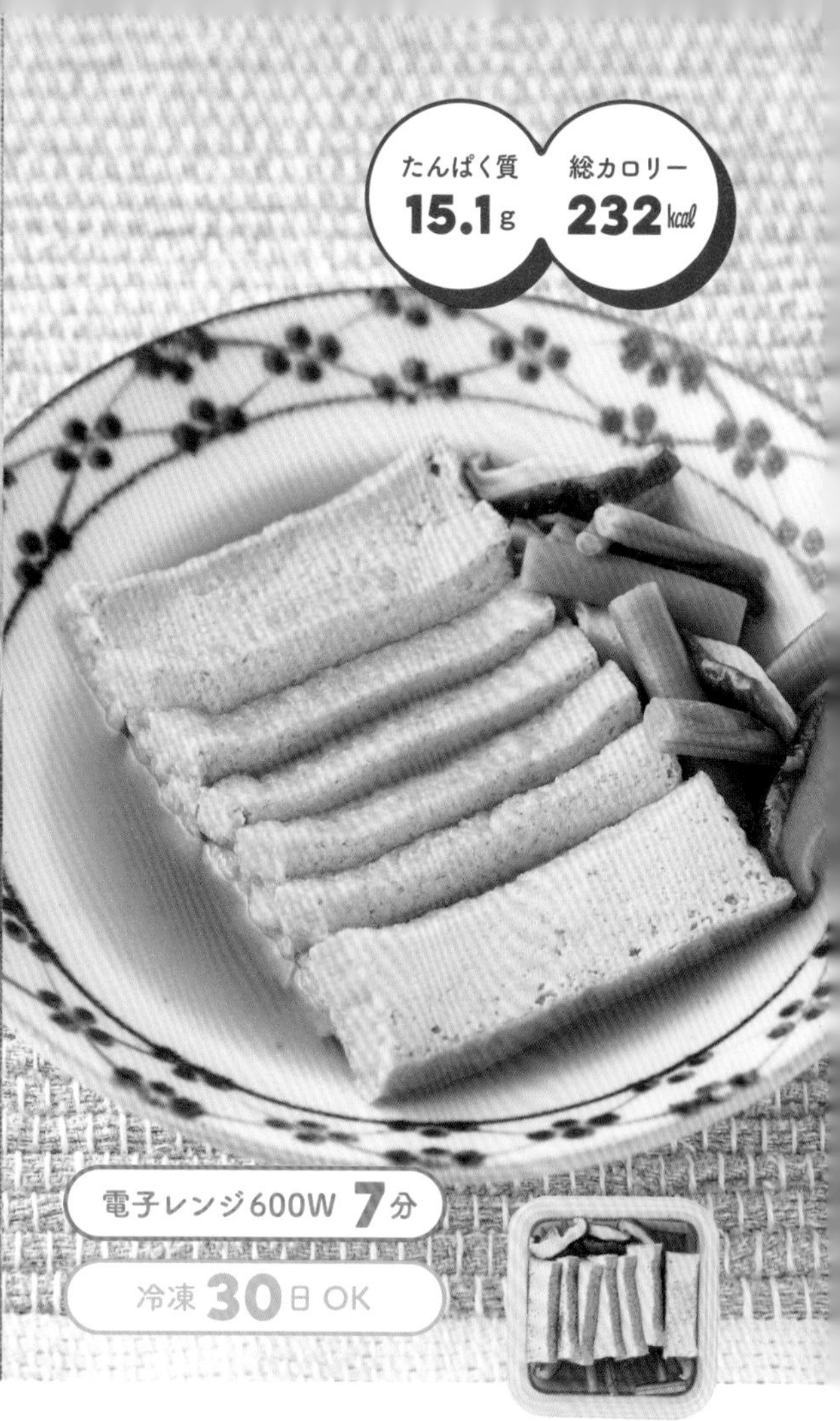
たんぱく質
15.1g
総カロリー
232kcal
電子レンジ600W 7分
冷凍30日OK

厚揚げでたんぱく質とカルシウムを
椎茸でビタミンDを補給。

厚揚げと椎茸の和風煮

材料

厚揚げ…1枚(120g)
椎茸…1個(20g)
いんげん…4本(20g)

A
水…100ml
しょうゆ・みりん…各小さじ2
砂糖…小さじ1
和風だしの素(顆粒)…小さじ½

1 詰める 椎茸は5mm幅に切り、いんげんは3cm長さに切ってコンテナに入れる。厚揚げは5mm幅に切って入れ、Aをかける。

2 冷凍する ふたを閉めて、冷凍庫へ。

3 電子レンジ加熱 ふたを斜めにして600W7分加熱した後、混ぜる。

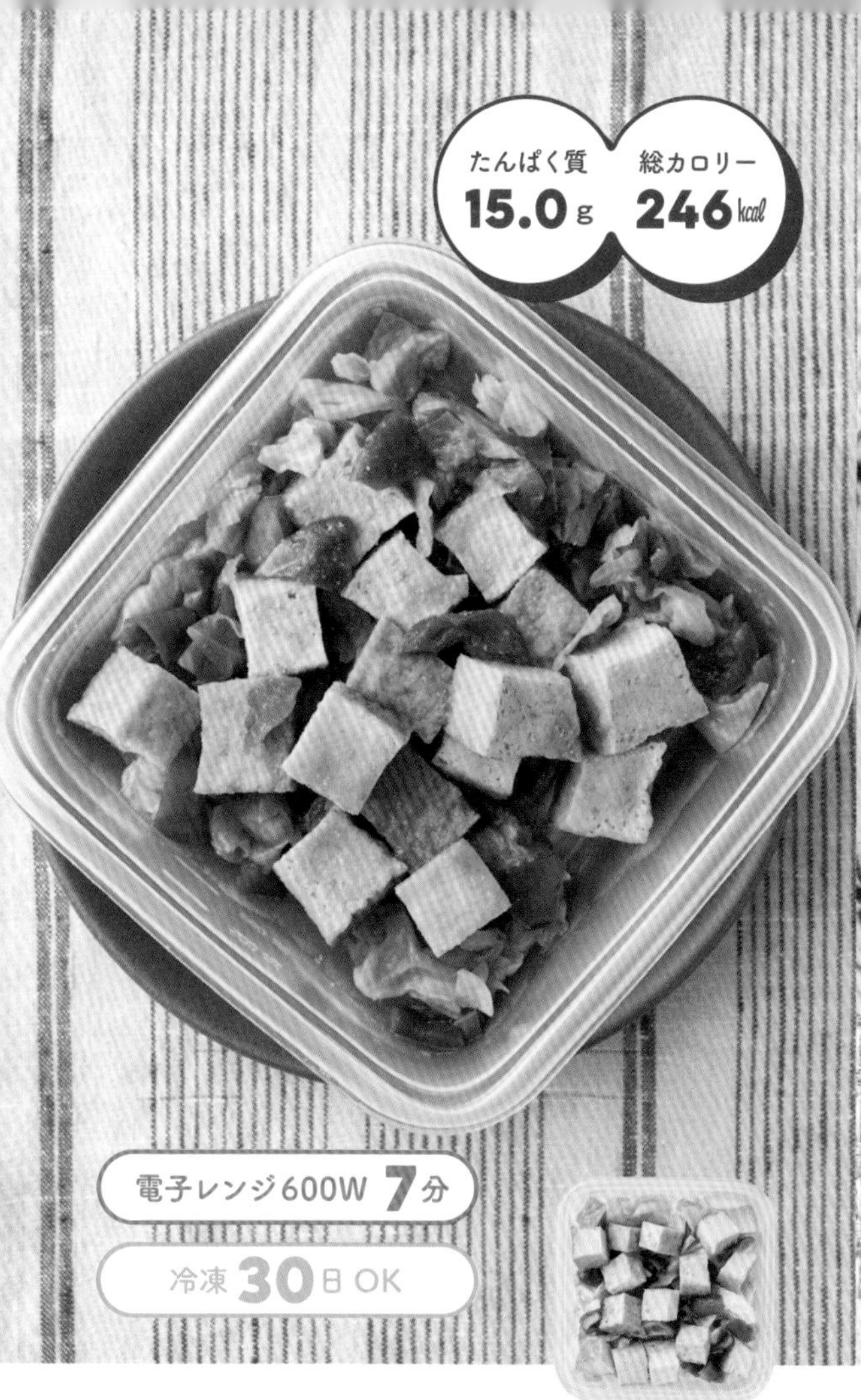
たんぱく質
15.0g
総カロリー
246kcal
電子レンジ600W 7分
冷凍30日OK

肉の代わりに厚揚げを使用。
ヘルシーなのにたんぱく質が摂れて一石二鳥。

厚揚げホイコーロー

材料

厚揚げ…1枚(120g)
キャベツ…1枚(50g)
ピーマン…1個(40g)

A
焼肉のタレ…大さじ1
酒…小さじ2
砂糖…小さじ1
みそ…小さじ½

1 詰める キャベツは3cm角に切り、ピーマンは乱切りにしてコンテナに入れる。厚揚げは2cm角に切ってのせ、Aを混ぜ合わせてかける。

2 冷凍する ふたを閉めて、冷凍庫へ。

3 電子レンジ加熱 ふたを斜めにして600W7分加熱した後、混ぜる。

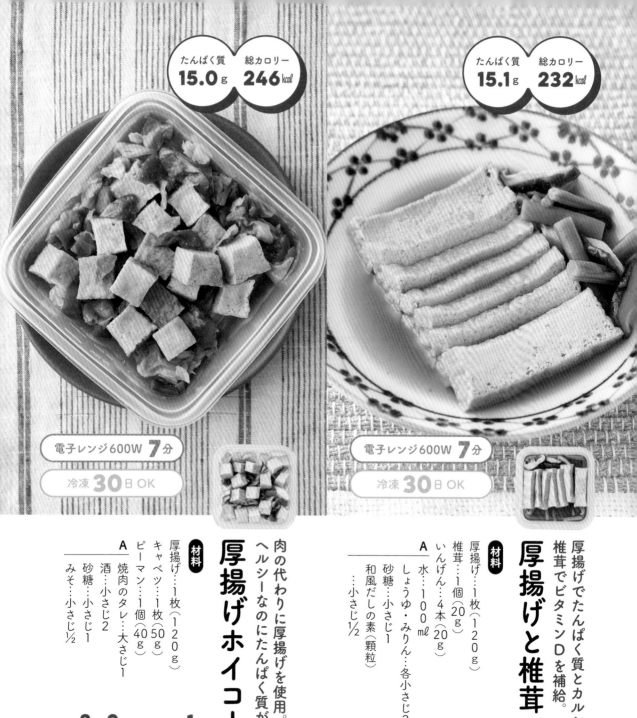

ラクして

健康寿命を延ばすレシピ 7

フレイル予防に！
元気がみなぎる

「亜鉛チャージおかず」

魚や肉に含まれることが多い、必須ミネラルのひとつ・亜鉛。不足すると疲れやすい、味覚を感じづらくなるなどの症状が出て、充実したシニアライフを送れなくなってしまいます。亜鉛は体内で作り出せないため、意識して補うことが重要。含有量豊富な食材を使った「亜鉛チャージおかず」で、やる気と気力を充填しましょう。

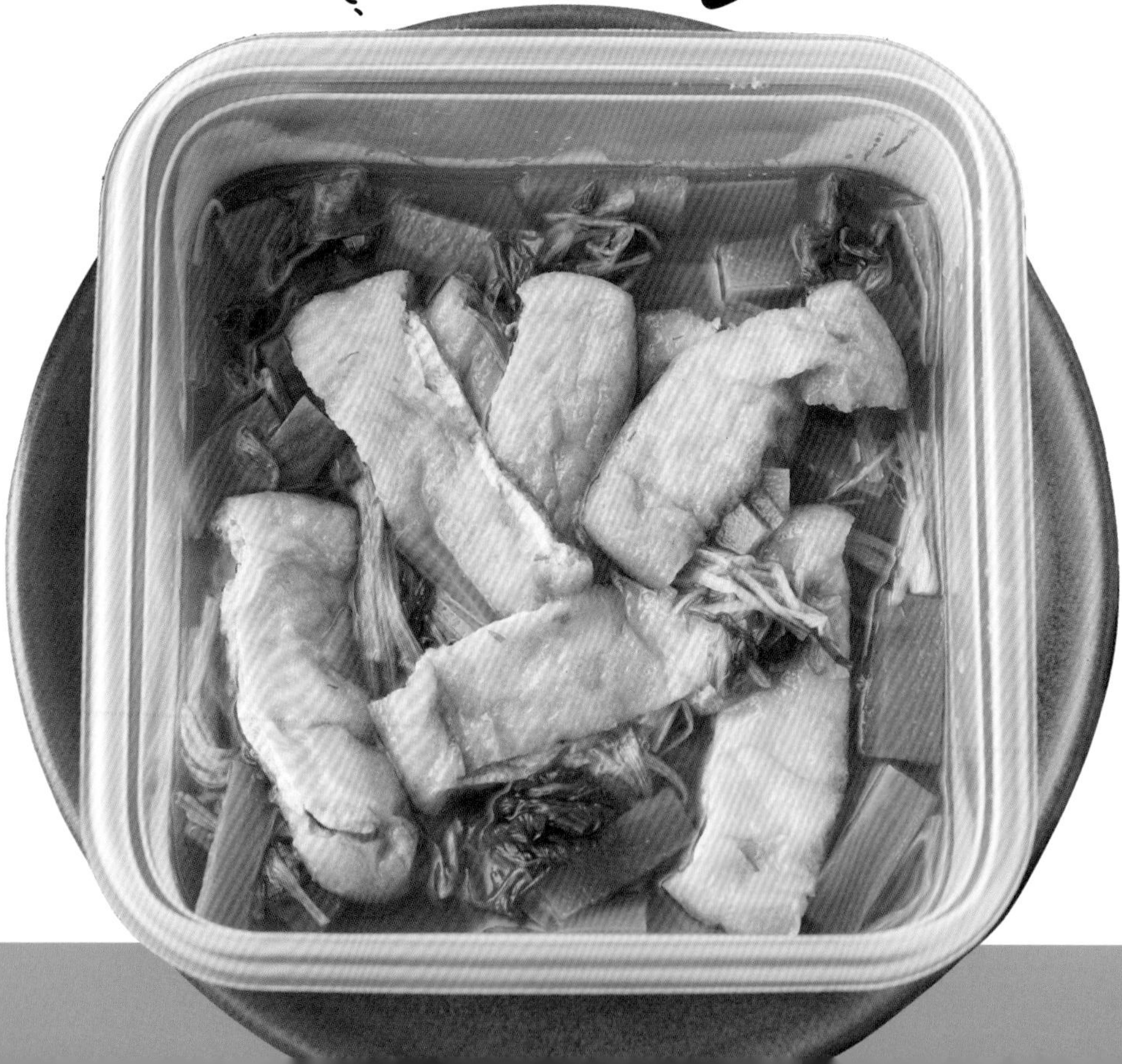

亜鉛を摂ると得られる 4つのチカラ

意欲を高め、判断力や記憶力アップ

脳に直接働きかけ、やる気や記憶力を高める男性ホルモン「テストステロン」の合成に関係。若々しく、前向きでポジティブな思考を保つためにも必要。

免疫機能の活性化

細胞分裂や新陳代謝を促す働きがあり、亜鉛が十分に足りていると免疫機能を高め、風邪や感染症にかかりにくいという研究結果も。

抜け毛防止・健やかな髪へ

髪の主なたんぱく質成分・ケラチンの合成を助け、つやと潤いのある健康な髪の維持に役立ちます。髪の生まれ変わりサイクルをサポート、抜け毛や薄毛を防ぎます。

食事を美味しく味わえる

甘い・苦い・しょっぱいなどの味を感じる味蕾細胞の生まれ変わりを助けます。「いつもの料理の味が変わったように感じる」「何を食べても美味しくない」などの味覚障害は亜鉛欠乏の可能性が。

体内の亜鉛を消耗する お酒やレトルト食品は適量を心がけて

シニア世代はミネラルが全体的に推奨量に満たない傾向にありますが、中でも特に不足しているのが亜鉛と言われています。亜鉛が豊富に含まれる食材を把握し、毎日の食事にこまめに取り入れましょう。

ただ、せっかく亜鉛を摂っても、食事を簡単に済ませようと食品添加物を含む加工食品やレトルト食品を多く利用していると、吸収が阻害され亜鉛不足になってしまうことがあるので注意が必要です。

また、お酒好きの方も慢性的な亜鉛不足になりがちです。アルコール代謝にかかわる酵素は亜鉛を材料としているため、体内の亜鉛が大量に消費されてしまうことに。お酒は適量を心がけ、亜鉛を含むおつまみと一緒に楽しみましょう。

レシピに使用した亜鉛食材はコレ!

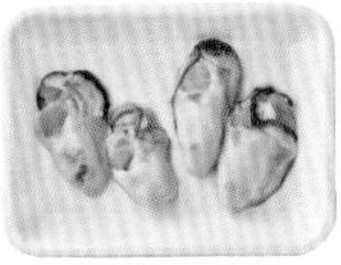

牡蠣

トップクラスの亜鉛含有量。ビタミン、ミネラルもたっぷり。

亜鉛 **14**mg

総カロリー **58**kcal

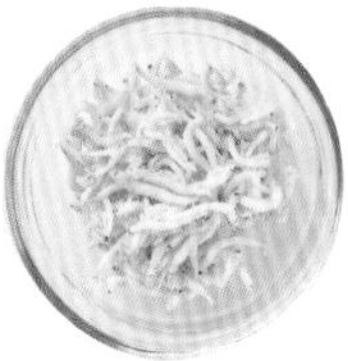

しらす干し

カリウムやマグネシウム、リンなどのミネラルも豊富。

亜鉛 **3.0**mg

総カロリー **187**kcal

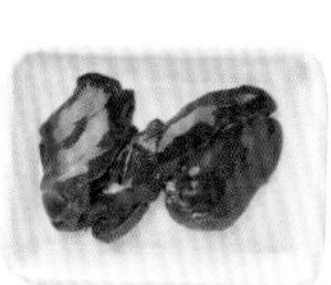

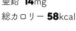

鶏レバー

必須アミノ酸をバランスよく含む。貧血予防にも。

亜鉛 **3.3**mg

総カロリー **100**kcal

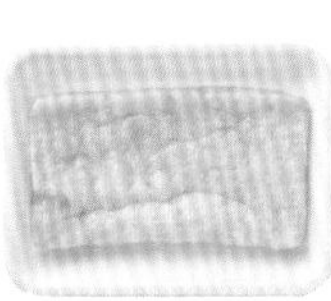

油揚げ

覚えておくと手軽で便利、肉以外で亜鉛が摂れる食材のひとつ。

亜鉛 **2.5**mg

総カロリー **377**kcal

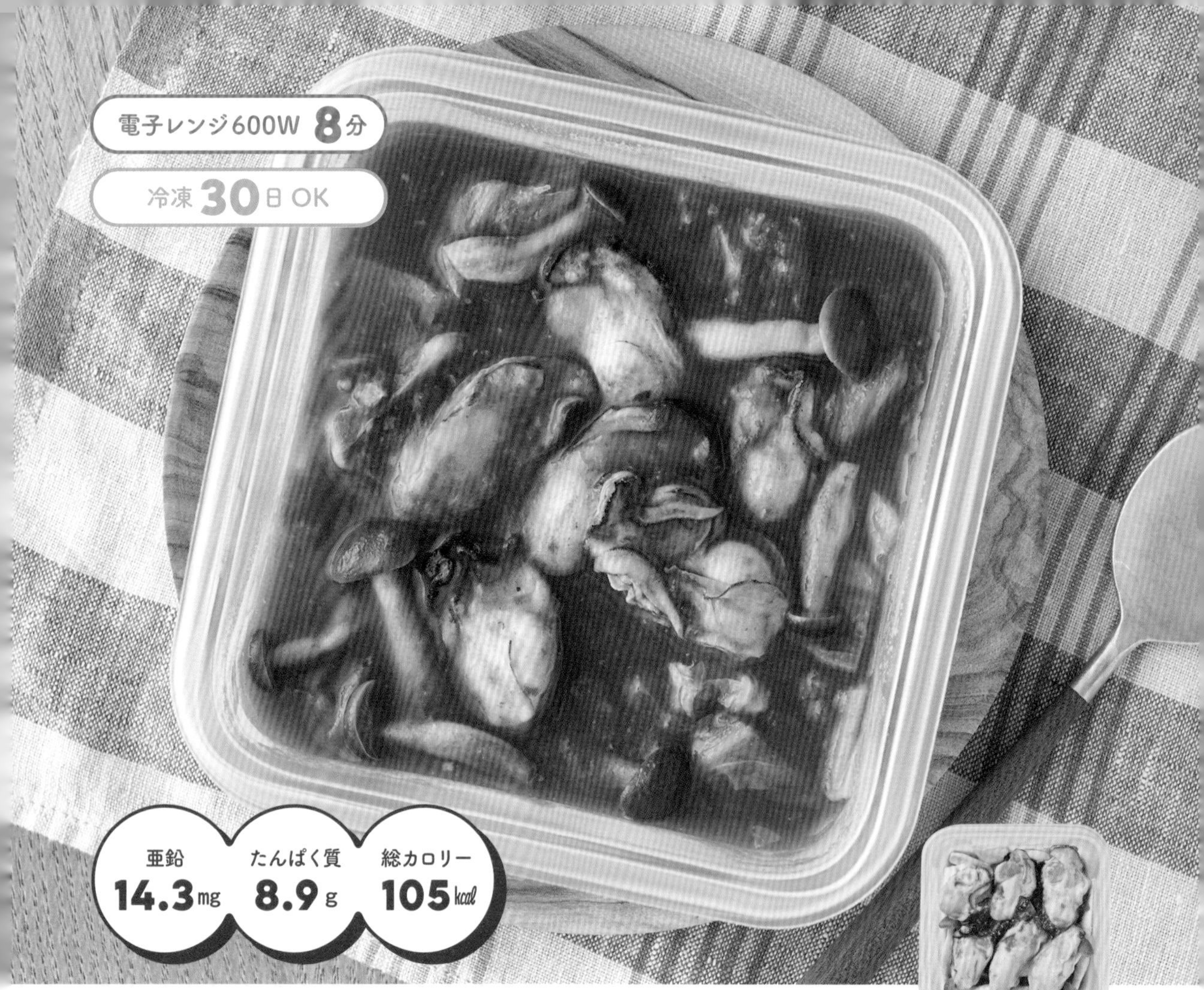

電子レンジ600W **8**分

冷凍**30**日OK

亜鉛	たんぱく質	総カロリー
14.3mg	8.9g	105kcal

牡蠣の旨みを吸った白菜と
冷凍して旨みが増したしめじが
味わい深い！ スープ感覚でどうぞ。

牡蠣と白菜のトマト煮

材料

牡蠣…100g
白菜…1/4枚（50g）
しめじ…20g
片栗粉…小さじ1

A
カットトマト缶…100g
洋風スープの素（顆粒）…小さじ1/2
ニンニク（すりおろし）…少々

1 詰める

白菜は2cm幅に切り、しめじは小房に分けてコンテナに入れる。牡蠣は塩と片栗粉（分量外）を少々ふり、軽くもみ洗いしたら、水で洗い流して水気を拭く。片栗粉をまぶしてのせ、**A**をかける。

2 冷凍する

ふたを閉めて、冷凍庫へ。

3 電子レンジ加熱

ふたを斜めにして600W8分加熱した後、混ぜる。

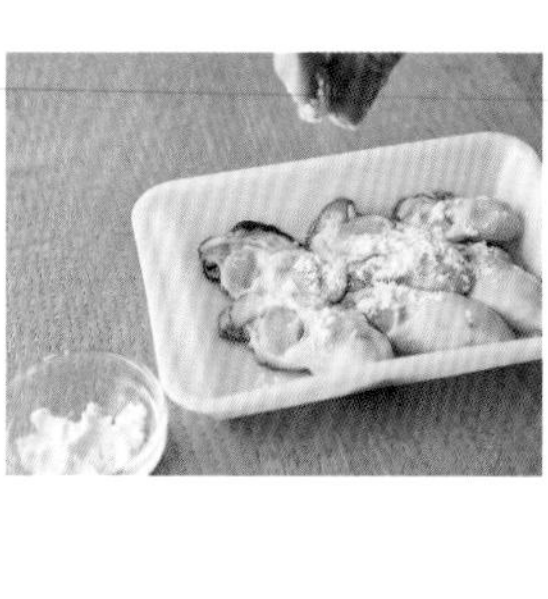

POINT

片栗粉をまぶしてレンジ加熱時、牡蠣の身が縮むのを防止。

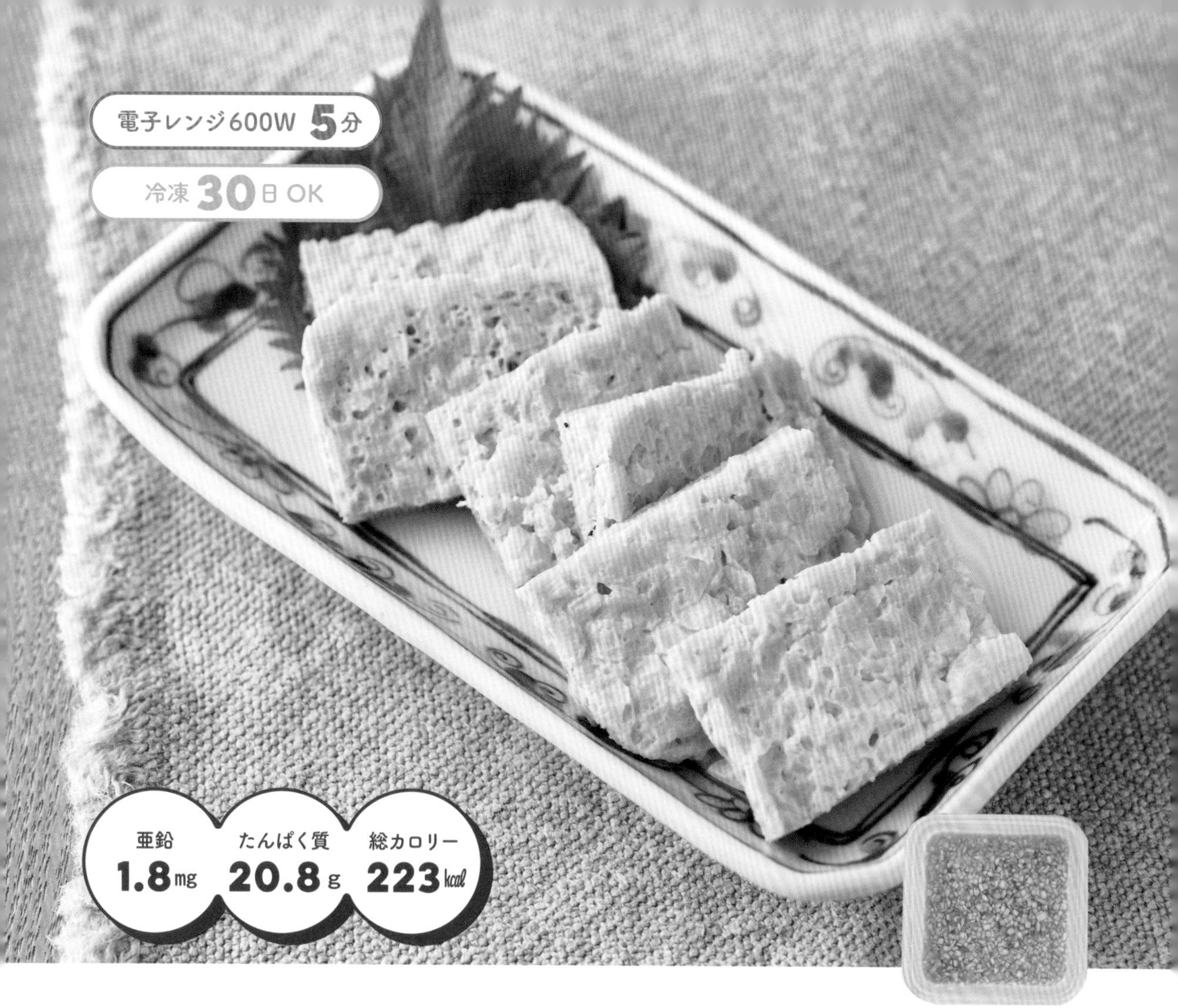

電子レンジ600W 5分

冷凍30日OK

亜鉛	たんぱく質	総カロリー
1.8mg	20.8g	223kcal

しらすの玉子焼き

積極的に摂りたい
良質なたんぱく源である卵。
コンテナでレンジ加熱なら玉子焼きも簡単。

材料

しらす…20g
卵(M)…2個
長ネギ…10cm(20g)
A 水…大さじ1
　めんつゆ(3倍濃縮)・みりん…各小さじ1
　ごま油…小さじ½

1 詰める

長ネギはみじん切りにしてコンテナに入れる。卵をコンテナに割り入れ、混ぜる。しらすとAを入れて、混ぜ合わせる。

2 冷凍する

ふたを閉めて、冷凍庫へ。

3 電子レンジ加熱

ふたを斜めにして600W5分加熱した後、混ぜる。

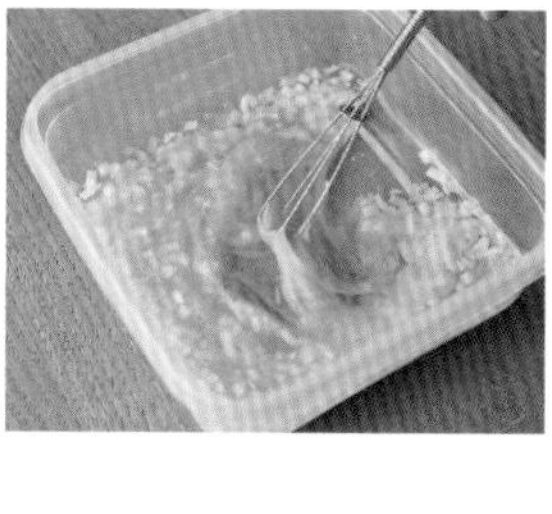

POINT

加熱時に破裂する場合があるため、卵はしっかりと混ぜる。

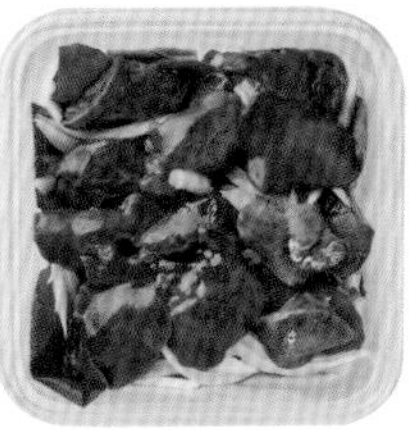

レバーも冷凍なら30日保存OK。
下味効果で味も染み込み
臭みやパサつきもなし。

レバーの甘辛煮

材料

鶏レバー…100g
玉ねぎ…1/8個（25g）
小松菜…2株（60g）
牛乳…100mℓ
片栗粉…小さじ1

A
水…大さじ1
しょうゆ・酒…各大さじ1
砂糖…小さじ2
しょうが（すりおろし）…少々

1 詰める

玉ねぎは薄切り、小松菜は3cm長さに切り、コンテナに入れる。鶏レバーは牛乳に30分以上ひたし、水で洗い流し水気を拭く。スジ（白い部分）を取り、2cmのそぎ切りにする。片栗粉をまぶしてのせ、**A**をかける。

2 冷凍する

ふたを閉めて、冷凍庫へ。

3 電子レンジ加熱

ふたを斜めにして600W8分加熱した後、混ぜる。

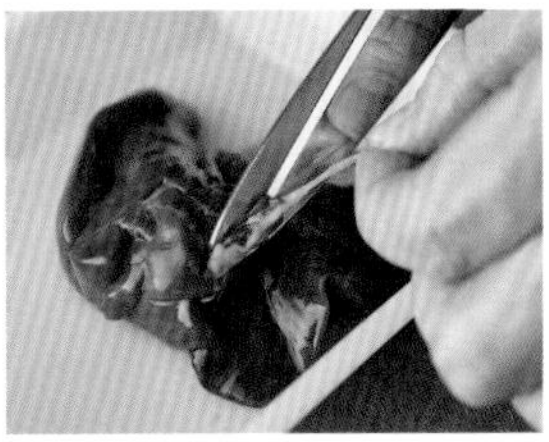

POINT
レバーのスジはキッチンばさみを使うと、取りやすい。

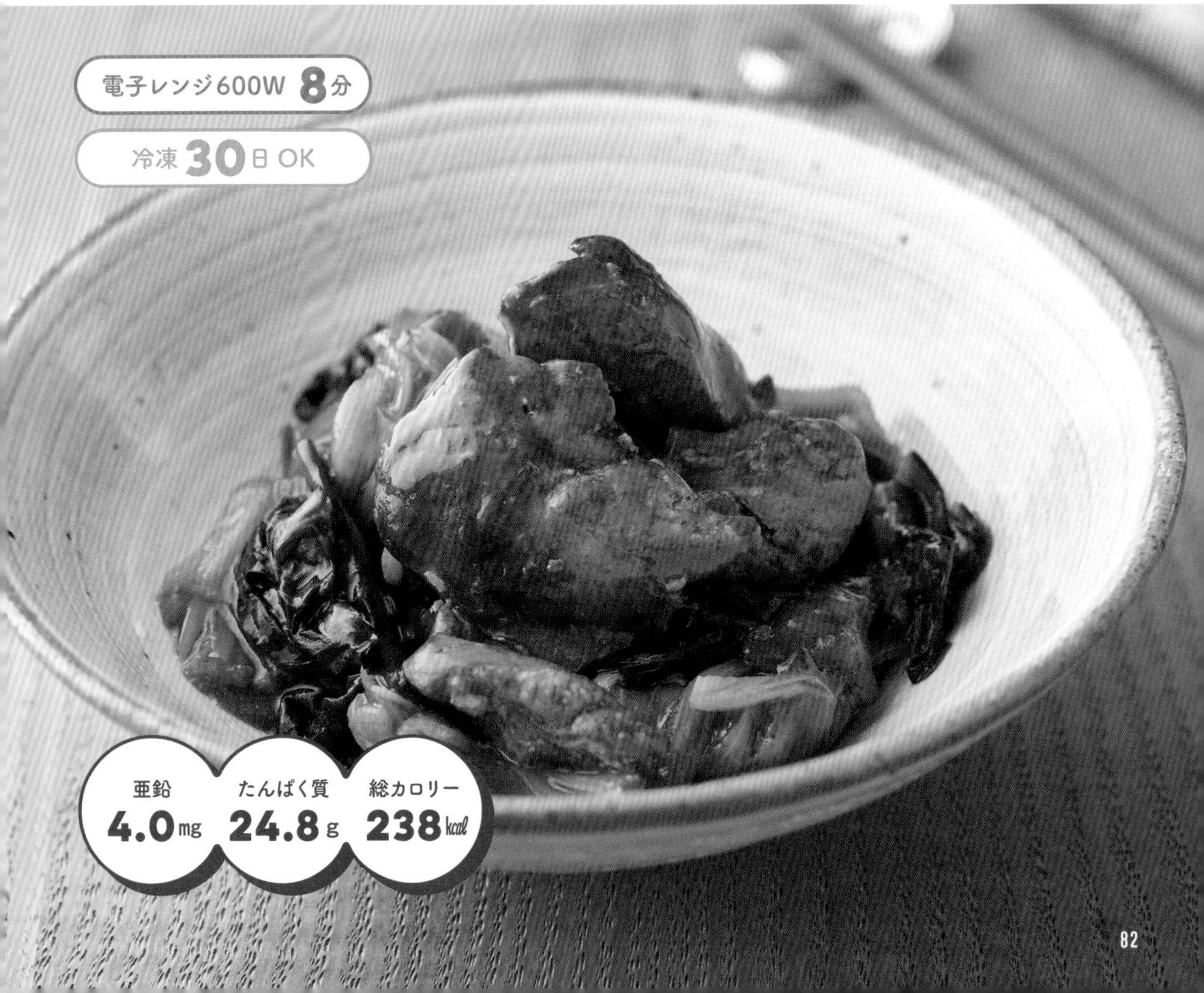

電子レンジ600W 8分
冷凍 30日 OK

亜鉛 4.0mg
たんぱく質 24.8g
総カロリー 238kcal

亜鉛のほか、大豆レシチンや食物繊維も豊富な油揚げと緑黄色野菜がコラボ。あと一品欲しい時にあると助かる副菜。

油揚げと水菜のだし煮

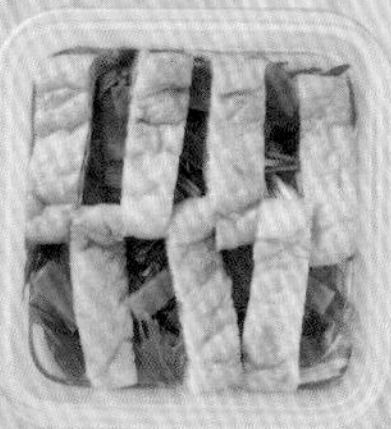

材料

油揚げ…1枚(40g)
水菜…30g
にんじん…1/4本(30g)

A
水…100ml
めんつゆ(3倍濃縮)・みりん…各小さじ1
和風だしの素(顆粒)…小さじ1/2

1 詰める

水菜は3cm長さに切り、にんじんは短冊切りにしてコンテナに入れる。油揚げはキッチンペーパーで軽く油を拭き取り、1cm幅に切ってのせる。Aをかける。

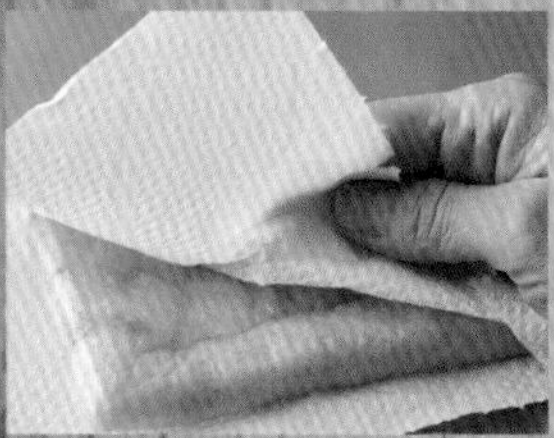

2 冷凍する

ふたを閉めて、冷凍庫へ。

3 電子レンジ加熱

ふたを斜めにして600W 6分加熱した後、混ぜる。

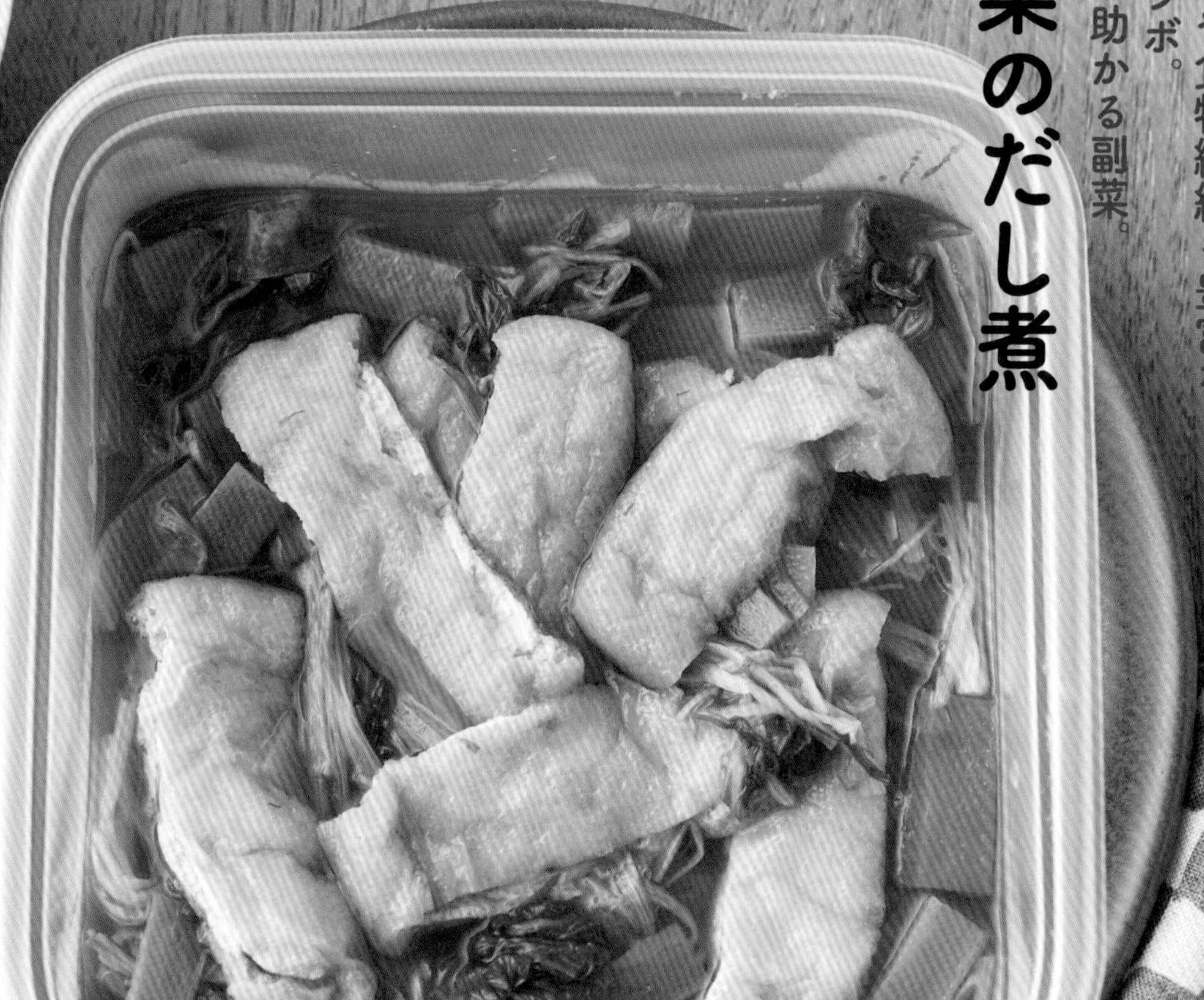

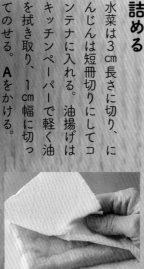

電子レンジ600W 6分

冷凍 30日 OK

亜鉛 1.2mg
たんぱく質 10.8g
総カロリー 190kcal

ラクして

健康寿命を延ばすレシピ8

脳がよろこぶＤＨＡが豊富に含まれる「さかな缶おかず」

青魚に多く含まれ脳の健康維持に役立つ「ＤＨＡ」。体内で合成できないため、食事で積極的に摂りたい栄養素ですが、調理の手間がかかり、洗い物が増えると食卓への登場回数が減りがちです。

そんな時はさかな缶がおすすめ。時短になるうえ、魚を丸ごと食べれるからＤＨＡも豊富に摂取できます。

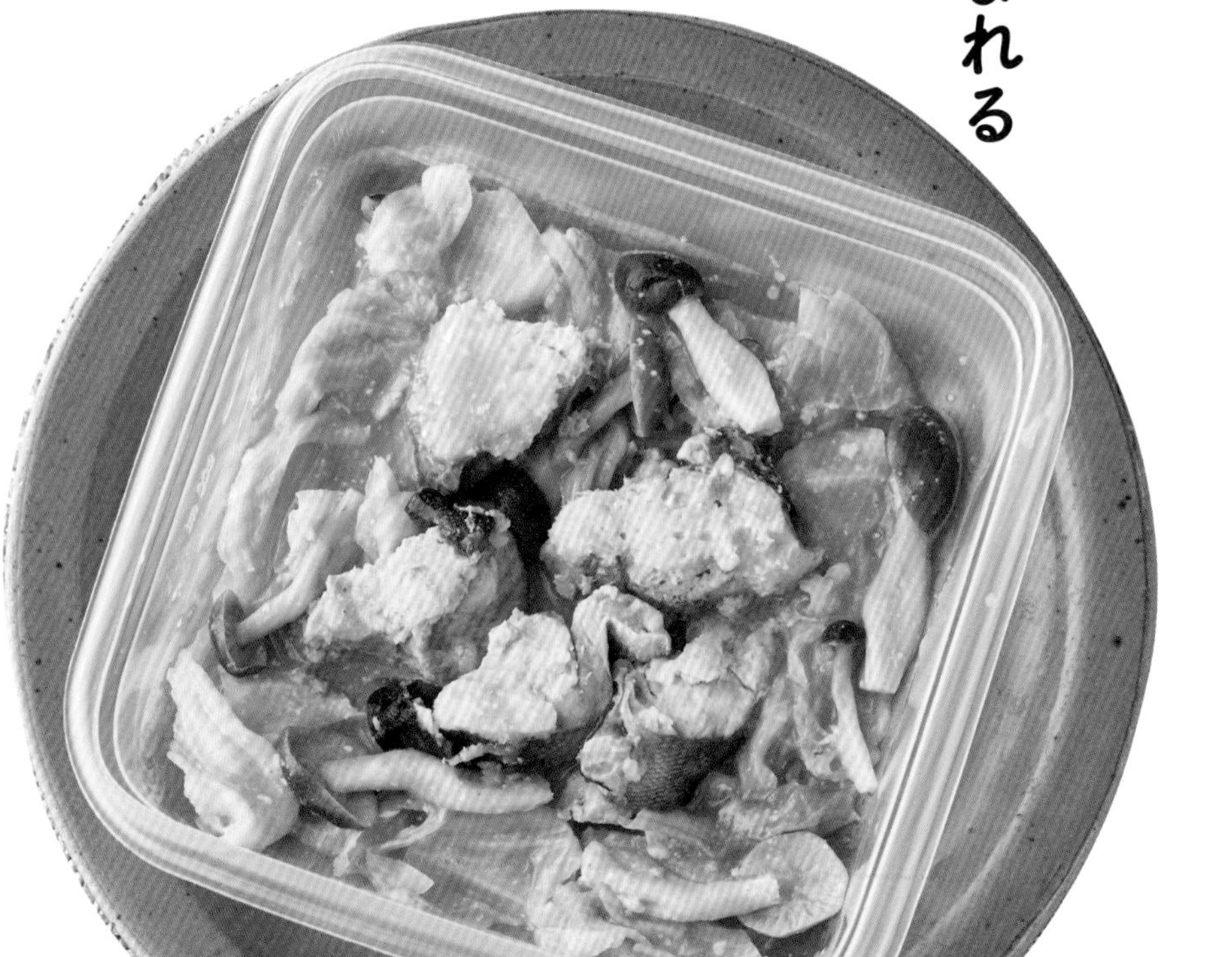

DHAを摂ると得られる3つのチカラ

脳を活性化。認知症予防に

別名「脳の栄養素」。脳にとって本当に大切な物質以外通さないとされる血液脳関門を通り抜け、脳細胞の中に直接取り込まれる数少ない成分「DHA」。脳の情報伝達をサポートし、集中力や判断力を高めるために必要不可欠、認知症予防にも役立ちます。

視力回復に役立つ

目の網膜に含まれる脂肪酸の約40%をDHAが占め、目にも大切な栄養素です。動体視力や近視の改善に効果が期待されています。

コレステロール値を下げる

血中の中性脂肪や悪玉コレステロールを減らす働きがあり、血液をサラサラにする効果が。青魚の頭などに豊富に含まれるEPA（DHAと同じ不飽和脂肪酸のひとつ）とともに、動脈硬化や心筋梗塞など生活習慣病予防に役立ちます。

常にストックしておきたいさかな缶 生魚より栄養素が豊富に摂れる優秀食材

ツナやサバなどスーパーやコンビニで多くの種類が並び、一大ブームとなっているさかな缶。価格も手ごろなうえにストックもできて便利、たんぱく質をはじめ、DHAやEPAなど豊富な栄養素を補えるシニア世代の強い味方です。

生魚で食べるより摂れる栄養素が少ないのでは？と心配になりますが、実際はその逆。魚を生のまま缶に密閉してから加熱するため、栄養素が酸化して失われる心配もありません。残してしまうことが多い血合いや皮、骨まで丸ごと入っている缶詰も多く、例えばサバ缶に含まれるカルシウムは生魚の40倍以上にも。缶汁にも多くの栄養素が多く含まれていますので、調理には残さず使いきりましょう。

レシピに使用したDHA食材はコレ！

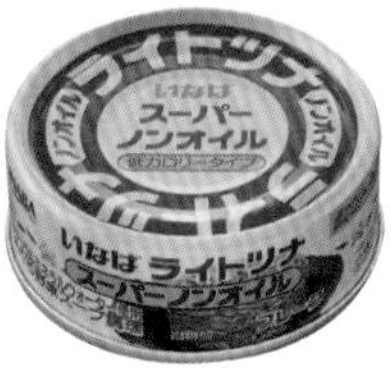

ツナ缶

オイル無添加のヘルシーなツナ缶を使用。必須ミネラルのひとつ・亜鉛やビタミンDも摂取できます。

DHA **120**mg
総カロリー **70**kcal

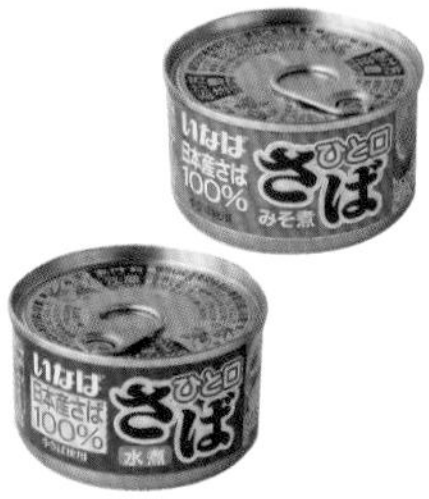

サバ缶

水煮缶の場合、カルシウムの吸収をサポートするビタミンDが生食と比べて約2倍。

DHA **1300**mg
総カロリー **174**kcal

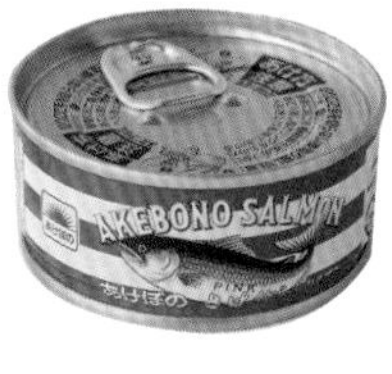

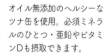

サケ缶

ビタミンCの6000倍以上と言われる抗酸化物質「アスタキサンチン」のチカラで、免疫アップ。

DHA **510**mg
総カロリー **156**kcal

ツナ缶の中華スープ

食感が楽しい小松菜ともやしでオーラルフレイルを予防。栄養素も満載の頼りになるスープ。

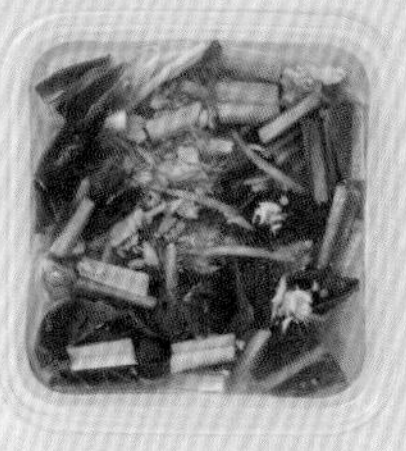

材料

ツナ缶（ノンオイル）…1缶（70g）
小松菜…20g
もやし…30g
A
水…200㎖
鶏ガラスープの素（顆粒）…小さじ1
オイスターソース…小さじ½

1 詰める
小松菜は2cm長さに切り、もやしとともにコンテナに入れる。ツナは缶汁ごと入れ、**A**を軽く混ぜ合わせてかける。

2 冷凍する
ふたを閉めて、冷凍庫へ。

3 電子レンジ加熱
ふたを斜めにして600W 7分加熱した後、混ぜる。

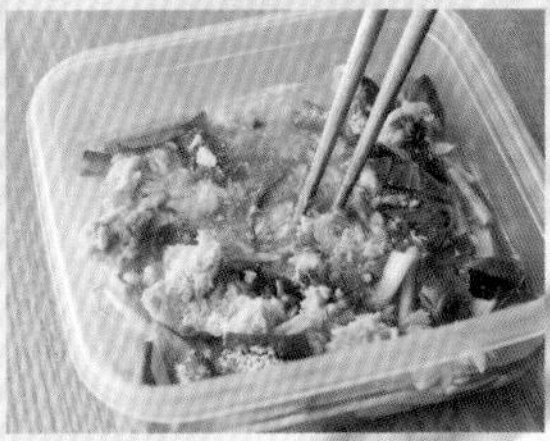

POINT
オイスターソースを馴染ませるため軽く混ぜる

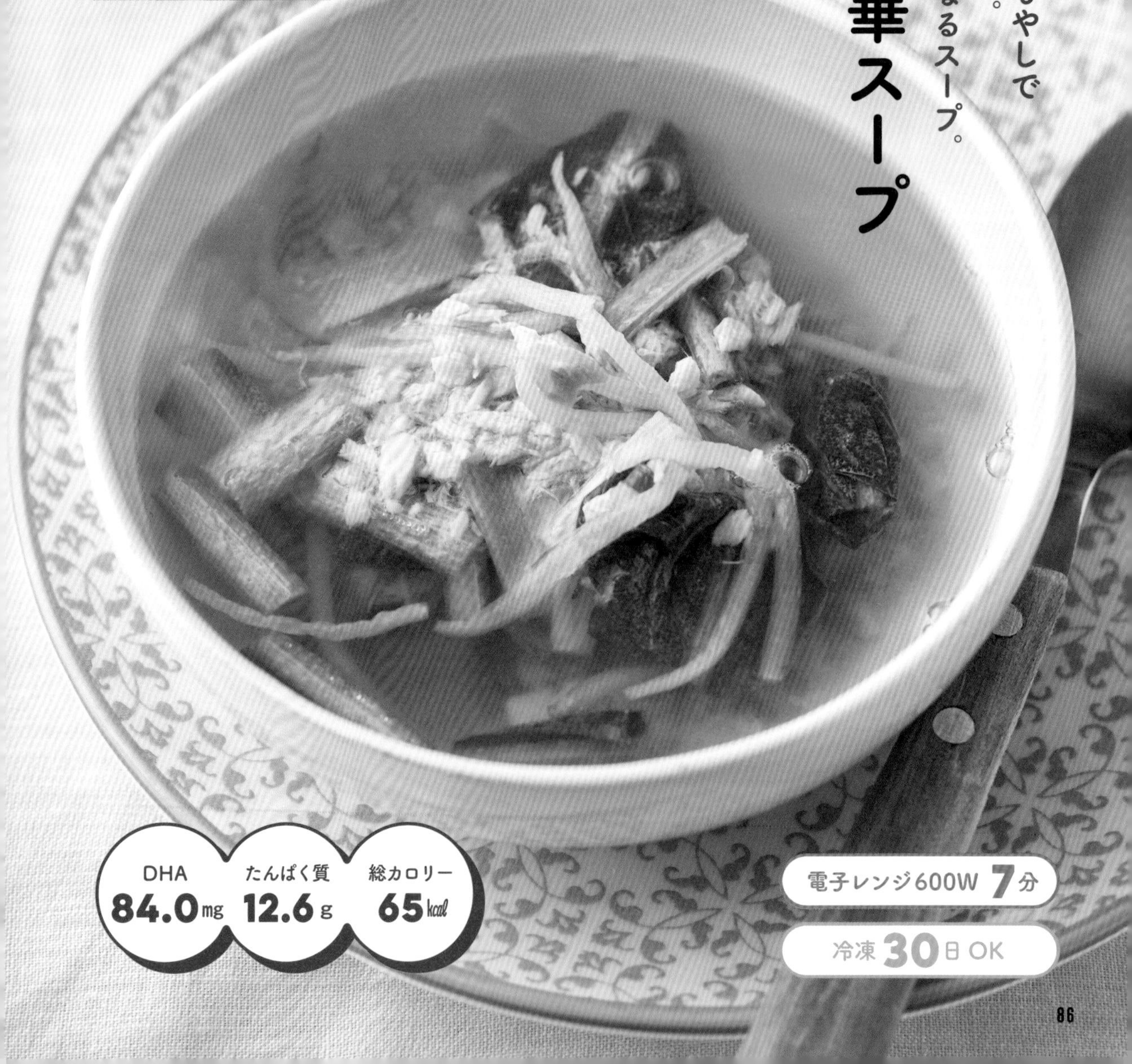

DHA 84.0mg
たんぱく質 12.6g
総カロリー 65kcal

電子レンジ600W 7分

冷凍30日OK

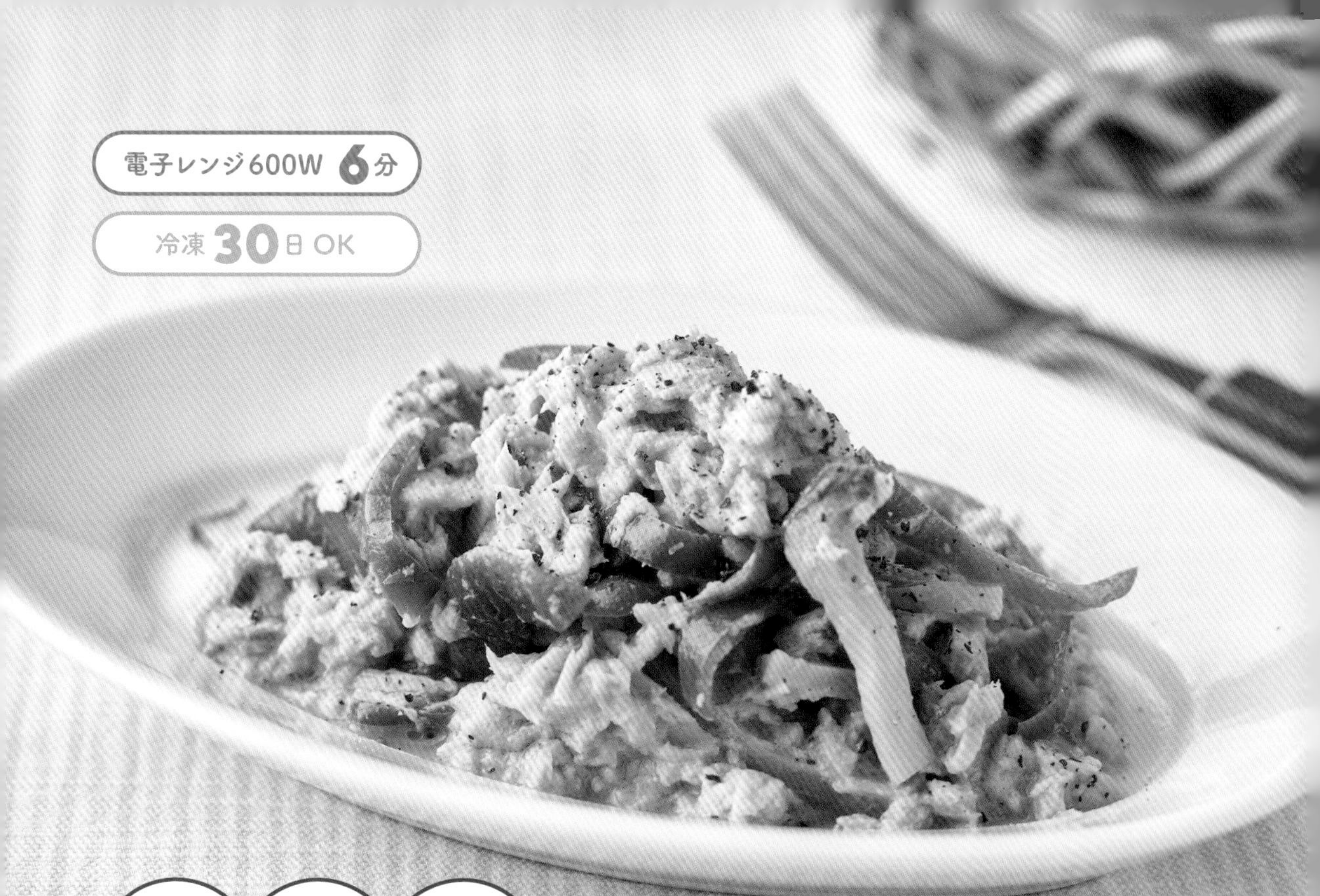

電子レンジ600W **6**分

冷凍**30**日OK

DHA 87.5mg　たんぱく質 13.9g　総カロリー 245kcal

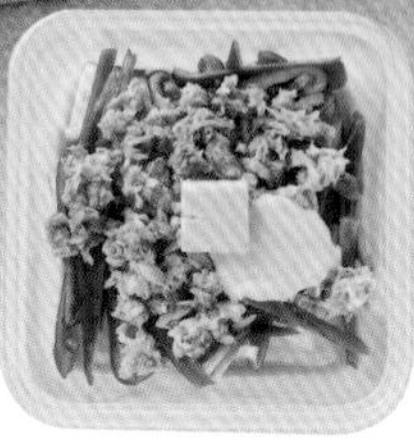

DHA・EPAたっぷりのツナと食物繊維豊富なピーマンでホットサラダに。マヨネーズにからんで冷めてもしっとり。

ピーマンのツナマヨがらめ

材料

ツナ缶（ノンオイル）…1缶（70g）
ピーマン…2個（80g）
エリンギ…1本（40g）
バター…8〜10g
A
マヨネーズ…大さじ1
しょうゆ…小さじ1

1 詰める

ピーマンは細切り、エリンギは長さ半分の細切りにして、コンテナに入れる。ツナは缶汁ごと入れ、**A**をかける。バターをのせる。

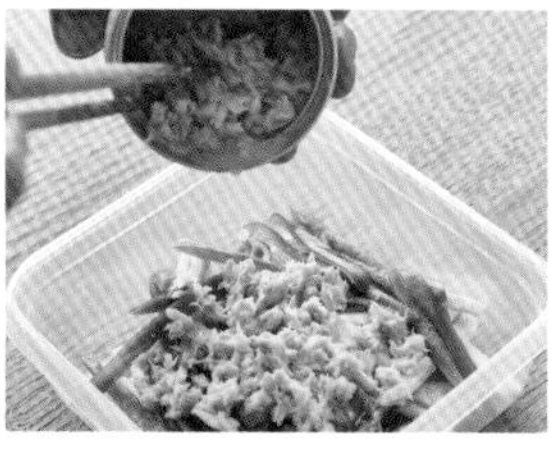

2 冷凍する

ふたを閉めて、冷凍庫へ。

3 電子レンジ加熱

ふたを斜めにして600W6分加熱した後、混ぜる。

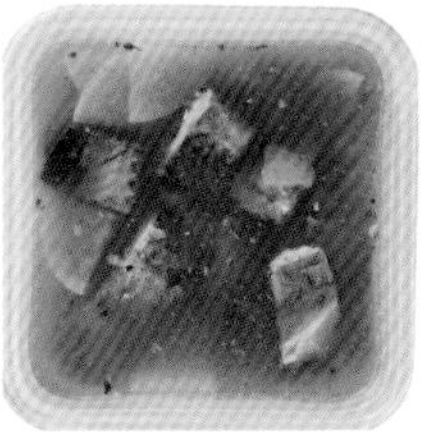

栄養満点の缶汁をだし代わりに少しの調味料で奥深い味わい。根菜でビタミンCも補給も忘れずに。

サバ缶と根菜の和風スープ

材料

サバ缶（水煮）…1缶（115g）
大根…1cm（40g）
にんじん…1/4本（30g）

A
水…150ml
和風だしの素（顆粒）…小さじ1
酒・みりん・しょうゆ…各小さじ1/2

1 詰める

大根とにんじんは2mm幅のいちょう切りにして、コンテナに入れる。サバは軽くほぐして缶汁ごと入れる。Aをかける。

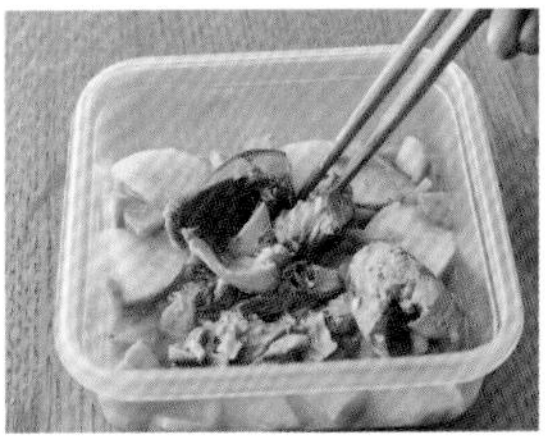

2 冷凍する

ふたを閉めて、冷凍庫へ。

3 電子レンジ加熱

ふたを斜めにして600W7分加熱した後、混ぜる。

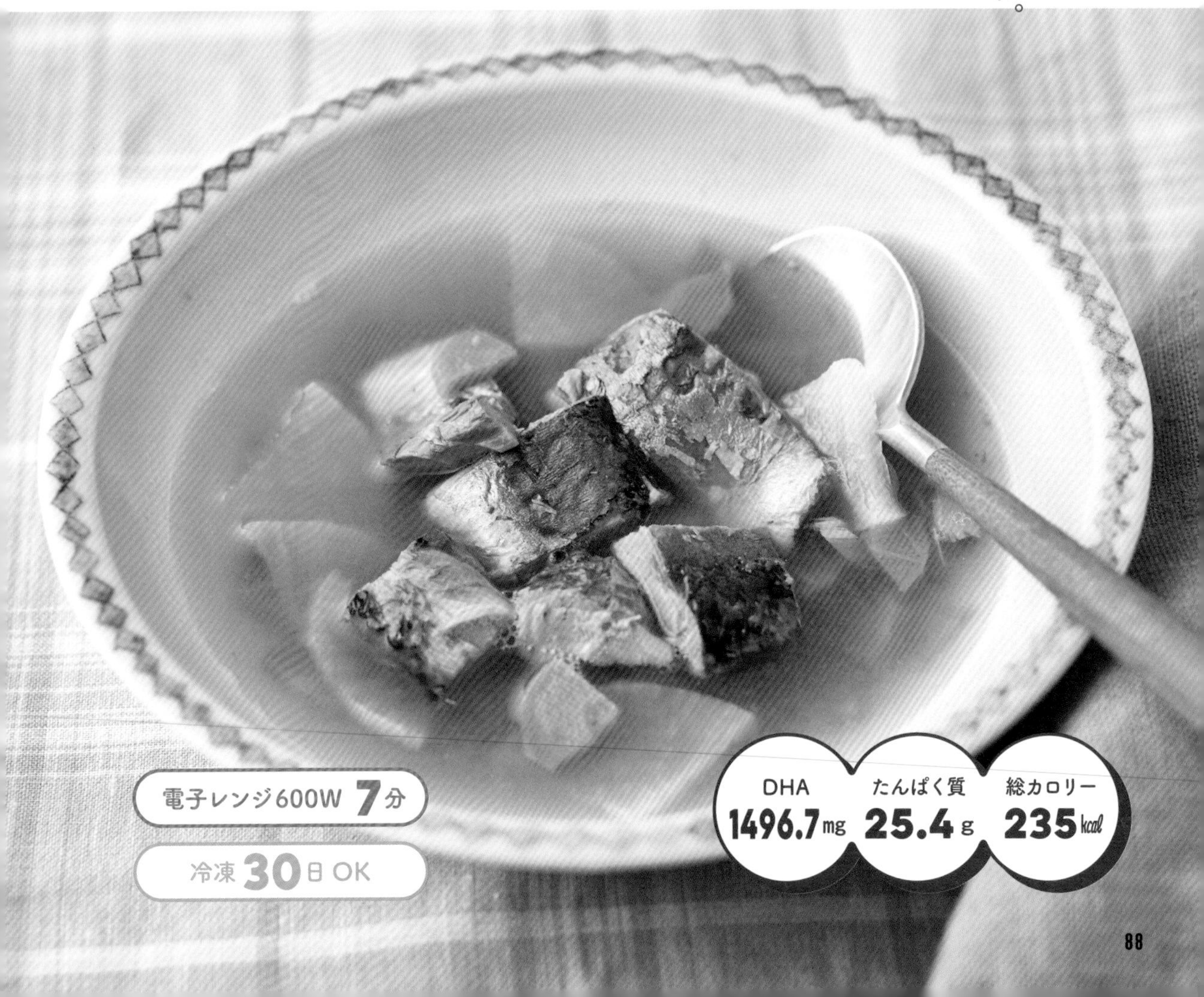

電子レンジ600W **7**分

冷凍 **30**日 OK

DHA	たんぱく質	総カロリー
1496.7mg	25.4g	235kcal

電子レンジ600W **7**分

冷凍**30**日OK

DHA
1726.0mg

たんぱく質
26.4g

総カロリー
391kcal

サバ缶なすチーズ

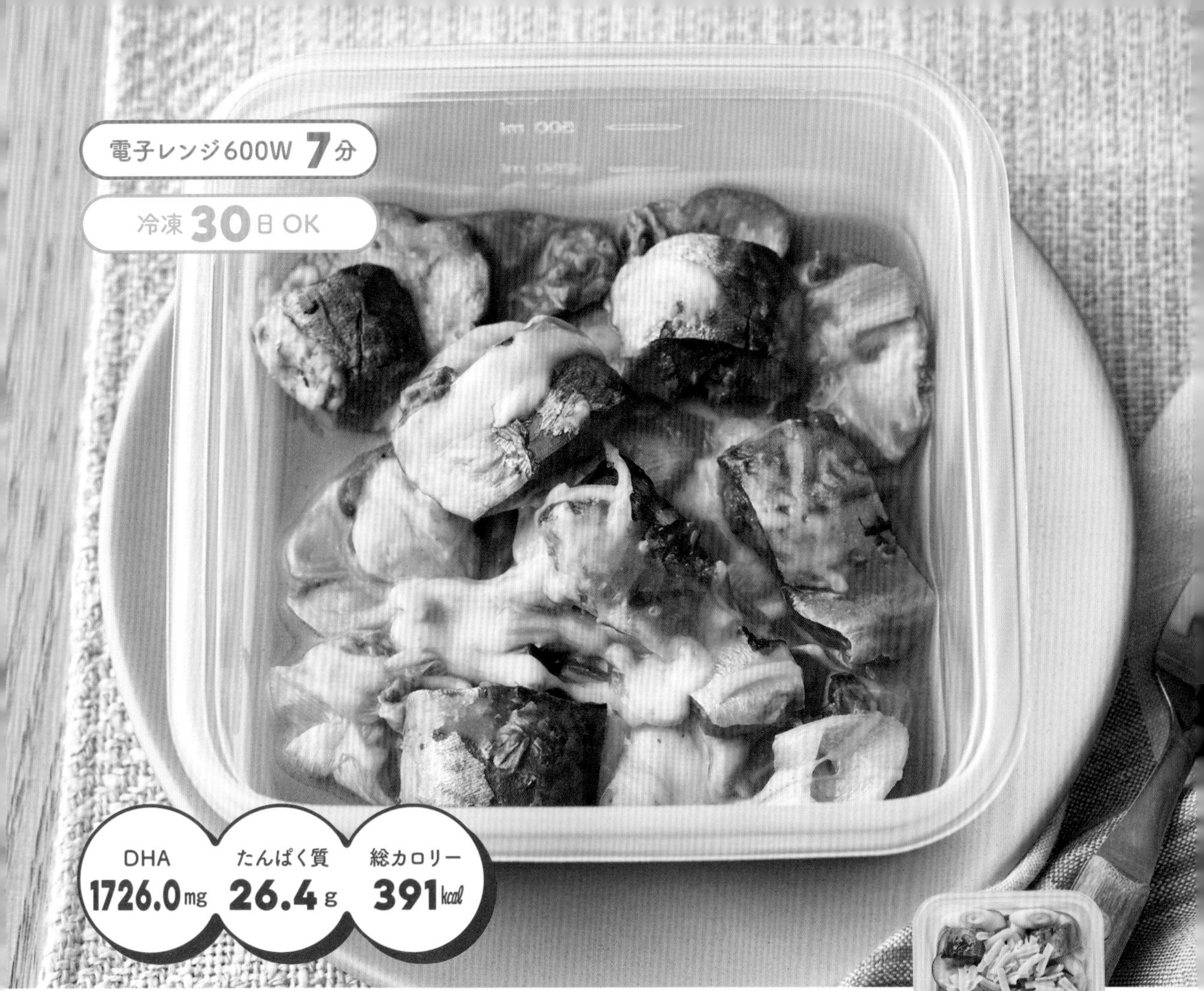

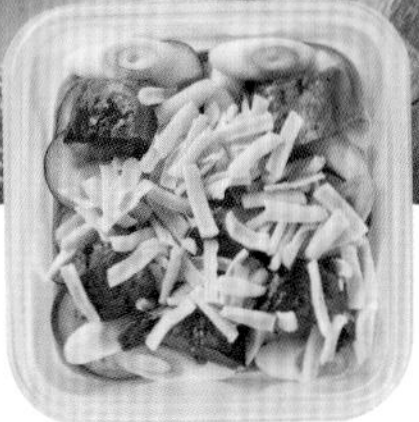

なすも長ネギも抗酸化成分がたくさん。サバと一緒に組み合わせ血液サラサラに。

材料

サバ缶（みそ煮）
…1缶（115g）

なす…1本（80g）

長ネギ…20cm（40g）

シュレッドチーズ…大さじ3

オリーブオイル…小さじ1

1 詰める

なすは5mm幅の輪切りにして、塩水にさらし水気を拭き、コンテナに入れる。長ネギは5mm幅の斜め薄切り、サバは軽くほぐし缶汁ごとそれぞれ入れる。オリーブオイルをかけ、シュレッドチーズをのせる。

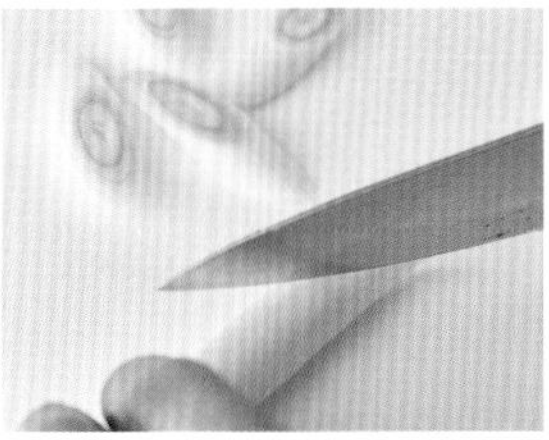

2 冷凍する

ふたを閉めて、冷凍庫へ。

3 電子レンジ加熱

ふたを斜めにして600W7分加熱した後、混ぜる。

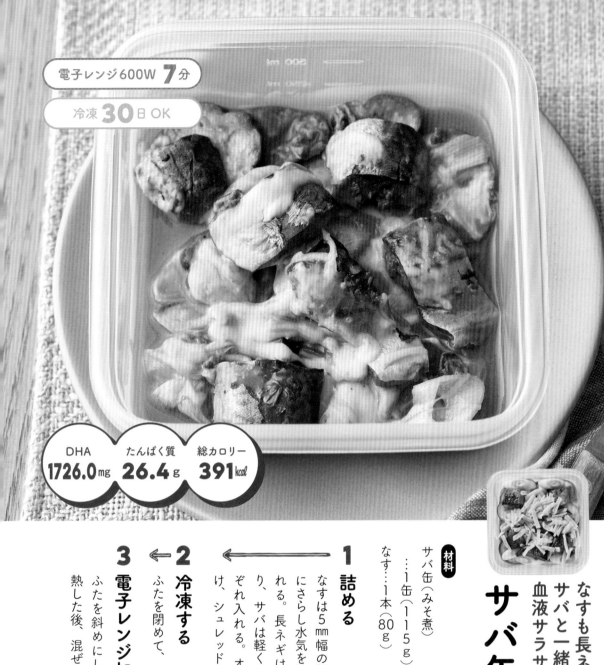

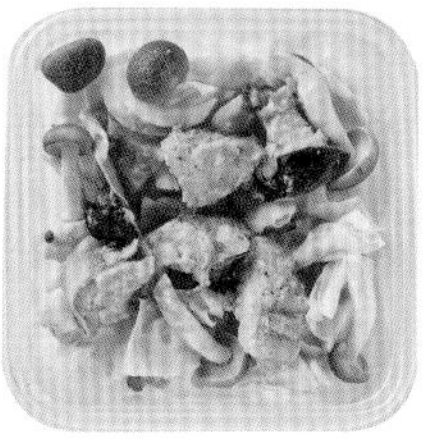

ニンニクとみそで
体を温めつつ、発酵パワーも取り込める
ごはんがすすむボリュームおかず。

サケ缶ちゃんちゃん焼き

材料

サケ缶…1缶（90g）
キャベツ…1枚（50g）
しめじ…30g

A
みりん…小さじ2
みそ・マヨネーズ…各小さじ1
ニンニク（すりおろし）…少々

1 詰める

キャベツは3cm角に切り、しめじは小房に分けてコンテナに入れる。サケは軽くほぐし、缶汁ごとコンテナに入れる。Aは混ぜ合わせてかける。

2 冷凍する

ふたを閉めて、冷凍庫へ。

3 電子レンジ加熱

ふたを斜めにして600W7分加熱した後、混ぜる。

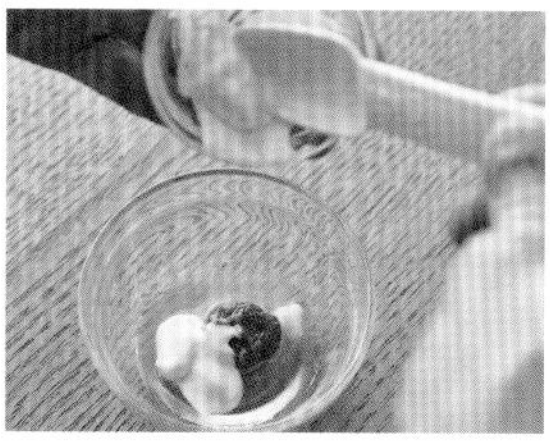

POINT

マヨネーズを合わせるとまろやかに。みそがダマにならないよう混ぜ合わせて。

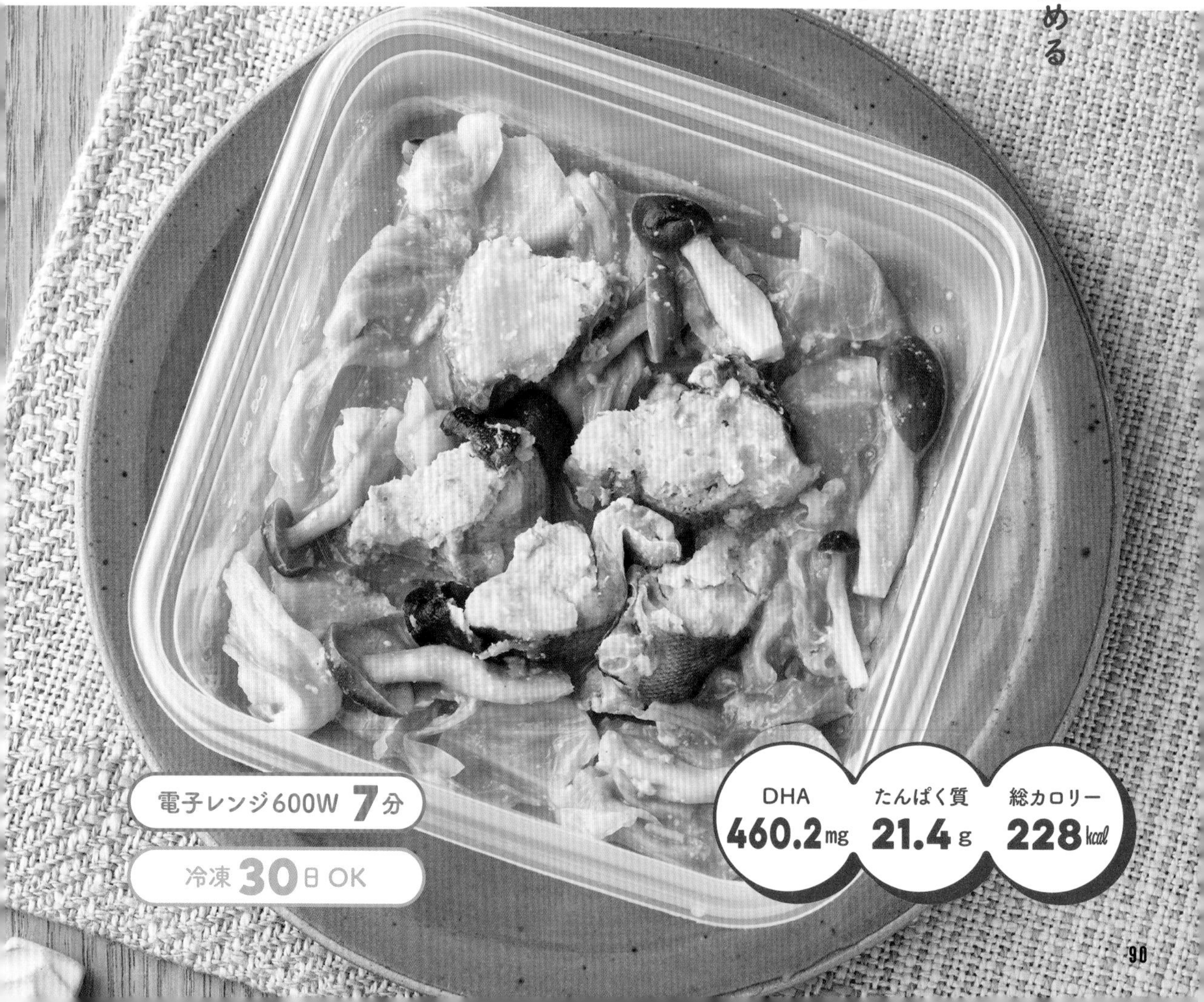

電子レンジ600W 7分

冷凍 30日 OK

DHA	たんぱく質	総カロリー
460.2mg	21.4g	228kcal

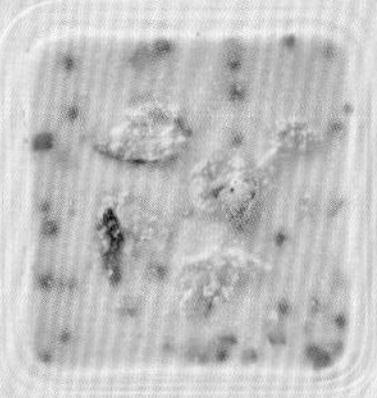

サケ缶でいつものコーンスープにコクと旨みをプラス。包丁いらずのクイックメニュー。

サケ缶のコーンクリームスープ

材料

サケ缶…1缶（90g）
ミックスベジタブル（冷凍）…大さじ3

A
水…100㎖
牛乳…大さじ3
コーンクリーム…大さじ3
洋風スープの素（顆粒）…小さじ1

1 詰める
サケは缶汁ごとコンテナに入れ、軽くほぐす。ミックスベジタブルをのせ、Aをかける。

2 冷凍する
ふたを閉めて、冷凍庫へ。

3 電子レンジ加熱
ふたを斜めにして600W 7分加熱した後、混ぜる。

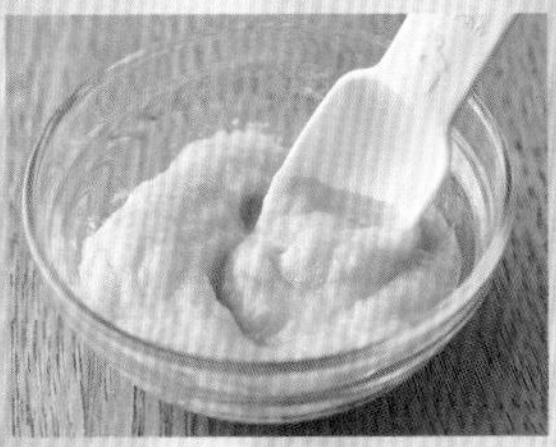

POINT
コーンクリームは缶やパウチ底の沈殿物を混ぜ合わせてから、使う分量だけ取り分ける。

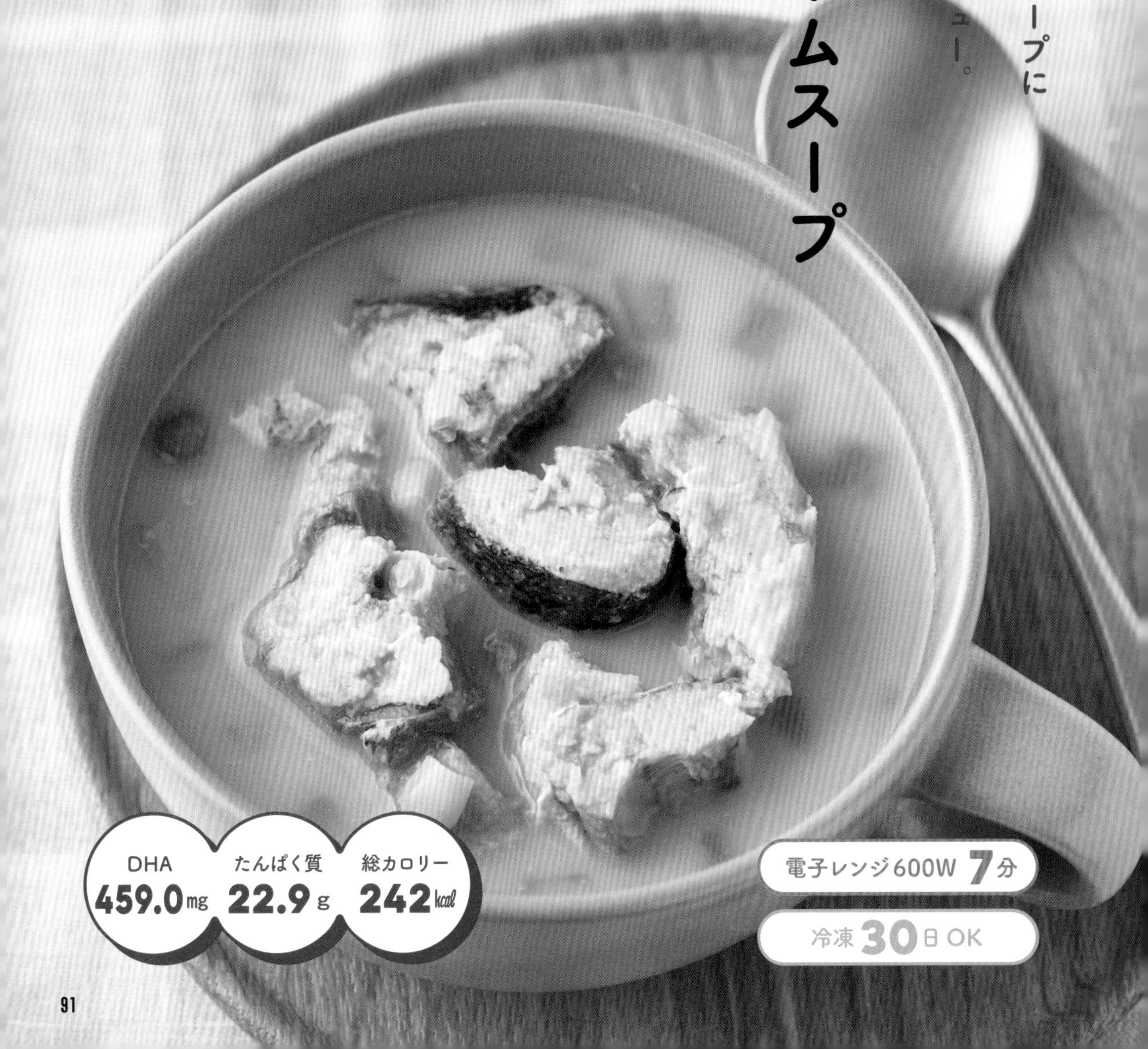

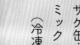

DHA 459.0mg
たんぱく質 22.9g
総カロリー 242kcal

電子レンジ600W 7分
冷凍 30日 OK

冷凍コンテナごはん
加熱時間一覧表

メニューに迷った時、加熱時間をチェックする時にお役立ち。コピーして電子レンジの近くに貼ってください。

p42 ガーリック サーモン 600W 7分 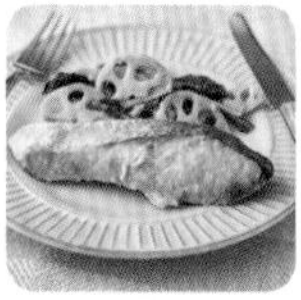	p28 豚肉の カレーみそ焼き 600W 7分 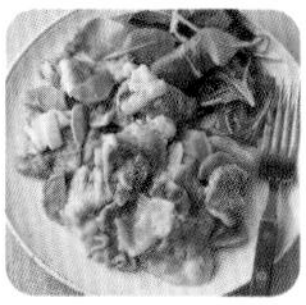	p16 チキンバター ガーリック 600W 7分 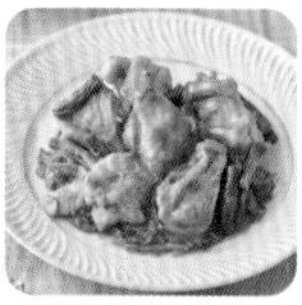
p43 かぼちゃの そぼろ和え 600W 8分 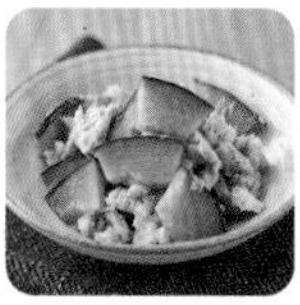	p30 鶏肉のカレーマヨ 600W 8分 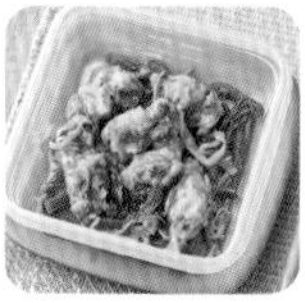	p18 鶏明太焼き 600W 7分 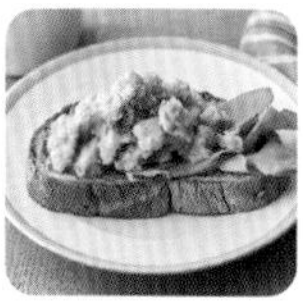
p44 タラとかぼちゃの 煮付け 600W 7分 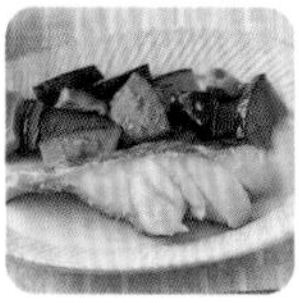	p31 照り焼きカレー チキン 600W 7分 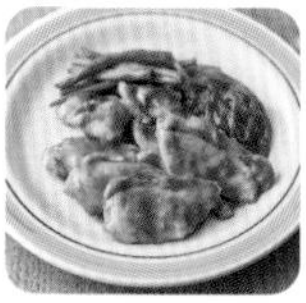	p19 ささみの 梅わさびだれ 600W 7分 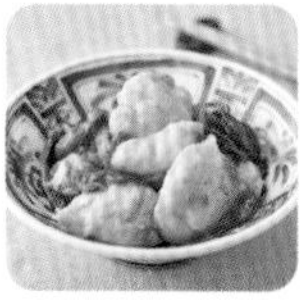
p45 鶏の オーロラソース 600W 7分 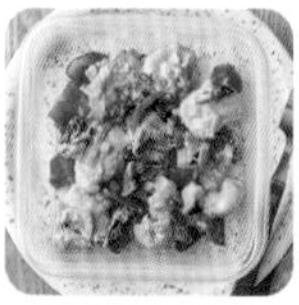	p32 サバ缶大根カレー 600W 7分 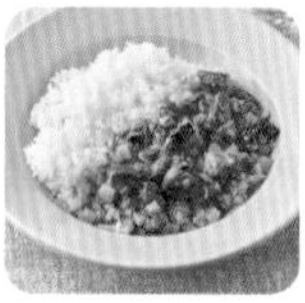	p20 ささみの ネギみそ焼き 600W 7分 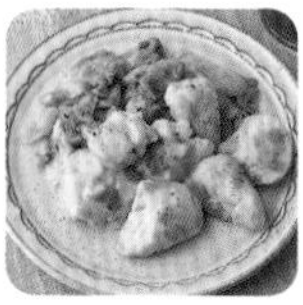
p46 サバの南蛮漬け 600W 8分 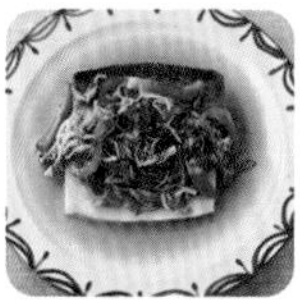	p33 オールスパイス チキン 600W 8分 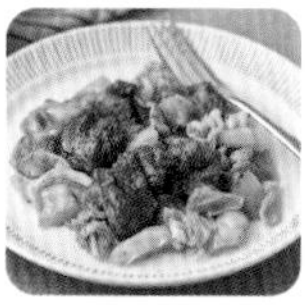	p21 豚キムチーズ 600W 7分 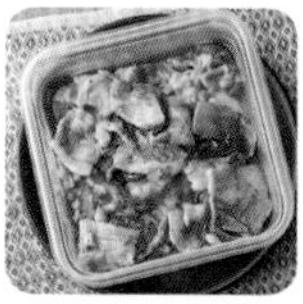
p47 中華ポーク ブロッコリー 600W 7分 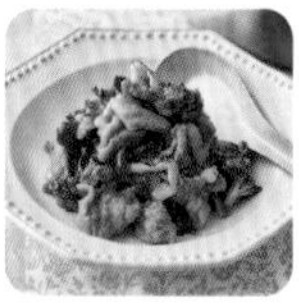	p34 牛肉のトマト煮 600W 7分 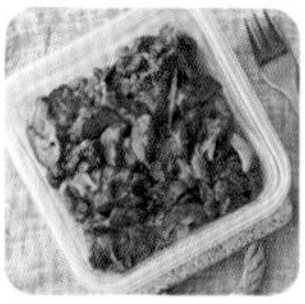	p22 豚肉 レモンペッパー 600W 7分 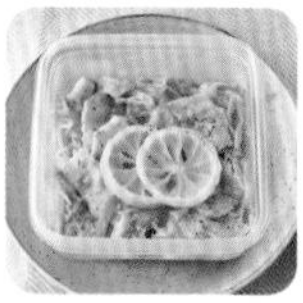
p48 ブリの梅みそだれ 600W 8分 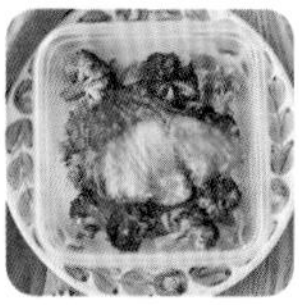	p35 そぼろの山椒甘酢 ソース 600W 7分 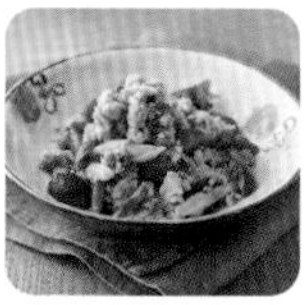	p23 豚肉のごまポン酢 600W 7分 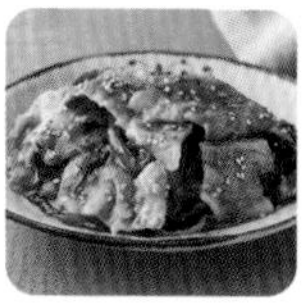
p53 牛肉の山椒みそ バター 600W 8分 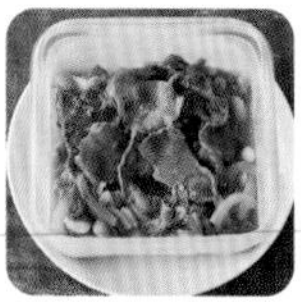	p36 豚肉の山椒焼き 600W 7分 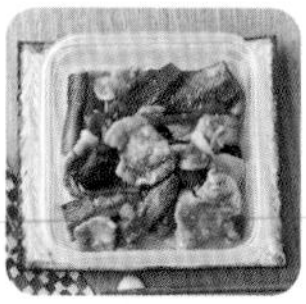	p24 ジンジャービーフ 600W 7分 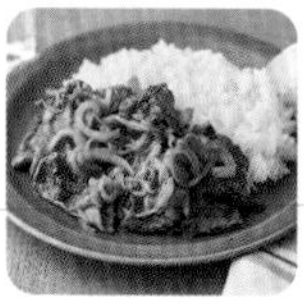
p53 牡蠣の中華ソース 600W 9分 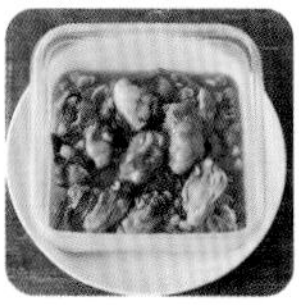	p40 ゆずみそチキン 600W 8分 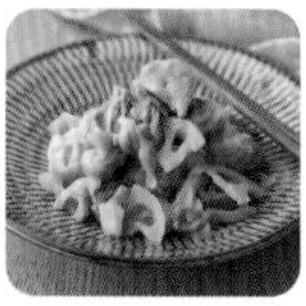	p25 甘辛焼き肉 600W 7分 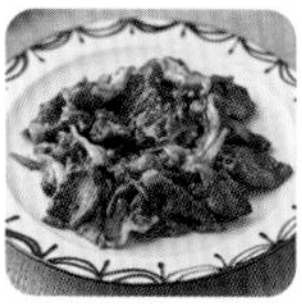

p80
牡蠣と白菜の
トマト煮
600W 8分

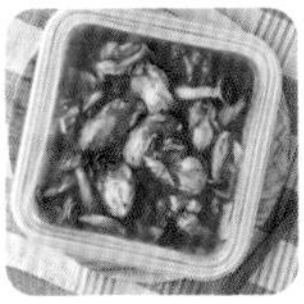

p81
しらすの玉子焼き
600W 5分

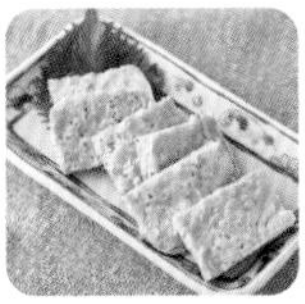

p82
レバーの甘辛煮
600W 8分

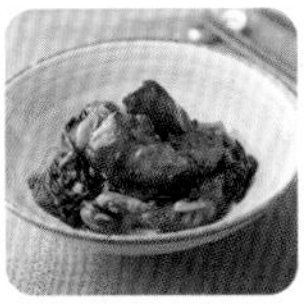

p83
油揚げと水菜の
だし煮
600W 6分

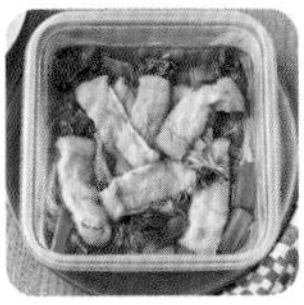

p86
ツナ缶の
中華スープ
600W 7分

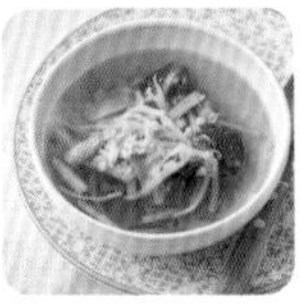

p87
ピーマンの
ツナマヨがらめ
600W 6分

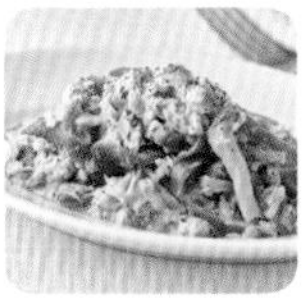

p88
サバ缶と根菜の
和風スープ
600W 7分

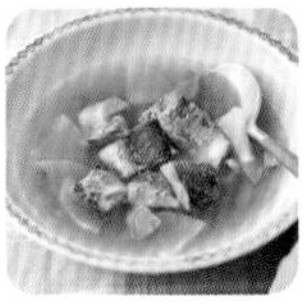

p89
サバ缶なすチーズ
600W 7分

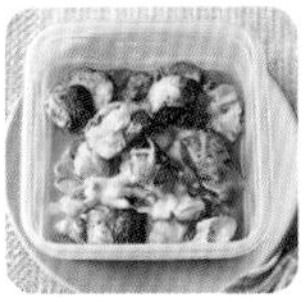

p90
サケ缶
ちゃんちゃん焼き
600W 7分

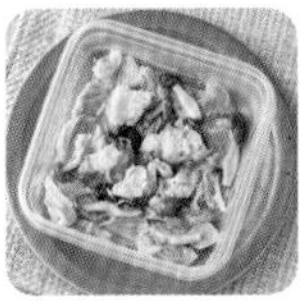

p91
サケ缶のコーン
クリームスープ
600W 7分

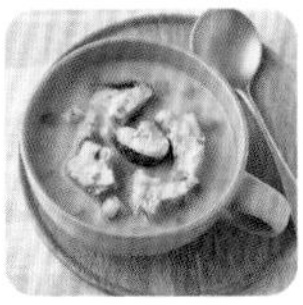

p70
鶏とブロッコリーの
チーズ焼き
600W 8分

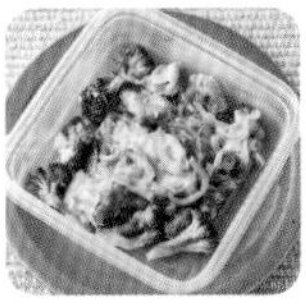

p70
パセリの
チーズクリーム
600W 6分

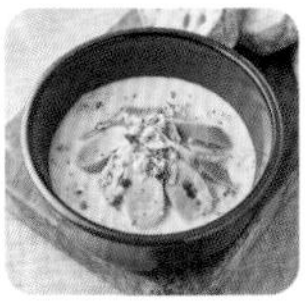

p71
高野豆腐と
わかめの煮物
600W 7分

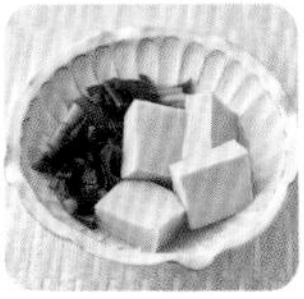

p71
ひじきと納豆の
めんつゆバター
600W 5分

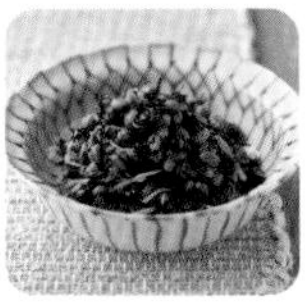

p74
さつま揚げと
小松菜の中華風
600W 6分

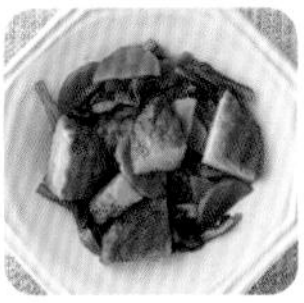

p75
さつま揚げの
しょうがじょうゆ
600W 6分

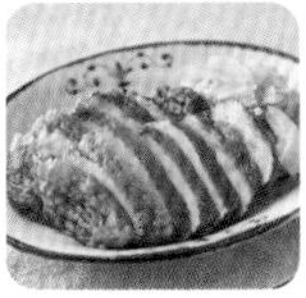

p76
ちくわとかぶの
甘辛煮
600W 6分

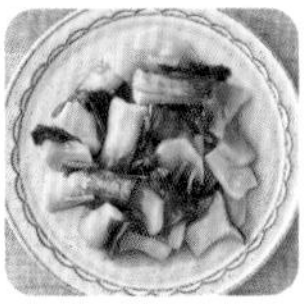

p76
ちくわと白菜の
ごまマヨ
600W 6分

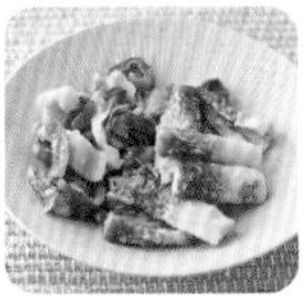

p77
厚揚げと椎茸の
和風煮
600W 7分

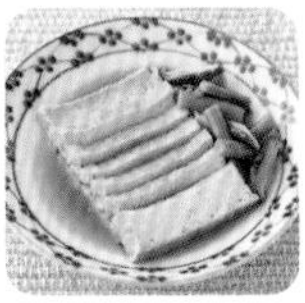

p77
厚揚げ
ホイコーロー
600W 7分

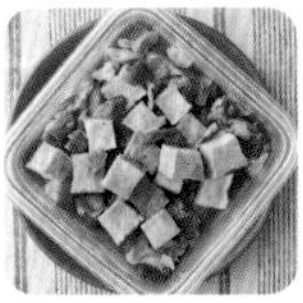

p56
エビのピリ辛そば
600W 8分

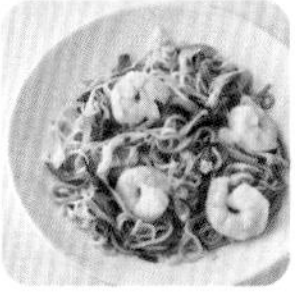

p58
焼き鳥缶混ぜそば
600W 7分

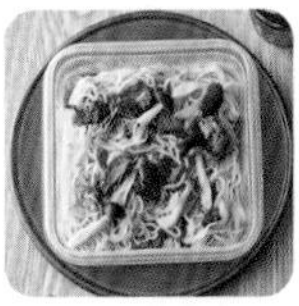

p59
豚塩昆布の
焼きうどん
600W 7分

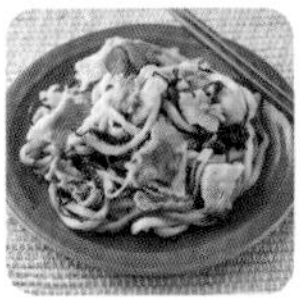

p60
鶏南蛮の
混ぜうどん
600W 9分

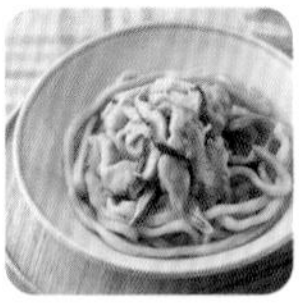

p61
ツナとしば漬け
混ぜごはん
600W 6分

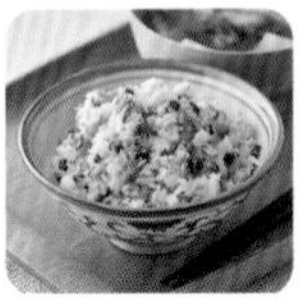

p62
コンビーフの
ソースめし
600W 6分

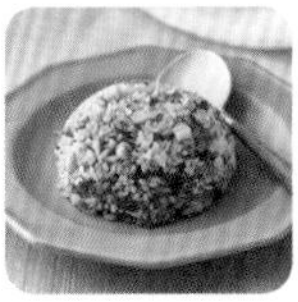

p66
鮭のチーズ
きのこ蒸し
600W 7分

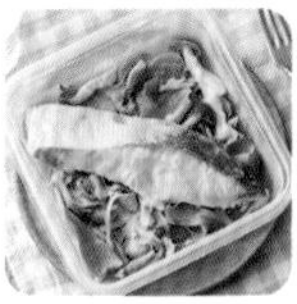

p67
しらすと
大根の煮物
600W 9分

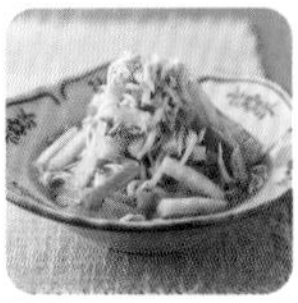

p68
白菜とイワシの
みそ煮
600W 7分

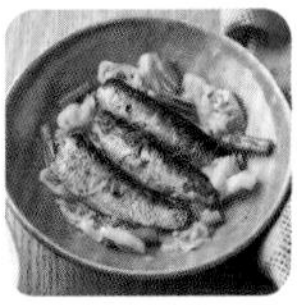

p69
さんまの蒲焼き
梅風味
600W 8分

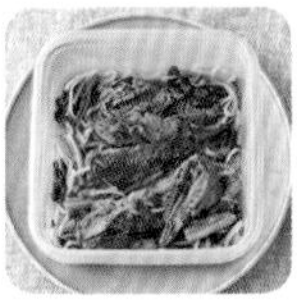

※本書は電子レンジの加熱時間を600Wを基準にレシピ制作しています。500Wは1.2倍、700Wは0.85倍を目安に加熱時間を加減してください。

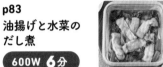

素材別 INDEX

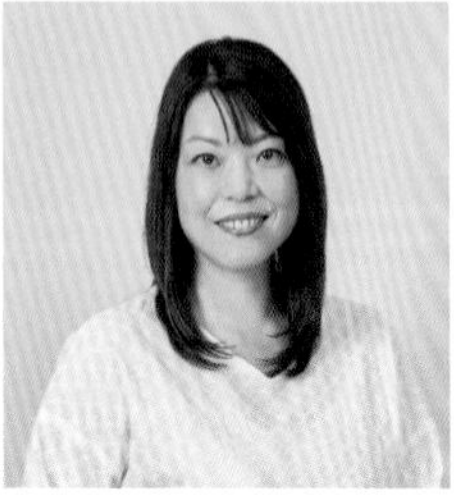

ろこ

時短料理研究家
野菜ソムリエ、フードコーディネーター。
現在、訪問調理の仕事も続けながら テレビや雑誌などのメディアで活躍中。毎日の料理に使える時短術を盛り込んだ料理テクニックに定評がある。自身のインスタグラムでは日々の料理やお弁当、愛猫の様子を投稿している。著書に『3STEP 冷凍コンテナごはん』(徳間書店)、『冷凍コンテナ弁当』(マガジンハウス)、『冷凍コンテナダイエット』(扶桑社)、『冷凍コンテナ幼児食』(家の光協会) などがある。

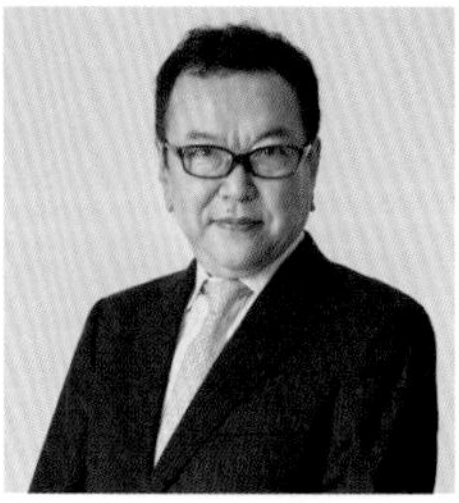

和田秀樹

1960年大阪市生まれ。精神科医。1985年東京大学医学部卒業。東京大学医学部附属病院精神神経科助手、米国カール・メニンガー精神医学校国際フェロー、高齢者専門の総合病院である浴風会病院の精神科を経て、現在、ルネクリニック東京院院長。30年以上にわたり、老年精神医学の専門家として高齢者医療に携わる。主な著書に『70歳からの選択　健康・お金・時間・家族……これをやめれば楽になる』(徳間書店)、『70歳が老化の分かれ道』(詩想社新書)、『六十代と七十代心と体の整え方』(バジリコ)、『80歳の壁』(幻冬舎) など多数。
公式HP https://hidekiwada.com/

企画・編集　神島由布子
装丁・本文デザイン　岡睦（mocha design）
撮影　木村文平
　　　山下コウ太
スタイリスト　シダテルミ
調理アシスタント　平井美佐緒
管理栄養士　清水茉美
ヘアメイク　井生香菜子
DTP　鈴木俊行（ラッシュ）
撮影協力　UTUWA　TEL 03-6447-0070

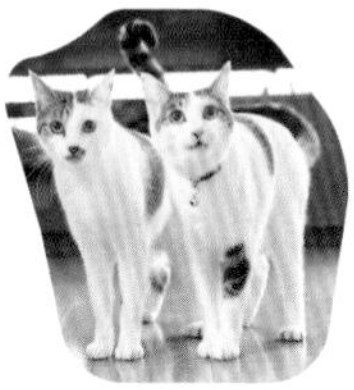

TOTO＆NENE

Instagram、Twitter、
ブログは以下をCHECK!

心も体も健康になれる
3STEP 冷凍コンテナごはん

2023年6月30日　初版第1刷発行

著　者　ろこ
監　修　和田秀樹
発行者　小宮英行
発行所　株式会社 徳間書店
〒141-8202　東京都品川区上大崎3-1-1 目黒セントラルスクエア
電話　【編集】03-5403-4350 【販売】049-293-5521
振替　00140-0-44392

印刷・製本　図書印刷株式会社

© Roco 2023 Printed in Japan

ISBN978-4-19-865652-2

乱丁、落丁はお取替えいたします。
※本書の無断複写は著作権法上での例外を除き禁じられています。
購入者および第三者による本書のいかなる電子複製も一切認められておりません。